災害看護

寄り添う，つながる，備える

[改訂第2版]

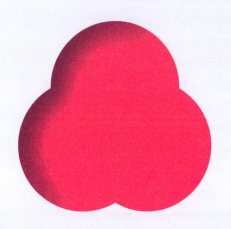

看護学テキスト
Basic & Practice
統合と実践

Gakken

■■■ 編　集

太田　晴美	東北福祉大学健康科学部医療経営管理学科・准教授
立垣　祐子	神戸常盤大学保健科学部看護学科・准教授

■■■ 執筆者（執筆順）

酒井　明子	福井大学名誉教授
太田　晴美	前掲
永井　幸寿	アンサー法律事務所・所長
吉岡　留美	人間総合科学大学保健医療学部看護学科・准教授
作川　真悟	一般社団法人武生医師会　武生看護専門学校
鬼塚　美玲	札幌市立大学看護学部・講師
立垣　祐子	前掲
石橋　信江	三重県立看護大学看護学部看護学科・教授
渡邊　聡子	三重県立看護大学看護学部看護学科・教授
今野　美紀	札幌医科大学保健医療学部看護学科・教授
佐々木めぐみ	札幌保健医療大学保健医療学部看護学科・講師
高橋　和子	宮城大学看護学群・教授
内木　美恵	日本赤十字看護大学国際・災害看護学・教授
大山　　太	東海大学医学部看護学科・准教授
神　　昭仁	日本赤十字社　武蔵野赤十字病院看護部・看護師長
山田　　覚	高知県立大学大学院看護学研究科・特任教授
野原　正美	東北福祉大学健康科学部医療経営管理学科・助教
鈴木　健介	日本体育大学保健医療学部救急医療学科・教授
三上　剛人	吉田学園医療歯科専門学校・副校長
尾山とし子	日本赤十字北海道看護大学看護学部看護学科・特任教授
橋本真由美	福島県立医科大学大学院医学研究科・教授
奈良唯唯子	神奈川工科大学健康医療科学部看護学科・准教授
高以良　仁	独立行政法人国立病院機構災害医療センター・診療看護師・副看護師長
石川　幸司	北海道科学大学保健医療学部看護学科・教授
清水　誉子	福井大学学術研究院医学系部門看護学領域・講師
齋藤　正子	清泉女学院大学看護学部看護学科・准教授
三橋　睦子	国際医療福祉大学福岡保健医療学部看護学科・教授
勝沼志保里	宮城大学看護学群・講師
西上あゆみ	藍野大学医療保健学部看護学科・教授

カバー・本文デザイン：野村里香
本文イラスト：日本グラフィックス

（2025年3月31日時点）

はじめに

　人類の歴史は災害とともにあるといっても過言ではないでしょう．現代においては，1995年1月に発生した阪神・淡路大震災，同年に起きた地下鉄サリン事件といった自然災害や人為災害が甚大なる被害をもたらしました．その後，災害看護学を構築する必要性から，1998年に「日本災害看護学会」が設立され，2009年の看護基礎教育のカリキュラムの改正では，災害看護が名言されました．

　近年，国内外で発生している自然災害や人為災害は，複合化・多様化・長期化する様相をみせています．2011年に発生した東日本大震災，2016年に熊本地震が起き，2024年元日に北陸地方を襲った能登半島地震は，2025年2月現在，完全な復興にはまだ時間を要することが予測されています．大きな地震以外にも全国各地で大雨被害など何らかの災害が発生しています．災害時だけではなく災害に対する備えの場で，看護師の役割はさらに重要視されていきました．こうした状況の変化に対応すべく，改訂版として本書の発刊に至りました．

　本書は初版を踏襲し，ステップ1で災害看護を理解するための必要な知識や考え方，ステップ2で看護師として災害時の看護実践のために身につけたい技術，ステップ3で災害発生時に展開される看護の実際を解説し，災害看護について段階的に学ぶことができる構成としています．

　さらに全面改訂にあたり，高齢者や障害者，外国人など多様な被災者への配慮を重視しました．また，在宅療養者・介護者における在宅避難への支援，昨今の異常気象における寒冷環境や暑熱環境への対策，新型コロナウイルス感染症や季節性インフルエンザ感染症といった感染症への対応についてもさらなる充実を図りました．さらに近年，国内では全国各地で大規模イベントが増えつつあり，CBRNE災害やマスギャザリングへの医療支援を重要視しました．

　ひとたび災害が起きれば，支援者である看護者が受援者になることも想定され，双方の備えが重要となります．本書を通し，看護師が地域住民として看護職として，それぞれの役割を果たすために，支援者として受援者として寄り添いながら，人・組織がつながりをもち続け，支えあうことに役立てていただければ幸いです．

　こうして無事に本書が読者の方々に届けられたことは喜びではありますが，初版の編者である三澤寿美先生が2021年1月にご逝去されたことは深い悲しみであり，改訂への参画がかなわなかったことは残念でなりません．ご体調がすぐれず入退院を繰り返しながらも，災害看護の発展のために，私たち後進のためにと，ご尽力され続けておりました．私事ではありますが，先生がご担当されていた講義，委員などを後任として引き継がせていただきました．今も先生が一緒に応援してくださっているように思います．

　今回の改訂にあたっては，三澤先生の同門で後輩であり，災害看護に対する考えを知る立垣祐子先生に編者として新たに加わっていただきました．三澤先生には，私たちがその志を受け継ぎ，本書の発刊に至ったことを報告するとともに深謝を捧げます．

　最後に，日々災害医療・災害看護の実践・研究・教育の最前線で活躍されている執筆者の皆さまのご協力に心より御礼申し上げます．

　初版からご担当いただき，私たちに良い執筆環境を整え，本書をわかりやすい内容にするためにご尽力くださいましたGakken編集担当の瀬崎志歩子さまに深謝いたします．

2025年2月

編者を代表して
太田晴美

Contents 災害看護 [改訂第2版] 寄り添う，つながる，備える

Step 1 災害看護を理解するために必要な知識を学ぶ

1 災害看護とは ... 酒井明子 2
災害の多様性と災害看護を取り巻く現状 2／災害看護とは 2／災害看護における定義の明確化 3／災害看護の必要性 4／災害看護に必要な視点 4／災害看護に必要な能力 5／支援者の基本姿勢 6

2 災害の定義と歴史 ... 太田晴美 8
災害の定義 8／災害の種類 9／災害発生時期による特徴 12／災害医療の歴史 13／災害医療とは 14

3 災害に関する法律・制度 ... 永井幸寿 16
災害看護における法律学習の意義 16／災害の法制度の歴史 16／災害対策基本法 16／災害救助法 19／災害医療に関する制度 21／被災者支援制度 22／さいごに 25

4 災害時の支援体制と医療体制　チーム医療 ... 吉岡留美 26
災害時における医療体制 26／被災地で活動する医療チーム 29

5 災害サイクルと災害医療の特徴 ... 太田晴美 32
災害サイクル各期の医療・看護支援 32／災害急性期の医療 災害医療の原則「CSCATTT」 34／災害急性期以降の医療活動 36／準備期（静穏期）の災害医療活動 36／災害医療の対象 36

6 圧挫症候群 ... 太田晴美 38
圧挫症候群とは 38／救出・救助 38／診断と治療 39／看護 39

7 災害関連死 ... 作川真悟 40
災害関連死の定義 40／災害関連死の認定 41／データでみる災害関連死 42／災害関連死の要因とその対応 43／災害関連死とコミュニティ 46／まとめ ―災害関連死を予防するポイント 49

8 寒冷環境，暑熱環境 ... 鬼塚美玲 51
寒冷環境 51／暑熱環境 52

9 とくに配慮を要する人々とその支援 ... 56

1 対象と支援　立垣祐子
被害は個人の特性に影響を受ける 56／災害対策基本法における「要配慮者」の定義 56／「要配慮者」の支援は平時からなされる 56／避難行動に対する支援 57／避難生活に対する支援 ―福祉避難所について― 57／あらためて「要配慮者」支援を問う 57

2 高齢者　石橋信江
災害における高齢者 58／高齢者の特徴と災害による高齢者への影響 58／高齢者の避難行動と支援 59／高齢者の避難生活と支援 60／認知症高齢者の避難生活と支援 61／おわりに 62

3 障害者 —知的障害者・身体障害者・精神障害者　　立垣祐子
障害者への支援　63／知的障害者の障害特性と支援　63／身体障害者の障害特性と支援　64／精神障害者の障害特性と支援　64

4 妊産褥婦・新生児　　渡邊聡子
妊産褥婦・新生児の特徴と災害時に認められていた症状・思い　68／災害時における妊産褥婦・新生児への看護　69／平時における災害への備え　74

5 小児　　今野美紀，佐々木めぐみ
災害による子どもへの影響とストレス　75／災害を受けた子どもと家族への支援　76／災害時における緊急度の把握・トリアージ　79

6 在宅療養者　　高橋和子
在宅療養における防災対策　81／災害サイクル各期における在宅療養者と家族への支援　82

7 外国人　　内木美恵
日本に生活・滞在している外国人の状況　88／外国人が日常感じている違和感と災害時に特有な背景　89／災害時における外国人の困難　90／外国人への支援　90

付表：災害各期における要配慮者への看護　96

Step2 災害時に必須の技術を学ぶ

1 CSCATTT ……………………………………………………………………… 102

1 指揮命令・統制　Command and Control　　大山太，神昭仁
災害時の指揮命令系統の確立　102

2 安全　Safety
災害時の安全管理　大山太　107／安全に関する3つのS（3S）　神昭仁　109／まとめ　神昭仁　111

3 情報伝達　Communication　　山田覚
災害情報　112／情報　115／災害情報の課題と対策　116／パニック防止対策　117／災害情報システム　118／情報源としてのマニュアル類　119

4 アセスメント（分析・評価）　Assessment　　野原正美
アセスメントとは　121／災害時のアセスメントの特徴　121／機関別のアセスメント　123

5 トリアージ　Triage　　鈴木健介
トリアージとは　128／トリアージ区分　128／トリアージの重要なポイント　129／トリアージの方法　129／トリアージ・タッグ　134

6 治療・応急処置　Treatment　　三上剛人
緊急度・重症度が高い場合の応急処置　136／急病の応急処置　141

7 搬送　Transport　　三上剛人
災害時の搬送　144／搬送方法　144／搬送の優先順位　147

2 こころのケア..尾山とし子　149
はじめに　149／被災者に対するこころのケア　149／被災者の時間経過に伴う心理的変化　150／災害時の行動に影響するこころのはたらき　151／ケアを提供する援助者の基本的態度　152／こころのケア活動の実際　153／被災者との関係づくり　154／遺族に対するこころのケア　154／援助者に対するこころのケア　157

3 CBRNE 災害とマスギャザリング........................橋本真由美，奈良唯唯子　163
CBRNE 災害の特徴　163／CBRNE 災害への対応　165／傷病者への対応　170／CBRNE 災害による被災者への看護　173／マスギャザリング　173

Step 3　災害発生時に展開される看護の実際を学ぶ

1 災害各期の看護支援..178

1 医療機関　　高以良仁
はじめに　178／医療機関が被災した場合　178／自施設の被害はなく，被災地域の傷病者を受け入れる場合　183

2 医療救護所　　石川幸司
医療救護所の種類　187／医療救護所の運営　187／医療救護所における被災者への対応　188／医療救護所における看護師の役割　189／被災者への配慮　191／おわりに　191

3 一般避難所　　清水誉子
避難所の種類　192／避難所の現状　192／避難所開設後の看護　193

4 福祉避難所　　齋藤正子
福祉避難所とは　198／福祉避難所開設の経緯と課題　200／福祉避難所を利用する対象となる者　200／福祉避難所の健康課題と看護職の役割　200

5 避難所での感染症への対応　　三橋睦子
新型コロナウイルス感染症，季節性インフルエンザ（5 類感染症）対策を想定した避難所生活者への対応　203／感染性疾患を有する避難所生活者への対応　206／感染性呼吸器疾患症状を認める避難所生活者への対応　207／感染性胃腸炎症状を認める避難所生活者への対応　209／さいごに　212

6 応急仮設住宅・恒久（復興）住宅　　勝沼志保里
応急仮設住宅とは　213／恒久（復興）住宅とは　214／応急仮設住宅・恒久（復興）住宅に暮らす住民の健康問題　214／応急仮設住宅・恒久（復興）住宅に暮らす住民への看護支援　215

7 自宅　　齋藤正子
在宅避難者とは　217／医療依存度の高い在宅療養者への対応　218／災害時に支援の必要な在宅療養者への対応　219／災害時の備え　220

2 支援と受援 ······ 222

1 支援の受け入れ　　西上あゆみ

支援の受け入れ　222／支援（支援に入る）　222／受援（支援を受ける）　230／さいごに　232

2 海外の被災地への支援　　吉岡留美

国連諸機関　233／国際赤十字・赤新月運動（赤十字運動）　234／非政府組織，非営利組織　235／被災国要請による政府機関　237／国際災害医療支援での災害看護の定義　238

3 災害への備え ······ 太田晴美　240

災害時に生命と生活を守るための備え　240／高齢化と災害時救助の担い手不足　240／医療・福祉施設での備え　241／災害教育　244／看護師としての備え　246／生活者としての備え　246／啓発活動　248

付表：災害各期の被災者・被災地の状況／災害時の医療・看護活動の場および活動内容　250

看護師国家試験過去問題（解答・解説）　254
看護師国家試験出題基準（令和5年版）対照表　260
Index　261

column

社会的孤立と死亡率　作川真悟　49／災害時保健医療福祉活動支援システム（D24H）　野原正美　127／心理的応急処置（サイコロジカル・ファーストエイド：PFA）　尾山とし子　153／整体　尾山とし子　155／災害時遺族・遺体対応派遣チーム　尾山とし子　156／援助者に対する差別や偏見をなくす取り組み　尾山とし子　162／医療的ケア児のニーズを活かした個別避難計画と訓練　齋藤正子　199／在宅療養者・家族および訪問看護師の身の安全を守る　齋藤正子　218／備災・啓発活動　太田晴美　248

本書の特徴と構成

本書は，まず災害看護を理解するために必要な知識，次に災害時に必須の技術，そして災害発生時に展開される看護の実際について学び，ステップごとに理解を深められるように構成されている．

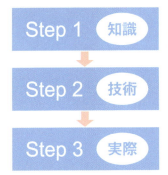

Step 1　知識：災害の種類，災害の経過（災害サイクル）のほか，法制度や医療・支援体制について解説する．昨今問題となっている災害関連死や異常気象下での対策，要配慮者への看護支援についても説明する．

Step 2　技術：災害急性期の医療の原則「CSCATTT」や，こころのケアについて解説する．近年重要性が高まっているCBRNE災害やマスギャザリングへの医療支援についても解説する．

Step 3　実際：実際に災害が発生した際の看護支援について，病院や避難所，自宅など場ごとに解説する．「支援」だけでなく支援を受け入れる「受援」についても説明する．災害への備えについても解説する．

災害看護を理解するために必要な知識を学ぶ

Step 1

1. 災害看護とは
2. 災害の定義と歴史
3. 災害に関する法律・制度
4. 災害時の支援体制と医療体制　チーム医療
5. 災害サイクルと災害医療の特徴
6. 圧挫症候群
7. 災害関連死
8. 寒冷環境，暑熱環境
9. とくに配慮を要する人々とその支援
   1. 対象と支援
   2. 高齢者
   3. 障害者 ―知的障害者・身体障害者・精神障害者
   4. 妊産褥婦・新生児
   5. 小児
   6. 在宅療養者
   7. 外国人

1 災害看護とは

Step 1-1 学習目標
- 災害看護の定義について理解する.
- 災害看護に必要な視点を理解する.
- 災害看護に必要な能力について理解する.
- 支援者の基本姿勢について理解する.

災害の多様性と災害看護を取り巻く現状

近年,国内外で発生している自然災害や人為災害は,複合化・多様化・長期化している.

また,人々の普段の生活に潜む問題も多様化しており,社会や個人の多様性は,命や生活にかかわる被害の現象を複雑化させている.

今日多発する災害時の被害の現象は,高齢化,少子化,コミュニティの希薄化,医療の高度化や在宅医療の進展,過疎化,経済の偏り,事件や事故の多発などに伴う社会や人々の暮らしの変化と密接に関係した形で現れている.したがって,複雑で多様な生活上のニーズに伴い,災害時の問題も時代とともに質的に変化していくということを念頭におくべきである.

重要なことは,被災地域の歴史的・文化的・地理的背景を学びつつ,災害初期の段階から中長期の問題を見据えることである.このため,避難所,応急仮設住宅,災害公営住宅などといった生活の場や人的・物的環境の変化に伴い発生する生活上の問題を,被災者個々の視点や被災地の現状に即して考えることができる人材が求められている.

その際には,被災地内の継続的な連携が深まり,人間復興が促進されるような外部支援者からの多職種連携支援が重要となる(**図1**).

災害看護とは

日本災害看護学会の定義では,災害看護とは,「災害が及ぼす生命(いのち)や健康生活への被害を極力少なくし,生活する力を整えられるようにする活動である.その活動は刻々と変化する災害現場の変化やその時に生じる地域のニーズに応えるものである.それは災害前の備えから,災害時,災害発生後も行われる.看護の対象となるのは人々であり,コミュニティ,並びに社会を含む.災害に関する看護独自の知識や技術を体系的に用いるのはもちろん,多職種との連携は不可欠である」[1]とされている.

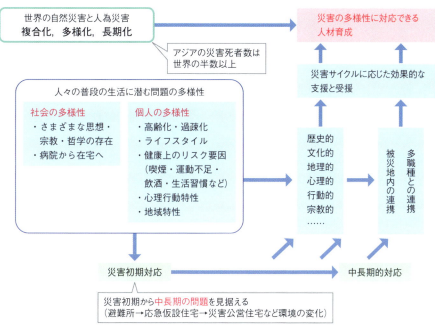

図1 災害の多様性と災害看護を取り巻く現状

災害看護における定義の明確化

　定義とは，複数の事実から帰納されたものである．災害看護における定義は，災害を扱う団体や機関などの領域の性質によって異なっており，その組織の理念の反映と概念の意味内容を表し，実際の活動の範囲や方法を示している．

　では，次に災害看護の用語について考えてみよう．災害看護の用語について，災害関係の学会や団体によって異なる表現を用いているが，活動団体によって活動の目的が異なるため，定義が異なること自体は問題ではない．ただし，用語の意味が大きく異なると災害看護学の構築や他の専門職との災害看護に関する共通理解を妨げる結果にもなりうる．

　日本災害看護学会では，現在，災害看護に関する用語における問題点を明確にしながら用語の意味を検討し，共通用語を網羅的・体系的に示し，社会に発信する準備を整えている．

　ここで重要な点は，災害看護領域は何に関心をもって活動する領域なのか，災害看護の概念の意味や内容を明確にするためにはどのような定義が必要なのか，ということである．

　被災者数や死者数，金銭的な損失額，突発的な災害か否かなどといった単純な基準によって類型化された定義からは被災者の生活状況が見えにくいため，災害看護の定義としては自ずと限界がある．そのため，今後も災害看護領域として，災害看護とは何かを追究するとともに，時代に即した定義に関する継続的な議論が必要である．

災害看護の必要性

　災害看護の必要性は，近年の災害発生状況や今後予想されている社会状況の変化からも明らかである．災害は国内外で頻発しており，大規模化・多様化の様相を呈している．日本においては，阪神・淡路大震災，東日本大震災，熊本地震，能登半島地震などの大規模災害，集中豪雨，噴火による局地的な災害が頻発しており，東海・東南海・南海地震の発生の確率も高まっている．

　このような災害は，人命の喪失のみならず，コミュニティを機能不全に陥らせ，生活基盤を破壊し，瞬時に生活の質（quality of life：QOL）を低下させる．このため，人々は危機的状況に陥り，災害関連死に代表されるような健康障害を引き起こすことになる．したがって，人々や地域社会の脆弱性を認識し，コミュニティで暮らす人々の健康や生活をより効果的に守る対策を立てることが喫緊の課題となる．

　最近では，さまざまな支援組織が急増し，それぞれの目的で被災地支援を行っている．そのため，他の専門機関と役割を互いに確認しあい，連携協力しながら倫理的課題を調整し，生活支援活動を行うことのできる看護専門職の必要性が高まっている．

　地域包括ケア時代を目前に，今後は，在宅で高度医療を受けている人，障害者，小児・高齢者，妊産褥婦等の要配慮者へのケア活動や，従来の医療機関のみならず避難所や応急仮設住宅等の地域にいる被災者の健康問題や生活問題を解決するための調整が必要となる．

災害看護に必要な視点

1 被災者の自立を支援する

　災害看護に必要な視点とは，一人ひとりの人間の生命と生活を守り，一人ひとりが大切にしているものは何かを問いかけながら，その人が自立して生活し，QOLを保てるようにする視点である．

　たとえ同じ種類の災害であっても，発生した地域や時代によってまったく様相が異なるため，災害看護では同じ場面には二度と出合わない．したがって，マニュアルをつくっても，援助するときには一人ひとりの対象者の声を傾聴し，自分自身のもてる力を最大限に活用し，そのときどきで最善の判断を行って実施することである．

2 常に地域に目を向ける

　災害は，地域社会・暮らしのあり方に大きな変化をもたらすため，常に地域に目を向ける視点をもつことが重要である．災害はいつ・どこで発生するか予測がつかず，とくに大災害の場合は，自分たちのもつ地域力では対応することができない状況になる．

　そのため，日頃からどのような災害が起こっても対応できるよう支援体制・受援体制を整えることと，保健・医療・福祉が連携できていることが，人々の生活を継ぎ目なく支えることにつながる．

3 被災者の思いやこころの変化に気づく

現場に足を運び，現場から学ぶ姿勢を忘れないことが大切である．災害発生後，何年経過していても，災害現場や被災者の言葉には真実がある．そこから，災害時にどのようなことが起こっていたのか，どのような支援が必要だったのかを考え，そこに災害看護がどのようにかかわっていけるのかを問い続けることが大切である．

自己のこころの変化をありのままに感じながら，事実をありのままにとらえ，被災者の思いやこころの変化に気づく視点をもつことが重要である．個々の被災者の声を聴いたうえで，支援につなげることができなければ，独りよがりで強制的な支援になってしまう可能性がある．

また，被災した支援者は二重の苦しみを抱えていくため，こころの問題について考える際は，被災者と援助者の両者に焦点をあてる視点が必要である．

災害看護に必要な能力

1 援助方法を創出する能力

日本では，少子高齢社会が進行している．このため，さまざまな病気を抱えながら地域で療養生活を送る人々が増加している．

災害時に犠牲となる人の多くは，高齢者である．とくに過疎化と高齢化が進む地域では，災害発生時に助け合うことや避難行動がとれないことによって犠牲になる人が多い．また，入院期間の短縮化などの影響で，退院後も地域で治療を継続しながら生活する住民が増えている．そのため，避難情報が入手できない，情報を得ても理解できない，あるいは移動が困難なため避難行動がとれない住民への対応が必要となってきている．また，避難所でも医療支援の必要な住民が増加している．

ほかにも，人々のライフスタイルが核家族化やプライバシーを重視した生活へと変化していることで，地域によっては助け合いの精神の希薄化や対象者のニーズの多様化に伴い，災害による被害の現象が複雑化してきている．

したがって，災害看護に携わる看護師には，地域全体が自立していくことを意識しつつ，対象や地域の条件に合った援助方法を創出する能力が必要となる．

2 創造的な看護実践開発能力

災害現場では，資源に限りがあるなかで自分に何ができるかを考え，自分のもちうるすべてを総動員して工夫する必要がある．物品を使用する際も，一人の被災者に物的資源を使い果たすことはできない．より多くの被災者の生命を守ることを考え，個々の被災者のニーズと被災地全体のニーズを把握し，援助のバランスを考え，どこまでが使用可能かを判断しなければならない．

また，災害時には傷病者数に対して医療者数が少なく，人的資源が限られていることが多い．災害時には，より多くの被災者の生命を救うことを目的として救助活動を実施する．

看護とは，対象の生命と生活に視点をおく．災害現場においても，人的・物的に制限されたなかでできる限り日常生活を整え，対象の自然治癒力が高まるように創造的に看護実践を開発する能力が求められる．

災害時には多くの被災者が対象となるが，あくまで被災者一人ひとりにとって最も自然な生活環境を考え，その状態がより健康的であるよう援助することが基本となる．

3 人を尊重する姿勢・倫理観を養う能力

災害時の援助の際には，まずは被災者の声を聴くこと，そして，個人の背景や価値観，意思決定を擁護し，プライバシーを保護し，個人情報を適切に取り扱うことなどが求められる．このような点に配慮することが，被災者との人間関係の基盤を築き，信頼関係を構築することにつながっていく．

被災者は，突然の災害によって生活の場を破壊され，大切な人の生命を脅かされ，非常にストレスフルで不安定な状態にある．被災者への援助を行う際には，地域の特性や被害状況などを把握したうえで，被災者の気持ちや考えを察しながら対応していくことが求められる．

支援者の考えや方法を押しつけたり，支援者主導で被災者との意思疎通がないままに行動したりするなどといった，被災者の自立を妨げる援助は慎み，被災者の生活環境を整え，地域のなかで自立して前向きに生活していけるようにかかわる必要がある．

4 多職種と協働し，看護の役割を果たす能力

災害時には，多くの災害関係諸機関と協働して活動することが求められる．看護師には，災害関係諸機関と連携し，多職種と協働して看護の役割を果たす能力が必要となる．

災害関係諸機関との協働で援助する場合，組織内の上下関係などに縛られ専門職としての役割や仕事内容を限定して援助を行うと，緊急時に臨機応変な行動がとれず，人の生命と生活を守るという目的を果たすことが難しくなる．人的・物的に制限された組織では，お互いの役割を理解しながら協力していくことが重要である．

つまり，良好なチームワークのもとで目的を達成するためには，常に，被災者が中心であるという認識をもち，多職種を理解することと自分自身の活動に対して責任をもった行動をすることが重要である．

支援者の基本姿勢

1 日頃から災害時の行動をイメージする

支援者の基本姿勢の1つ目は，日頃から災害をイメージして災害時にはどうなるのか，どのように行動するのか，周りの人と協働してどのように行動するのかなど，災害時の自分の行動を意識しておくことである．このような心構えが，災害時に自然に身体が動き行動にうつすことにつながる．

災害時の問題は，見ようとしないと見えてこない．災害時に突然，特別な問題が発生するわけではなく，日頃から問題に感じてはいるものの対応が困難で置き去りにされている問題などが，災害とともに表面化してくるのである．

災害直後，「大丈夫ですか」と聞くと，ほとんどの被災者は「大丈夫，大丈夫」という．そのようななかで，どのような事実を見なければならないのか，どのような自分ならそれらが見えてくるのか．その答えは，日常のなかにある．日頃から社会で何が問題になっているのか，社会の構造や人々の生活のあり方

に関心をもつことである．

　たとえば，危険な地域で生活している，一人暮らしの生活者が多く地域で守り合うことができないなどといった状況は，誰もが日頃から見えている問題である．災害が発生した場合の被害状況を具体的にイメージすることは，決して困難なことではない．災害発生前に対策を検討することも可能である．

2　災害の暮らしへの影響と心身への影響を見る

　支援者の基本姿勢の2つ目は，地域における被害状況と関連させて，その暮らしへの影響と暮らしが及ぼす心身への影響を見ることである．

　対象者がどのように生きているのか，どのような暮らしをしているのかを見て，その人の抱えている問題を把握し，改善すべき課題を見出すのである．そして，その際には，被災者の苦痛を深く，かつ温かく理解するということである．

3　被災者の人権や価値観を尊重してかかわる

　最後に，支援者の基本姿勢の3つ目は，被災者の人権や価値観を尊重してかかわることである．被災者の考え方や生き方を尊重して向き合う，被災者を傷つけないよう思いやる，そして「もし自分が被災者だったら」と考えることが必要である．

　一方的に与えるのではない相互関係のなかで，被災者一人ひとりを人間として尊重する．「助ける―助けられる」関係や「支援する―支援される」関係を乗り越え，ともに涙し共感し合える関係をつくること，そして，必要時には被災者の自立を支えることである．

　災害時には，突然の災害発生によって家屋が倒壊し，大切な人を失うこともあり，重大なストレスを抱え現状が認識できない状態に置かれている人が多い．被災者は，避難所から応急仮設住宅，災害恒久住宅へと次々と生活環境が変化し，先の見通しが立たないなかで多くの決断を迫られることもあり，心身のストレスは蓄積していく．被災者が今後の生活を自律的に選択できるようになるためにはどうすればよいかを，ともに考えることが重要になる．

引用文献
1) 日本災害看護学会：災害看護関連用語「災害看護」．http://words.jsdn.gr.jp/ より2025年1月6日検索

参考文献
1) 酒井明子ほか編：ナーシング・グラフィカ看護の統合と実践③ 災害看護，第5版．メディカ出版，2022．
2) 酒井明子ほか編：災害看護―看護の専門知識を統合して実践につなげる―，改訂第4版．南江堂，2023．

Step 1-1 学習の振り返り

- 災害看護の定義について説明してみよう．
- 災害看護に必要な視点について説明してみよう．
- 災害看護に必要な能力について説明してみよう．
- 支援者の基本姿勢について説明してみよう．

災害の定義と歴史

Step 1-2 学習目標
- さまざまな災害の定義について理解する．
- 災害の種類と分類について理解する．
- 災害医療の歴史について理解する．
- 災害医療とは何かを理解する．

災害がひとたび発生すると，人の生命の危険と向き合うことになる．さらに，生命の危機だけではなく，傷害を負う，生活基盤が崩れる，財産を失う，あるいは地域コミュニティにも影響を及ぼすことがあり，それが身体的・精神的に長期的に続く．そのとき医療従事者は，医療行為そのものだけではなく，人と人とのつながりを大切にしながら，生活再建までも検討しなければならない．

その地域・人々の生活をどのくらい想う（イメージする）ことができるかという「想像：imagination」と，限られた資源をどのように活用するかという「創造：creation」する力が求められる．つまり，災害看護は，被災者・被災地域の元の姿や将来像を想像し，限られた人・物資・金・時間・情報をもとに創造的に看護実践することが求められるといえる．

災害の定義

災害対策基本法では，災害を「暴風，竜巻，豪雨，豪雪，洪水，崖崩れ，土石流，高潮，地震，津波，噴火，地滑りその他の異常な自然現象または大規模な火事もしくは爆発その他その及ぼす被害の程度においてこれらに類する政令で定める原因により生ずる被害」と定義している．

国際連合では，「広範囲にわたって人やもの，環境に障害をもたらすような，コミュニティの適応の限界を超えた深刻な社会機能の崩壊」と定義している．

世界保健機関（WHO）のGunn博士は，災害（disaster）を「重大かつ急激な出来事（干ばつのように緩徐なこともある）による，人間とそれを取り巻く環境との広範囲な破壊の結果，被災地域がその対応に非常な努力を必要とし，時には外部や国際的な援助を必要とするほどの大規模な非常事態」と定義している．

日本看護協会では，災害を「天災や人災と呼ばれる，不測の時に，多くの人々の生命や健康が著しく脅かされる状況であり，地震や火災などによる一次的な被害だけでなく，二次的な生命・健康への脅威を含む」と定義し，直接的な被害だけではなく間接的にも生命や健康に関して影響を及ぼす場合も含めている．

表1　災害の定義に共通する要素

要素	現象
人々の生命を傷つけ脅かす	生命を失う，傷つけること．その災害の大きさを推測することができる．
精神的な立て直しを必要とする	トラウマ（こころの傷）を受けること．直後だけではなく，遅発性のものも含む．
生活や地域社会の再建を必要とする	自宅は被害がなくても，近隣関係の変化，かかりつけ病院の損壊，買い物できない，など日常生活が壊され，地域社会全体の復興を考えなければならない状況になる．
外部からの支援を必要とする	被災社会が自助努力をしても社会の再建が難しく，外部支援（医療，食糧・水，日用品など）を必要とする状況になる．

渡邊智恵：災害とは．Basic & Practice 災害看護．初版，p.11，Gakken，2018 より改変

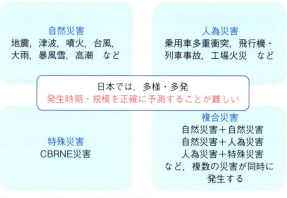

図1　原因による災害の分類

つまり，人々の生命や精神に影響を及ぼし，生活や地域社会の再建を必要とする事象で，外部からの支援を必要とする状況が「災害」であると定義づけられている（**表1**）．

災害の種類

1　原因による分類

わが国では多様な災害が高頻度で発生している．ここでは，災害を原因ごとに分類して解説する（**図1**）．

a　自然災害

自然災害とは，地震，津波，台風，豪雨，洪水，土砂災害，豪雪，竜巻，噴火，干ばつなど，自然が引き起こす災害のことをいう．

とくに日本列島は4つのプレートの上にあり，このプレートに強い圧力が加わって地形が少しずつ変化している．海側のプレートが陸側のプレートに沈み込み，海溝（トラフと呼ばれる）を形成している．この引き込む力が限界に達し，陸側のプレートが跳ね上がると，エネルギーが放出され巨大地震が起こり，時には大津波が発生する．陸側のプレートでは，強度が弱い場所（断層）がずれて動

表2　わが国における主な自然災害の状況（平成元年以降）

年月	災害名	主な被災地	死者・行方不明者数
1990年11月～1995年6月	雲仙岳噴火	長崎県	44人
1993年7月	北海道南西沖地震（M7.8）	北海道	230人
1993年7～8月	平成5年8月豪雨	全国	79人
1995年1月	阪神・淡路大震災（M7.3）	兵庫県	6,437人
2000年3月～2001年6月	有珠山噴火	北海道	―
2000年6月～2005年3月	三宅島噴火および新島・神津島近海地震（M6.5）	東京都	1人
2004年10月	台風第23号	全国	98人
2004年10月	平成16年（2004年）新潟県中越地震（M6.8）	新潟県	68人
2005年12月～2006年3月	平成18年豪雪	北陸地方を中心とする日本海側	152人
2007年7月	平成19年（2007年）新潟県中越沖地震（M6.8）	新潟県	15人
2008年6月	平成20年（2008年）岩手・宮城内陸地震（M7.2）	東北（とくに宮城，岩手）	23人
2010年12月～2011年3月	雪害	北日本から西日本にかけての日本海側	131人
2011年3月	東日本大震災（M9.0）	東日本（とくに宮城，岩手，福島）	22,325人
2011年8～9月	平成23年台風第12号	近畿，四国	98人
2011年11月～2012年3月	平成23年の大雪等	北日本から西日本にかけての日本海側	133人
2012年11月～2013年3月	平成24年の大雪等	北日本から西日本にかけての日本海側	104人
2013年11月～2014年3月	平成25年の大雪等	北日本から関東甲信越地方（とくに山梨）	95人
2014年8月	平成26年8月豪雨（広島土砂災害）	広島県	77人
2014年9月	平成26年（2014年）御嶽山噴火	長野県，岐阜県	63人
2016年4月	平成28年（2016年）熊本地震（M7.3）	九州地方	276人
2018年6～7月	平成30年（2018年）7月豪雨	全国（とくに広島，岡山，愛媛）	271人
2018年9月	平成30年北海道胆振東部地震（M6.7）	北海道	43人
2019年10月	令和元年東日本台風	関東，東北地方	108人
2020年7月	令和2年（2020年）7月豪雨	全国（とくに九州地方）	88人
2021年7月	令和3年（2021年）7月1日からの大雨	全国（とくに静岡）	29人
2021年8月	令和3年（2021年）8月の大雨	全国（とくに長野，広島，長崎）	13人
2022年9月	令和4年（2022年）台風第14号	九州，中国，四国地方	5人
2024年1月	令和6年能登半島地震（M7.6）	石川県，新潟県，富山県	489人

死者・行方不明者数は令和6年3月末時点のもの．令和6年能登半島地震の死者・行方不明者数は2024年12月24日発表．災害関連死261人を含む．
内閣府：令和6年版防災白書，付属資料1を抜粋．令和6年能登半島地震は，消防庁対策本部：令和6年能登半島地震による被害及び消防機関等の対応状況【第116報】より．

き，内陸型地震が発生する．

近年では，夏季の異常気象で，猛暑が続き，台風や洪水が発生している．冬季も暴風雪が連日発生するなど異常気象が続き，それに伴い各地で被害が増えている．これまでは「災害は忘れたころにやってくる」といわれていたが，**表2**のように，近年は自然災害が多発し，「災害はいつでも隣り合わせ」という状況になっている．

b 人為災害

人が引き起こす災害，すなわち人間が作り出した結果により起こる災害を，人為災害という．たとえば，飛行機の墜落事故，列車事故，自動車の多重衝突，トンネル崩落事故，建物倒壊事故，道路の陥没事故，大規模火災などが該当する．人為災害は，突然，何らかの事故や人為的なミスが原因で発生する災害ともいえる．平常時からの安全対策の取り組み，点検，事故防止のための訓練などにより回避でき，被害を最小限に食い止めることが可能な事例も多い．

■事例　あわや大惨事（博多駅前道路陥没事故）

2016年，福岡市の博多駅前の交差点付近で地下鉄延伸工事中，午前4時50分ごろ坑内で異常出水が確認された．作業員は通報し，警察はただちに周囲の道路を封鎖した．封鎖完了5分後の5時15〜20分ごろ地上道路に亀裂が発生し，道路が陥没し，道路上に縦横30メートル，深さ15メートルの巨大な穴が生じた．さらに停電やライフラインの寸断が発生した．

幸い，異常に気づき道路をすぐに封鎖したこと，博多駅前という中心部だった

が午前5時前後という早朝で人通りが少なかったことにより，死傷者はなかった．日中の時間帯だったら大惨事になりかねない大規模な事故だったことは間違いない．

c 特殊災害

化学（Chemical），生物（Biological），放射性物質（Radiological），核（Nuclear），爆発物（Explosive）によるCBRNE災害に代表される．いずれも安全エリアと危険エリアなどのゾーニング，救助者の個人防護，除染処置，原因物質の特定および治療が必須となる（Step 2-3「CBRNE災害とマスギャザリング」p.163参照）．

d 複合災害

自然災害，人為災害，特殊災害が同時または連続して発生する一連の災害をいう．指揮系統，安全確保，情報収集とアセスメント，資源確保が複雑化し，人々への心身への影響も多様化する．

2 広がりによる分類

a 面の災害

災害がその地域一帯に広がり，一面に影響を及ぼすような災害をいう．たとえば，地震や洪水ではその地域一帯のライフライン寸断が起こるなど，影響が大きい．被災地域一帯の医療機関が被災しているため，医療救護所，広域搬送，医療支援などが必要になる．

b 線の災害

竜巻など，災害の影響が時間経過とともに

線のように通り過ぎていく災害をいう．被害を受けた地点と，受けなかった地域の境目がはっきりとしており，同じ地域内でもその影響は線で描くことができる．近年，台風や線状降水帯など，発生源が長くとどまり被害が大きくなる傾向にある．

c 点の災害

列車事故，飛行機事故，マスギャザリング災害（Step 2-3「CBRNE災害とマスギャザリング」p.163参照）など，一極集中的に発生する災害である．多数傷病者が発生する事件・事故だけではなく，その恐れがあり救護体制を検討しておかなければならない事態（イベントなど）があり，突然の事態に対処するだけではなく準備計画を行うことも必要である．

点の災害では，発生地域の医療機関がすべて影響を受けるということは少なく，発生現場周辺の医療機関で平常医療を継続できることが多い．しかし，近隣医療機関のキャパシティを超える場合は，患者を分散して収容したり，現場救護所で応急手当を行うなどの対応が必要になる．

3 災害の発生場所による分類

a 都市型

都市部は，人口密度が高く，昼夜間人口比率の変動が大きく，災害発生時刻によって帰宅困難者が増加するという問題がある．また，高層ビルや建物密集などにより，ひとたび火災が発生すると鎮火までに時間を要することがある．さらに，プライバシーを重んじ，近隣住民との関係性が希薄な場合も多く，住民同士の共助が得にくいことが予測される．要配慮者の把握や，避難所などで新たに住民の関係性を築かなければならない．

b 地方型

地方での災害は，元来のコミュニティにより，支援が必要な人がどこに住んでいるかなど近隣住民が把握し，住民間での救出活動や，救助隊へ情報提供などを行う共助が期待できる．一方，人口密度が低く，高齢化率が高い地域が多く，地形や避難場所までの距離，高齢者特有の疾病や持病なども考慮しておかなければならない．医療機関が遠方であることも多く，移動手段が限られ，入院施設を有する病院までのアクセスが困難な場合もある．

ただし，農村・漁村など地域によっては，食料を平常時から保管していることも多く，災害急性期は備蓄用の食料がなくても住民同士の工夫で食料確保が可能なことが多い．

災害発生時期による特徴

日本には四季があり，災害発生時期や季節の移り変わりにより，心身に及ぼす影響が変化する．とくに暑熱・低温下の健康障害（Step 1-8「寒冷環境，暑熱環境」p.51参照）は，医療者として注意が必要である．高温多湿の環境下では，食中毒の集団発生や床上下浸水による微生物の増殖（感染症の蔓延）の予防対策や，冬季にはインフルエンザ流行の対応などが必要になる．季節による特徴をとらえ，アセスメントを行い，看護活動を展開することが大切である．

災害医療の歴史

1 災害医療の始まり

わが国は，地震・津波・噴火・台風・大火など，多くの災害に見舞われてきた．歴史的にみてみると，1888年の磐梯山噴火（福島県）時に医師が派遣され，治療したといわれている．その後，1891年の濃尾地震（岐阜県南部から愛知県地方）では，死者約7,000名，負傷者約1万7,000名に対し，多くの医療団が救護活動を行った．このとき初めて，看護婦（現在の看護師）が救護活動に参加し，負傷者の処置，搬送を行った．

その後，1896年の明治三陸地震では，宮城県・岩手県・青森県に最大50 mといわれる津波が発生し，看護師が救護所で看護活動を実践している．1923年9月には関東大震災が発生し，死者・行方不明者約10万5,000名，家屋の全半壊等約37万2,000棟以上という大きな被害をもたらしたが，多くの救護所が設置され，救護班が応急処置・巡回診療を行った．その後，9月1日は「防災の日」となり，1959年の伊勢湾台風（紀伊半島から東海地方）で5,098名の死者・行方不明者を出したことを契機に「災害対策基本法」が制定されるに至った．

2 阪神・淡路大震災以降の災害医療

1995年1月の阪神・淡路大震災によって，死者・行方不明者6,437名，多数の家屋倒壊・火災が発生した．多くの医療者が人命救助に奔走し，これを機に，救護活動やこころのケアなどの災害医療が発展することとなった．

阪神・淡路大震災では，報道で見聞きした人々が被災地に駆けつけ善意による支援が展開され，「ボランティア元年」とも呼ばれた．また，多くの被災者が瓦礫の下敷きになり，圧挫症候群（クラッシュ症候群，クラッシュシンドロームともいう）や災害関連死などが発生することがわかった．

さらに，援助職が燃え尽き，葛藤を抱えながら活動していることも明らかとなった．そこで，広域災害医療に対応するために災害派遣医療チーム（disaster medical assistance team：DMAT）が発足し，災害医療の必要性が認識され，学問としても転換期を迎えた．

同年3月には東京都内の複数の地下鉄内で地下鉄サリン事件が発生し，乗客・乗員13名が死亡，約6,300名が負傷し，今も後遺症に苦しんでいる人がいる．その前年には松本サリン事件もあり，化学災害に対する備えが不十分で，2次被害が発生すること，CBRNE災害対応の脆弱性などが明らかとなり，課題となった．

2004年の新潟県中越地震，2007年の新潟県中越沖地震では，車中泊や生活不活発病問題によって，深部静脈血栓症（エコノミークラス症候群ともいう）の発生があった．これ以後の災害対応では，早期にスクリーニングを行うとともに，生活不活発病を予防する取り組みがなされるようになった．

3 東日本大震災以降の災害医療

2011年3月の東日本大震災（M9.0，最大震度7）では，地震・津波・火災・原子力発電所事故と1つの災害事象が次の事象を引き起こす複合的な災害となった．2024年3

月1日現在，死者1万9,775名，行方不明者2,550名，負傷者6,242名となっている[1]．

東日本大震災では，被害の甚大さから全国各地のDMATがいち早く被災地に駆けつけ支援活動を展開したが，津波の破壊力による溺死が圧倒的に多かった．

各医療機関では，被災者を守るためにマニュアルの作成や備蓄を行っていても，使用する側である職員教育などの平時の対策不足が明らかとなり，医療機関の事業継続計画（business continuity plan：BCP）の策定と運用が求められるようになった．

2016年4月，熊本地方を震源とする熊本地震（最大M7.3，最大震度7）が発生した．2024年12月13日現在，死者274名，重軽傷者2,736名，全壊8,657棟，半壊3万4,489棟，一部破損15万5,239棟の住宅被害があり[2]，多くの住民が長期にわたる避難所生活を強いられた．

災害急性期に救急医療を担うチームは，いち早く災害体制をつくり，医療展開できるようになった．その一方で，高齢者施設や福祉施設などの災害時要援護者利用施設は，少ない人数で利用者を守ると同時に「福祉避難所」（Step 3-1-4「福祉避難所」p.198参照）として新たな機能を担うこととなり，支援体制を確立していくことおよび職員への災害教育を行うことの重要性が示唆された．

2000年代に入ってからは，わが国では台風，豪雨，暴風雪，竜巻などの被害も毎年のようにあり，常に災害と隣り合わせの状況にある．そのため，各医療機関では対策に力を入れ始めている．

また，2017年から北朝鮮によるミサイル発射実験がたびたび起こり，2021年には東京オリンピック・パラリンピックが開催され，マスギャザリング（Step 2-3「CBRNE災害とマスギャザリング」p.163参照）対応などが必要とされた．医療も，多様化する災害にあわせて対応していかなければならない．

災害医療とは

災害時は組織・地域の対応能力が限界を超え，社会機能が崩壊することがある．平時の急性期医療は，1人の患者に対して，医師・看護師・臨床検査技師・診療放射線技師など多くの職種がかかわり，多くの資源を投入して救命に全力を尽くす．一方で，災害時の医療は，「平時よりも限られた資源（医療者・モノ・場所・時間）で，多くの患者（被災者）に最善を尽くし，防ぎえた災害死（preventable disaster death：PDD）をなくすこと」を目指す（**図2**）．

平時と異なる環境下で，被災者はストレスと生活変化に伴う慢性疾患の増悪をまねくリスクがあり，感染症対策やこころのケアなどに対応する必要がある．そのときの気象条件，生活環境をアセスメントし，状況に応じた医療活動を担うことが求められる．

有事の際に医療活動を絶やさず，切れ目なく継続するためには，平時の備えも大切となる．医療・看護の基本的なスキルを身につけておくこと，装備品の使い方を理解しておくこと，個々の病院職員が災害知識をもち心構えを整えること，が平時の災害医療活動となる．

引用文献
1) 消防庁：平成23年（2011年）東北地方太平洋沖地震（東日本大震災）の被害状況（令和6年3月1日現在）〈令和6年3月8日〉．
https://www.fdma.go.jp/disaster/higashinihon/items/164.pdf より2025年1月10日検索

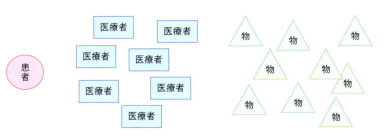

平時の診療：1人の患者に多職種（多人数）で使える医療資源を用いて救命する

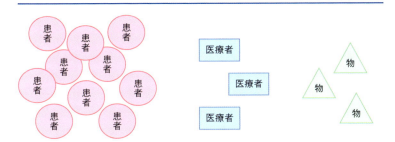

災害医療：限られた資源（人・モノ）で多くの命に全力を尽くす

図2　平時の診療と災害医療

2）熊本県危機管理防災課：平成28（2016）年熊本地震等に係る被害状況について【第355報】〈令和6年（2024年）12月13日〉．
https://www.pref.kumamoto.jp/uploaded/attachment/266620.pdf より2025年1月10日検索

参考文献
1）日本集団災害医学会監：DMAT 標準テキスト．改訂第2版，p.2-8, へるす出版，2015.
2）内閣府：令和6年版防災白書．付属資料．
https://www.bousai.go.jp/kaigirep/hakusho/pdf/r6_fuzokusiryo1.pdf より2025年1月10日検索
3）北海道総務部危機対策局危機対策課：平成30年胆振東部地震による被害状況等【第126報】〈令和6年8月1日現在〉．
https://www.pref.hokkaido.lg.jp/fs/1/0/6/3/8/0/1/1/_/平成30年胆振東部地震による被害状況等（第126報）．pdf より2025年1月10日検索
4）消防庁応急対策室：令和元年東日本台風及び前線による大雨による被害及び消防機関等の対応状況【第67報】〈令和2年10月13日〉．
https://www.fdma.go.jp/disaster/info/items/taihuu19gou67.pdf より2025年1月10日検索
5）消防庁対策本部：令和6年能登半島地震による被害及び消防機関等の対応状況【第116報】〈令和6年12月24日〉．
https://www.fdma.go.jp/disaster/info/items/20240101notohanntoujishinn116.pdf より2025年1月10日検索
6）災害と防災・防犯統計データ集2016．三冬社，2015．
7）小井土雄一ほか：BCP の考え方に基づいた病院災害対応計画作成の手引き．平成24年度厚生労働科学研究「東日本大震災における疾病構造と死因に関する研究」〈平成25年3月〉．

Step 1-2　学習の振り返り
- 近年の災害を原因ごとに分類してみよう．
- 都市型災害と地方型災害の特徴と必要な支援について，説明してみよう．
- 災害医療の歴史について説明してみよう．
- 災害医療とは何かを説明してみよう．

3 災害に関する法律・制度

Step 1-3 学習目標
- 災害対策基本法について理解する．
- 災害救助法について理解する．
- 災害医療に関する制度について理解する．
- 被災者支援制度について理解する．

災害看護における法律学習の意義

　災害看護における法律学習の意義は，第1に，看護師が災害関連の法制度のしくみを知ることによって，より効果的にケアを被災者に提供することができること，第2に，看護師は医学の専門知識を患者にわかりやすく伝達する能力を有しており，そのうえで法的知識を得ることによって，必要な情報（法律の基本的知識，法律相談の窓口など）を提供できること，第3に，看護師が現場で得た被災者のニーズについて，自治体や弁護士などの専門家と連携して効果的な行政の施策を実現できること，である．

災害の法制度の歴史

　災害の法制度は，災害の発生ごとにパッチワークのように法律が制定されており，法制度全体に体系性がないこと，所轄官庁がばらばらであるという特徴がある．

　1946年の昭和南海地震を契機に抜本的な災害対策の立法が要請され，翌1947年に「災害救助法」が施行された．そして，1959年の伊勢湾台風を契機に，1961年に総合的かつ計画的な防災体制の整備のために「災害対策基本法」が制定され，「災害救助法」の多くの条文が移された．

　他方で，被災者個人を支援するため，1972年の豪雨災害を契機に，個人に対する現金支給の制度として1973年に「災害弔慰金の支給等に関する法律」が制定され，また，1995年の阪神・淡路大震災を契機に，1998年に同じく現金支給の制度として「被災者生活再建支援法」が制定された．

　さらに，2011年の東日本大震災を契機に，2014年および2015年に，大規模広域災害に対する即応性の強化と被災者の効果的な救済のために災害対策基本法の大改正がなされた．

災害対策基本法

　以下に，看護師が知っておきたい災害対策基本法の概要について紹介する．

1 趣旨・目的

災害対策基本法は，国民の生命，身体等を災害から保護するために，災害対策全般について体系化して，総合的かつ計画的な防災行政の整備推進を図ることを目的とする（1条）．

災害サイクルは，予防対策，応急対策，復旧対策の3段階である．

2 市町村，都道府県，国の権限と責任

災害時の市町村，都道府県，国の権限と責任については，以下のように定められている．

a 市町村の権限と責任

災害の応急対応の第1次的責任は基礎自治体（市町村）が負う（62条）．災害の現場に最も近く，正確な情報が入り，的確で柔軟な対応が行えるからである．

市町村長は関係機関や住民等に災害を通知する（56条）．また，警戒区域設定権・退去命令権（63条），土地建物その他の工作物等の使用権・収用権（64条），住民または現場にある者に対する応急措置の従事命令権等の強制権（65条）がある．

市町村長は他の市町村長に応援を要請でき（67条），また，都道府県知事に対しても応援要請できる（68条）．

b 都道府県の権限と責任

都道府県は，市町村の事務・業務の実施を助け，総合調整を行う責務を負う（4条）．すなわち，後方支援である．また，他の都道府県知事に対して応援要請ができる（74条）．

なお，自衛隊法では，都道府県知事は防衛大臣等に自衛隊の派遣要請を行うことができる（自衛隊法83条1項）．

c 国の権限と責任

国は，自治体の事務業務の実施の推進と総合調整を行う（3条）．これは，さらなる後方支援である．

国の各省庁は，自治体の実施する応急措置が的確かつ円滑に行われるように施策を講じなければならない（77条）．

d 自治体が機能しない場合

市町村が機能しない場合は，都道府県知事が代わって実施する（73条）．市町村および都道府県が機能せず，被災者が広域に避難したときは内閣総理大臣が代わって実施する（86条の13）．

3 個人情報など

個人情報などについて，東日本大震災後の改正で以下の条項が設けられた．

a 避難行動要支援者名簿の作成（49条の10）

市町村長は，「要配慮者」のうち，「避難行動要支援者」のための名簿の作成義務がある．

「要配慮者」とは，「災害時要援護者」をいう[1)2)]．具体的には，高齢者，障害者，乳幼児，その他のとくに配慮を要する者をさす．

「避難行動要支援者」とは，「要配慮者」よりも狭い概念であり，①自ら避難することが困難で，②円滑迅速な避難の確保を図るためにとくに支援を要する者をさす．しかし，名称の不統一や不明確性によって混乱が生じている．

b 名簿情報の利用および提供（49条の11）

避難行動要支援者名簿の利用および提供にあたっては，以下のように定められている．
- 市町村長は避難行動要支援者名簿の情報を，目的外で内部利用できる（1項）．
- 市町村長は，条例の定めや本人の同意がある場合，行政機関やNPO等に名簿情報を提供できる（2項）．
- 市町村長は，災害が発生し，または発生する恐れがある場合，行政機関やNPO等に，本人の同意なく名簿情報を提供できる（3項）．

東日本大震災では，福島県南相馬市は避難を促したが，多数の高齢者・障害者が置き去りにされ，NPOが高齢者などの所在の開示を求めたが市は拒否した．同市の個人情報保護条例では，人の生命・身体を保護するために必要な場合は開示が認められていた．しかしこの例は，法令の知識不足や経験の欠如から職員が住民の生命よりも組織の防衛を優先したものであり，災害ではこのようなことは発生しやすい．このことを受けて，49条の11・3項で情報提供が可能となった．

c 名簿情報を提供する場合の配慮（49条の12）

市町村長は，名簿情報を提供するときは提供を受けた者に対して名簿情報の漏洩防止のために必要な措置を講ずるよう求めるなど，名簿情報の漏洩の防止のための措置を講ずるよう努める．

具体的には，情報管理のためのマニュアルの作成や研修の実施などである．

d 秘密保持義務（49条の13）

名簿情報の提供を受けた者は，正当な理由なく知りえた秘密を漏らしてはならない．罰則規定はないが，地方公務員法の罰則，民法上の賠償責任がある．

4 被災者台帳

a 概念

被災者台帳は，被災者の支援の基準となる台帳である（90条の3・1項および3項）．被災者の被災状況や支給等の情報が集約され，広域避難者の効果的支援が可能である．

台帳のメリットは，①情報の一元化による被災者支援制度利用の脱漏防止，②被災者の負担軽減，③行政事務の簡略化，④長期的視野に立った生活再建支援であり，デメリットは，①情報の漏洩・不正利用，②住民の管理統制の強化，③プライバシー侵害である．

被災者が，自分の情報をコントロールできる制度が必要である．

b 被災者台帳の作成（90条の3・1項）

市町村長は，被災者台帳を作成することができる．

c 台帳情報の利用および提供（90条の4・1項）

市町村長は，以下の場合，台帳情報を目的外で自ら利用し，また提供できる．
①本人の同意がある，または本人に提供する（1号）
②内部利用する（2号）
③地方公共団体に被災者支援のために提供する（3号）

災害救助法

1 目的・性格

災害救助法の目的は，被災者の保護と社会秩序の維持である．災害対策基本法と災害救助法を比較すると，前者が一般法，後者が特別法であるが，重要な違いは後者が財政負担の法律だということである．災害救助法の適用がないと国の費用負担がないため，被災自治体が救助の実施を躊躇するからである．

2 災害救助法の問題点

災害救助法には，以下のような問題点がある．

a 原則

これまで厚生労働省は，災害救助法は，①平等の原則，②必要即応の原則，③現物給付の原則，④現地救助の原則，⑤職権救助＊の原則をとるとしている．しかし，法令にこのような原則の規定はない．

①④は住民以外の者や不法滞在者にも実施される点でよいとしても，②は必要最小限の原則として機能することがあり，③は以下に述べる d のとおりである．⑤は救助の申し立てができない点で問題がある．

b 運用

災害救助法の条文はわずか35条しかなく，前所轄官庁の厚生労働省が多数の通知・要綱を策定して運用しており，その体系は極めて複雑である．通知などによる運用は弾力性・柔軟性がある反面，法による行政に反し恣意的な運用を招きうる．

c 第1次的責任

一般法である災害対策基本法が第1次的責任を市町村長に課しているのに対し，災害救助法は第1次的責任を原則として都道府県知事に課している（3条および4条）．同じ災害に関する一般法と特別法の間に混乱が生じており，災害対策基本法と災害救助法の間に調整が必要である．

d 現金支給

災害救助法には，都道府県知事が必要であると認めたときは現金を支給できる旨の規定がある（4条3項）が，政府は「現物給付の原則」を理由に同法施行以来，現金支給を実施させない．しかし，「現物給付の原則」という原則は法律上存在しておらず，かかる扱いは明らかに法律違反である．

3 財源

実施に要する費用は，都道府県が負担する（18条1項）．都道府県は，費用負担の財源にあてるために災害救助基金を積み立てる必要が課せられている（22条）．救助に要する費用が100万円以上になるとき，その額の都道府県の普通税収入見込額に応じ，国が負担する（21条）．

被災地以外の都道府県が被災地の都道府県を応援した場合は，費用を被災地都道府県に請求できる（20条1項）．しかし，これでは応援する都道府県が請求をためらい救助を躊躇するため，激甚な災害では国が代わりに支払うことができるようになった（20条2項および3項）．

＊　職権救助：被災者の申請によるのではなく，都道府県知事の判断で救助の可否を決すること．

4 救助

都道府県知事・その委託を受けた市町村が，主に以下の救助を実施する（4条1項）．

a 避難所の供与（4条1項1号）

原則として学校，公民館，福祉センターなどの公共施設などを利用する．

b 応急仮設住宅の供与（4条1項1号）

発災の日から20日以内に着工して，すみやかに設置するよう努める．これに代えて，民間賃貸住宅の居室の借り上げを実施できる．供与期間は原則2年であるが，延長が可能な場合がある．

恒久住宅（復興住宅など）への移行を促進・支援し，早期解消に努めるとされる．供与は無償である．

c 食品の給与・飲料水の供給（4条1項2号）

避難所に収容された者，住家被害を受けて炊事できない者などに食品が給与され，応急仮設住宅入居者は自立の準備にあるとして給与されない．なお，飲料水の供給もある．

d 医療および助産（4条1項4号）

医療の目的は，災害のために医療機関の壊滅などにより被災地の住民が医療の途を失った場合，医療を供給することである．したがって，災害に起因しない傷病も対象になる．

原則として「救護班」対応であり，それ以外の医療行為は原則として救助の対象外となり，費用は国から支給されない．

e 死体の捜索処理（4条1項10号，施行令2条1号）

生存の可能性がなくなった場合は遺体の捜索を行い，洗浄・縫合・消毒を行う．

5 一般基準・特別基準

救助の基準には，一般基準と特別基準がある．一般基準は，内閣総理大臣が定める基準に従って，あらかじめ都道府県知事が定める（4条4項，施行令3条1項，平成12年3月31日厚労省告示144）．特別基準では，一般基準では救助の適切な実施が困難な場合，都道府県知事が内閣総理大臣に協議し，同意を得たうえで救助の程度，方法および期間を定められる（施行令3条2項）．

具体的には，応急の衣食住についてみると，避難所の開設期間，炊き出しによる食品の給与，飲料水の供給はわずか7日間で打ち切りなどがある[3]．期間が短すぎるものが多く，一般基準のグレードをもっと上げるべきではないかと思う．

特別基準とするためには，①被災者のニーズを把握すること，②過去の災害で自治体に適用された特別基準を調査研究すること，③特別基準の必要性について都道府県が内閣府に事実を挙げて説明を行うこととされている．

6 救護班

救護班は，都道府県立または市町村立の病院・診療所，日本赤十字社などの医師，薬剤師および看護師などで編成したものであり，都道府県知事，日本赤十字社が派遣するものである．

後述の災害派遣医療チーム（disaster medical assistance team：DMAT）は救護班であり，DMATを派遣した都道府県は被災都道府県に費用を求償できる（20条1項）．

7 強制・補償・費用

医療関係者に対しては，災害救助法で以下の強制がはたらく．

a 従事命令

- 都道府県知事は，医療関係者を救助に要する業務に従事させることができる（従事命令）（7条1項および3項）．
- 拒否すれば罰則がある（32条1項）．
- 従事命令では，都道府県知事は，実費を弁償しなければならない（7条5項）．
- 都道府県知事は，救助に関する業務に従事する者がそのために負傷し，疾病にかかり，死亡した場合，政令の定めで扶助金を支給する（12条）．

b 病院，診療所の管理

- 都道府県知事は，病院，診療所を管理し，土地，家屋，物資を使用できる（9条1項）．
- 拒否すれば罰則がある（32条2項）．
- この場合は，通常生ずべき損失を補償しなければならない（9条2項，5条3項）．

c 立ち入り検査

- 都道府県知事は上記の b の場合，当該職員に施設，土地，家屋，物資の所在・保管場所に立ち入り検査をさせることができる（10条1項）．
- 当該職員の立ち入り検査を拒むなどした者には，罰則がある（34条）．
- 上記7条～10条は，災害対策基本法でも規定している（71条）．

災害医療に関する制度

1 行政計画

災害対策基本法に基づいて，国は「防災基本計画」を策定し，これに基づいて指定行政機関や指定公共機関が「防災業務計画」を策定する．「指定行政機関」とは省庁等をさし，「指定公共機関」とは日本赤十字社等をさす．

そこで，厚生労働省は「厚生労働省防災業務計画」を策定し，日本赤十字社は「日本赤十字社防災業務計画」を策定する．都道府県はこの防災業務計画に基づいて，「都道府県地域防災計画」を策定し，市町村はこれに基づいて「市町村地域防災計画」を策定する．

2 医療計画

医療法では厚生労働大臣が基本方針を定め，都道府県知事がこれに基づいて地域に応じた医療計画を策定する．

この医療計画では，災害時における医療が事業の1つとして規定されている（30条の4・5項）．

3 災害派遣医療チーム（DMAT）

DMATとは，災害の発生直後の急性期（おおむね48時間以内）に活動が開始できる機動性をもった，専門的な研修・訓練を受けた災害派遣チームである．阪神・淡路大震災の経験によって，「防災基本計画」（平成20年2月18日中央防災会議決定），「厚生労働省

防災業務計画」(平成13年2月14日厚生労働省発総第11号厚生労働大臣通知),「日本DMAT活動要領」(平成18年4月7日医政指発第0407001号厚生労働省医政局指導課長通知)で規定された.

4 災害拠点病院

災害拠点病院は,発災時に災害医療を行う医療機関を支援する病院である.1995年の阪神・淡路大震災の後,厚生科学研究費補助金(健康政策調査研究事業)による研究班が提言し,これを受けて厚生省(現:厚生労働省)は各都道府県知事に「災害時における初期救急医療体制の充実強化について」(平成8年5月10日健政発第451号健康政策局長通知)を発した.

これによって,災害が発生し通常の医療体制では対処することが困難な場合,都道府県知事の要請で傷病者の受け入れや医療救護班の派遣等を行うこととなった.

被災者支援制度

1 災害弔慰金の支給等に関する法律

a 趣旨

災害により死亡した者の遺族に対して支給する災害弔慰金,災害により精神または身体に著しい障害を受けた者に対して支給する災害障害見舞金,および災害によって被害を受けた世帯の世帯主に対して貸し付ける災害援護資金について規定したものである(1条).

b 災害弔慰金

災害弔慰金の支給等に関する法律は,自然災害により死亡した住民の遺族に対し,弔慰金を支給する制度である.配偶者,子,父母,祖父母,兄弟姉妹(配偶者・子・父母・孫・同居または生計同一兄弟姉妹)に対し,生計維持者が死亡したときは500万円,その他の者が死亡したときには250万円を支給する.

c 災害障害見舞金

災害障害見舞金は,住民が重度の障害を負った場合(両眼失明等労働災害1級相当または重度重複障害),生計維持者に250万円,その他の者に125万円を支給する.

d 災害援護資金

被災世帯の生活立て直しを支援するために災害援護資金の貸付制度があり,最大で350万円の貸し付けが行われる.

e 災害弔慰金の問題

●災害関連死

災害弔慰金が支給されるためには,災害と死亡の間に因果関係が必要である.

たとえば,避難中に十分な暖をとれずに肺炎で死亡した場合や,避難所で慢性疾患の人が投薬を受けられず死亡した場合である.判定が困難な場合は,市町村が災害弔慰金等支給審査委員会を設置して判断する.

東日本大震災の例では,市町村が都道府県の審査に委託して独自の審査会を設けなければ,診断書等の文面だけで判断してしまうため,現実の被災状況がわからず認定率が低くなる.しかし,災害弔慰金の支給の趣旨は,①死亡した住民の遺族に対して弔意を示すこと,②死亡した住民の遺族の生活保障にある.

認定は，医学的因果関係とともに上記趣旨に基づく法的判断によって行われなければならず，「疑わしきは被災者の利益に」と考えるべきである．判例も，災害がなければ死亡という結果が生じていなかったことの証明が必要であるが，これがある以上，たとえ病気のために死期が迫っていたとしても，数時間でも延命できる可能性があれば因果関係を認めなければならないとしている（阪神・淡路大震災，大阪高判平成10年4月28日）．

また，遺族には死亡について自分が至らなかったことが原因だと悩んでいる者が多く，行政から死亡の原因が災害であると認定されると，精神的に立ち直るための大きな契機となるのである．

● **権利性**

権利性とは，裁判で権利が主張できることである．①根拠法令があるか，②権利に具体性があるかで判断される．

災害弔慰金は，①災害弔慰金の支給等に関する法律で市町村が条例の定めるところにより支給することができるように規定し，②条例で支給を行う遺族の範囲および支給金額を明確に規定している．判例は権利性を認めている（阪神・淡路大震災，大阪高判平成10年4月28日，最高判平成14年12月19日）．

2 被災者生活再建支援法

a 目的

災害によりその生活基盤に被害を受けた者に対し，都道府県が拠出した基金によって被災者生活再建支援金を支給し，被災者の生活の安定と被災地の復興に資することを目的とする（1条）．

b 発動要件

被災者生活再建支援法は，以下の要件で発動される．
- 災害救助法施行令1条1項1号，同2号の災害が発生した市町村
- 10世帯以上の住宅で全壊被害が発生した市町村
- 100世帯以上の住宅で全壊被害が発生した都道府県

適用世帯は，①住宅が全壊した世帯（損害割合50％以上），②住宅が半壊または住宅の敷地に被害が生じ，住宅をやむを得ず解体した世帯，③災害により火砕流発生などの危険な状態が継続し，住宅に居住不能な状態が長期間継続している世帯，④住宅が半壊し，大規模な補修を行わなければ居住することが困難な世帯（大規模半壊・損害割合40％以上），⑤住宅が半壊し，相当規模の補修をしなければ居住することが困難な世帯（中規模半壊・損害割合30％以上），である（**表1**）．

基礎支援金（100万円以下），加算支援金（200万円以下）の支給がある（**表1**）．基礎支援金は上記①〜③で100万円，④で50万円，⑤では0円である．加算支援金は，上記①〜④では，住宅の再建方法が建築・購入の場合は200万円，補修では100万円，賃借では50万円であり，⑤では，住宅の再建方法が建築・購入の場合は100万円，補修では50万円，賃借では25万円である．

c 性格

以前は補助金方式であり，補助目的の適合が必要なため領収書などが必要（被災者がまず支出する）で，満額の支払いはなかった（支給する項目が限定された）．しかし，現在は見舞金方式であり，領収書などは不要で，

表1　被害認定基準

被害の程度		基礎支援金	加算支援金		
			建築・購入	補修	賃貸
全壊	①〜③	100万円	200万円	100万円	50万円
大規模半壊	④	50万円	200万円	100万円	50万円
中規模半壊	⑤	0円	100万円	50万円	25万円

被害認定基準は全部で全壊・大規模半壊・中規模半壊・半壊・準半壊・一部損壊の6つである．罹災証明書に記載される．表中の①〜⑤については本文参照．

満額支給される．

d　申請期間

基礎支援金は災害のあった日から13か月間，加算支援金は災害のあった日から37か月間である．

e　権利性

支援金の支給は，支援法人が都道府県から委託を受けて行うものである．法的性格は行政不服審査法の審査請求の対象となる行政行為であり，不利益処分行為に対しては直近行政庁である都道府県に審査請求ができる．また，行政訴訟を提起することもできる．

3　生活保護

災害時の制度ではないが，被災者が利用することがある．

a　目的

憲法25条の理念に基づき，国民の最低限度の生活を保障し，自立を助長することを目的とする（1条）．

b　適用要件

世帯単位で行い，世帯全員が，①その利用しうる資産，②能力，③その他あらゆるもの，をその最低限の生活の維持のために活用することが建前である．④扶養義務者の扶養は，生活保護法に優先する建前である．

調査を行い，世帯の収入と厚生労働大臣の定める基準で計算する最低生活費を比較して，収入が最低生活費に満たない場合は保護が適用される．

c　収入認定除外

原則として生活保護基準を上回る収入を得た場合は，生活保護の支給が減ったり，生活保護の受給そのものが停止したりする．ただし，厚生労働省事務次官通知により，災害によって損害を受けたことから臨時的に受ける補償金，保険金または見舞金のうち，当該被災保護世帯の自立更生のためにあてられる額は収入認定除外とされる．

しかし，東日本大震災では，福島県南相馬市や宮城県仙台市などで，原発事故の仮払い補償金，義援金の支給を理由とした生活保護の打ち切りが相次いだ．そこで，厚生労働省は，上記の次官通知と再度同内容の通知を発した．

d　権利性

南相馬市の打ち切り処分に対して，福島県

に対し被災3世帯が行政審査請求を行い，処分取り消しの裁決がなされた（平成23年12月21日）．

4　自治体の制度

国の制度が要件や金額の点で十分でないことから，これを補完するために自治体が条例で独自の被災者支援制度を設置している．これには，上乗せ条例（国の制度に金額的に上積みする制度）と横出し条例（適用要件を緩和する制度）がある．

5　義援金

義援金は，善意によって拠出された民間の寄付金である．阪神・淡路大震災で配分の方法・基準・時期について，さまざまな議論が行われた結果，日本赤十字社で義援金の扱いに関するガイドラインが作成され，迅速性・透明性・公平性の3原則が定められた．被災者のニーズからは，公平性より迅速性を優先して一挙に配分するべきである．

さいごに

災害対策で最も重要なのは現場である．「目の前の個々の被災者を救済するためにどうすべきか」がすべての出発点である．そのため，国にどのような権限をもたせるかとか，都市の復興のためや国の経済復興のためにどうするかが出発点ではない．阪神・淡路大震災，東日本大震災では後者の誤りを犯し，東日本大震災の後には，前者の誤りを犯そうとしている．

災害対策は，被災地で被災の状況を見て，被災者の話を聞き，課題を抽出して対策を策定し，災害が発生したときは被災者に最も近い自治体が主導して支援活動を行い，県や国が，人・もの・金でこれを後方支援することが大切である．

引用文献
1) 災害時要援護者の避難対策に関する検討会：災害時要援護者の避難支援ガイドライン〈平成18年3月〉．http://www.bousai.go.jp/taisaku/youengo/060328/pdf/hinanguide.pdf より2025年1月7日検索．
2) 山崎栄一：自然災害と被災者支援．日本評論社，2013．
3) 内閣府政策統括官（防災担当）：災害救助事務取扱要領〈令和2年5月〉．https://www.bousai.go.jp/taisaku/kyuujo/pdf/kyujojimutori1.pdf より2025年1月7日検索

参考文献
1) 津久井進ほか：「災害救助法」徹底活用．クリエイツかもがわ，2012．

Step 1-3 学習の振り返り

- 災害対策基本法について説明してみよう．
- 災害救助法について説明してみよう．
- 災害医療に関する制度について説明してみよう．
- 被災者支援制度について説明してみよう．
- 交付対策は何から考えるか，説明してみよう．

4 災害時の支援体制と医療体制

チーム医療

Step 1-4 学習目標
- 広域災害・救急医療情報システム（EMIS）について理解する．
- 災害拠点病院について理解する．
- 被災地で活動するさまざまな医療チームについて理解する．

　災害が発生すると，官民を問わず国内外のネットワークを通じて多くの組織・チームが被災地に集結する．一般的には，災害が発生すると市町村長や都道府県知事が本部長となり，緊急災害対策本部が設置される．それに続き被災地の自治体から，自衛隊をはじめとしたさまざまな支援団体や医療チームへ派遣要請を行う．

　また，東日本大震災や令和6年能登半島地震のような大規模災害の場合，市町村だけでは対応できず，内閣総理大臣を本部長とする緊急災害対策本部が設置された．

　本項では，災害時に被災地でどのようなシステムが発動し，組織・チームが活動するのか，その組織・チームの目的や使命は何かなどについて解説する．

災害時における医療体制

　厚生労働省の「災害医療等のあり方に関する検討会報告書」（平成23年10月）では，今後の災害医療などのあり方の方向性が検討されている．「災害拠点病院について」では，施設の耐震構造，広域災害・救急医療情報システム（emergency medical information system：EMIS）の導入と活用，水道・電気などのライフラインの維持機能，災害拠点病院の平時からの役割，病院敷地内にヘリコプターの離着陸場の確保などの必要性が記されている．

　「災害時の医療提供体制」では，災害派遣医療チーム（disaster medical assistance team：DMAT）のあり方，DMATの指揮調整機能およびロジスティック，広域医療搬送およびドクターヘリ，中長期における医療提供体制などについて，それぞれ詳細に記されている．

1 災害が発生した場合の発動システム

a 広域災害・救急医療情報システム（EMIS）

　EMISとは，災害時に都道府県を越えて災害医療情報をインターネット上で共有し，被災地域での適切な医療や救護にかかわる情報を集約し，提供するシステムである．
　1995年の阪神・淡路大震災では，災害時

4 災害時の支援体制と医療体制

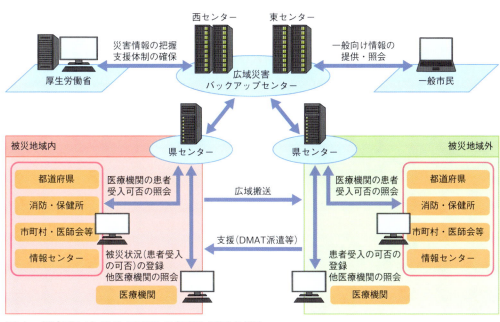

図1　災害時における EMIS の役割と運用の流れ
EMIS（広域災害救急医療情報システム）：「システム概要」より引用

の初期医療体制が十分確立していなかった．また，医療機関相互の情報発信や行政・ほかの都道府県の医療機関等への情報発信などの共有ツールがなく，被災地では電話の集中により回線が混み合うなど通信手段の問題もあった．そのため，被災地域内外の情報がわからない状況があった．その結果，各医療機関が独自に判断を迫られ医療活動を行うことを決意した経緯がある．

後日の検証によって，被災地域内の病院医師のなかで1人あたりの診療患者数（傷病者数）が少ない医師もいれば，100名以上を診察した医師もいたことが明らかになった．これらの教訓を活かすために，EMIS が構築され，2006年より厚生労働省の管轄で運用が開始された．

現在は，モバイルパソコン，携帯電話各社のデータ通信の整備・普及，多くのDMAT指定病院に衛星携帯電話が配備されるように

もなり，被災地内でもインフラに左右されずにインターネット環境を確保できるようになりつつある．災害によって都道府県のデータ管理センターが障害を受けても，バックアップができる広域災害バックアップセンターが東西2か所にあるため，災害によって損害を受け都道府県の機能が喪失したとしても，厚生労働省が都道府県や市町村，医師会や保健所，消防機関などとネットワークをつくれるようなシステムになっている．また，DMAT の活動状況も集約し，さらには一般市民向けの情報も掲載している（**図1**，**表1**）．

都道府県は，災害時に医療機関の稼働状況，医師・看護師等スタッフの状況，ライフラインの確保，医薬品等の備蓄状況等，災害医療に係る総合的な情報収集および提供を行う．このため，災害時に医療機関の状況を把握する手段であるこの EMIS 導入に努めるとともに，全病院に対して登録を促すことが

表1　広域災害・救急医療情報システム（EMIS）の特徴

EMISとは，医療機関と行政・関係機関の情報共有ツールである．	
共有する情報	病院被害情報，患者受け入れ情報，病院のキャパシティ，避難所情報，DMAT活動状況，救護班活動状況など
情報のリスト	災害時に共有が必要な情報，病院が発信すべき情報，災害時に病院マネジメントが必要な情報など

推進されている．

登録した各医療機関等においては，災害時に迅速で確実な情報の入力を行うため，EMISへ情報を入力する操作や入力すべき内容の選択などについて研修・訓練を定期的に行うことが必要となる．さらに，災害拠点病院では，通信回線が途絶えた際のEMISへの入力も考慮して，衛星回線インターネットが利用できる環境を整備することが今後の課題とされている．

b　災害拠点病院

緊急事態に24時間対応し，地震や津波，台風，噴火などの災害発生時に被災地内の重症傷病者を受け入れ，被災地に医療チームを派遣する等，地域の医療活動の中心となる機能を備えた医療機関のことを「災害拠点病院」という．

災害時にすぐに出動でき，治療や病院支援を行う医師・看護師等で構成されるDMATの多くは，災害拠点病院に配置されている．災害拠点病院には「災害拠点病院」と「基幹災害拠点病院」があり，条件によって都道府県が指定する．原則として24時間対応できる設備，ヘリコプター発着場，医薬品の備蓄，水や電気などのライフラインの確保，病院の耐震化構造などが必要な条件とされている（表2）．

2024年4月時点で，災害拠点病院は776病院が登録されており，そのうち基幹災害拠点病院は63病院となっている．災害拠点病院は，第一線の地域の医療機関を支援するものであり，地域医師会や医療関係団体と日頃から連携をとることが大切である．とくに災害拠点病院自体が被災することも想定し，近隣広場の確保や仮設救護所の場所を選定するなど，日頃から地域住民の理解を得て一緒に災害に対する取り組みを行う必要がある．

原則として，災害拠点病院は2次救急医療圏ごとに1か所，基幹災害拠点病院は都道府県ごとに1か所整備することが必要であるとされている．

c　救急現場から医療機関をつなぐメディカルコントロール

災害時には，迅速かつ適切に救急現場から医療機関へつなぐ必要がある．災害時のみならず，日頃の病院前救護活動（プレホスピタルケア）においても同様のことがいえる．

現場から医療機関に搬送されるまでの間，救急救命士等が実施する医行為について医師が指示，指導・助言・検証および再教育することによって，これらの医行為の質を保証する体制となる．これをメディカルコントロールという．傷病者の救命率の向上や，合併症の発生率の低下等の予後の向上を目的として，救急救命士を含めた救急隊員による活動の質を保証するものであり，地域の病院前医療体制の充実のための必須要件となっている．

救急現場から医療機関への質の高いつなぎを行うために，日頃からメディカルコントロール会議や地域での事例検討会が行われている．

表2　災害拠点病院と基幹災害拠点病院の条件

災害拠点病院	基幹災害拠点病院
広域2次救急医療圏の中核医療機関として，当該地域の災害拠点病院のとりまとめのほか，当該地域の災害医療体制を強化する機能を有する病院	地域災害拠点病院の機能を有するほか，都道府県内における全域の災害拠点病院の機能を強化するための訓練・研修機能を有する病院
●診療機能を有する施設が耐震化されている ●衛星携帯電話を保有し，衛星回線インターネットに接続できる環境が整備されている ●EMISへ確実に情報を入力する体制を整備している ●通常時の6割程度の発電容量を備えた自家発電機を保有し，3日分程度の燃料を備蓄している ●受水槽の保有や井戸設備の整備，優先的な給水の協定などにより水を確保している ●食料，飲料水，医薬品等を3日分程度備蓄している ●原則として病院敷地内にヘリポートがある ● DMATを保有し，DMATや医療チームを受け入れる体制がある ●救命救急センター，もしくは2次救急病院である	左記の条件に加えて ●24時間緊急対応し，災害発生時に被災地内の傷病者等の受け入れおよび搬出を行うことが可能な体制である ●災害発生時に，被災地からの傷病者の受け入れ拠点にもなる ●地域の2次救急医療機関とともに定期的な訓練を実施する ●病院機能を維持するための施設が耐震化されている ●病院敷地内にヘリポートが整備されている ●複数のDMATを保有している ●救命救急センターに指定されている ●災害医療の研修に必要な研修室を有する

被災地で活動する医療チーム

わが国において全国規模で災害医療を行う能力を有する組織は，「自衛隊」と「日本赤十字社」である．このほかに，被災地で活動するいくつかの医療チームがある．被災地で医療活動を行うという目的は一緒だが，出動形態や役割に違いがある．

1 災害派遣医療チーム（DMAT）

DMATは一般にもよく知られているが，発災から48時間以内の災害急性期に，応急治療・搬送・トリアージ等の災害医療をはじめ，被災地内の病院支援等の活動を行う訓練を受けた機動力のある医療チームをさす．
阪神・淡路大震災では，意識清明であった被災者が救出とともに急変し心停止に至った圧挫症候群の例，瓦礫等に手足を挟まれたまま迫り来る火の手に巻き込まれた例，適切な初期医療が受けられぬまま命を落とした例等も少なくなかった．従来，医療救護班は避難所の仮設診療所や巡回診療を担当し，救命の観点から見た災害医療としては十分な機能を発揮できていなかった．
DMATは，急性期に可及的早期に救出部門や救助部門と合流し，訓練を受けた医療救護班が災害現場に出向くことで，被災者の死を回避することが期待されている．DMATの派遣は被災地域の都道府県からの派遣要請に基づいて行われるが，緊急時においてはEMISを活用し，厚生労働省が各都道府県に対して派遣を要請する場合もある．
DMATには，主に大規模災害時に全国から派遣され，広域医療搬送や臨時医療拠点，病院支援，域内搬送，現場活動など多岐にわたる災害救助活動を行う厚生労働省が発足させた「日本DMAT」と，主に域内での災害時に現場医療活動を行う都道府県主体の「都道府県DMAT」がある．

表3 災害派遣医療チーム（DMAT）の役割や任務

- 被災地域内での医療情報の収集と伝達
- 被災地域内でのトリアージ，応急処置，搬送
- 被災地域内の医療機関，とくに災害拠点病院の支援・強化
- 広域搬送や臨時医療拠点（staging care unit：SCU）*における医療支援
- 広域航空搬送におけるヘリコプターや固定翼機への搭乗
- 災害現場でのメディカルコントロール

DMATは自己完結型チームである．

どちらのチームも災害急性期に活動が迅速に行えるよう，専門的な訓練を受けた医師，看護師，業務調整員（薬剤師，診療放射線技師，臨床検査技師，臨床工学技士，救急救命士，理学療法士，作業療法士，社会福祉士などのメディカルスタッフや病院事務員など）で構成されている．

派遣時は，医師1名，看護師2名，医療物資の手配を行う業務調整員1名の4名1チームで編成され，出動する．発災後48時間以内に災害現場に行き，負傷者の救出・救助，トリアージ，治療・搬送等を行う（**表3**）．

DMATの隊員になるには，DMAT指定医療機関に勤務していることが前提となる．加えて所定の研修を受講しなければならない．日本DMATは3.5日，都道府県DMATは1.5日の研修期間が必要となる．また，技能維持として5年ごとに再研修も行われる．

2 日本医師会災害医療チーム（JMAT）

JMAT（Japan Medical Association Team）は，日本医師会が被災地に派遣する災害医療チームをさす．急性期に活動するDMATが3日間程度で撤退するのと入れ替わるようにして，被災地支援活動に入る．

避難所や救護所における医療活動のほか，避難所の状況把握や改善，在宅患者や避難者の健康管理等，DMATの活動に加えて，現地の医療体制の回復や復興支援を行う中核的組織である．

実際の活動では，都道府県が派遣する医療救護班やこころのケアチーム等の医療救護チームもJMATの枠内に参入している．

JMATはDMATと同様に1チーム4名で編成され，派遣期間は3日～1週間程度となる．出動の依頼は日本医師会が各都道府県の医師会に行い，要請された都道府県医師会はJMATを結成し，日本医師会は被災地医師会に連絡して派遣するJMATの調整を行う．

3 災害派遣精神医療チーム（DPAT）

災害が発生した際には，被災者や被災地域そのものの精神保健が脅かされる．災害による心的なストレスの問題は大きく，精神保健・精神医療のニーズは高まる．そのため，被災地域の精神保健・精神医療ニーズの把握，ほかの保健医療体制との連携やマネジメント，専門性の高い精神医療の提供と精神保健活動の支援が必要となる．

このような活動を行うために都道府県や政令指定都市によって組織されるのが，災害派遣精神医療チーム（disaster psychiatric assistance team：DPAT）である．

DPATは，基本的には精神科医師，看護師，業務調整員で構成される．しかし，被災地の状況に応じて，児童精神科医師，薬剤師，保健師，精神保健福祉士や臨床心理士を含めた構成となる場合もある．

---

* SCU：一時的な治療室で，医師5名，看護師10名，業務調整員5名からなる医療チームで運営する．ヘリコプターなどでの広域航空搬送の待機拠点となり，航空機に同乗して搬送治療を行うこともある．

4 災害時健康危機管理支援チーム（DHEAT）

都道府県および政令指定都市の職員によって組織される災害時健康危機管理支援チーム（disaster health emergency assistance team：DHEAT）は，被災した地方公共団体の災害対策本部保健医療部門などの指揮調整機能（マネジメント）の応援を行う．

DHEATは，専門的な研修・訓練を受けた都道府県などの職員のなかから，医師，歯科医師，薬剤師，獣医師，保健師，臨床検査技師，管理栄養士，精神保健福祉士，環境衛生監視員，食品衛生監視員，その他の専門職および業務調整員により，現地のニーズに合わせて，1班あたり5名程度で構成されている．

5 大規模災害リハビリテーション支援関連団体協議会（JRAT）

JRAT（Japan Disaster Rehabilitation Assistance Team）は，東日本大震災をきっかけに発足した．平時から参加団体が相互に連携し，各地域において住民とともに災害に立ち向かえるように「災害リハビリテーション支援チーム」を発足させている．大規模災害の発生時には，災害弱者，新たな障害者，被災高齢者などが自立生活を再建できるよう，リハビリテーション支援を行っている．

6 災害支援ナース

災害支援ナースとは，被災地などに派遣され，地域住民の健康維持・確保に必要な看護活動を提供するとともに，看護職員の心身の負担を軽減し支えることを行う看護職員のことであり，2024年度より厚生労働省医政局が実施する災害支援ナース養成研修を修了し，同局に登録された者の総称とされている．

従来の災害支援ナースは自然災害時のみの派遣であったが，新たな災害支援ナースは自然災害時のみならず，新興感染症発生・蔓延時にも派遣される．派遣形態は，所属する医療機関との雇用関係を維持したまま，災害等発生時に都道府県から災害支援ナースの派遣要請を受けて，所属医療機関が派遣を行う．また，所属する施設のない災害支援ナースについても，地域の実情に応じて，都道府県が災害支援ナースを直接雇用する，あるいは都道府県看護協会が災害支援ナースを雇用したうえで，都道府県と都道府県看護協会が協定を締結し，派遣を行うことができるとされている．

参考文献

1) 総務省：大規模災害時の非常用通信手段のあり方に関する研究会．
https://www.soumu.go.jp/main_sosiki/kenkyu/daikibosaigai_hijyou-tsushin/index.html より2025年1月6日検索
2) 広域災害救急医療情報システム（EMIS）．
http://www.wds.emis.go.jp/ より2025年1月6日検索
3) 日本集団災害医学会：DMAT標準テキスト．改訂第2版．へるす出版，2015．
4) 酒井明子ほか編：災害看護—看護の専門知識を統合して実践につなげる—．改訂第4版．南江堂，2023．
5) 小井戸雄一ほか：多職種連携で支える災害医療．医学書院，2017．
6) 日本看護協会：災害看護．
https://www.nurse.or.jp/nursing/kikikanri/saigai/index.html より2025年1月6日検索
7) 厚生労働省健康局健康課地域保健室：災害時健康危機管理支援チームについて —DHEATとは？
https://www.mhlw.go.jp/file/05-Shingikai-10901000-Kenkoukyoku-Soumuka/0000131931.pdf より2025年1月6日検索
8) 一般社団法人 日本災害リハビリテーション支援協会．
https://www.jrat.jp/ より2025年1月6日検索

Step 1-4 学習の振り返り

- 広域災害・救急医療情報システム（EMIS）について説明してみよう．
- 災害拠点病院について説明してみよう．
- 被災地で活動するさまざまな医療チームについて説明してみよう．

5 災害サイクルと災害医療の特徴

Step 1-5 学習目標
- 災害サイクルと各期の特徴および求められる対応について理解する.
- 災害医療の対象について理解する.

災害サイクル各期の医療・看護支援

　発災から時間経過によって健康課題や問題は変わってくる．また，災害時には病院，施設，訪問看護だけでなく，新たな場（救護所，避難所，仮設住宅など）での看護活動が必要となる．

　災害サイクル（**図1**）を鑑み，施設の特性を理解し，それぞれの場に応じて必要な医療・看護を提供しなければならない（Step 3「災害各期の看護支援」参照）．

1 超急性期（発災直後～72時間程度）

　救出，救助，救命処置が必須である．外部支援者がいるわけではないため，被災地内の医療従事者が担わなければならない．災害の状況や被害の程度などに応じ，速やかに災害派遣医療チーム（DMAT）（Step 1-4「災害時の支援体制と医療体制」p.26 参照）が出動となり，生命を救うために活動を行う．

　被災地内の病院・施設などでは，災害対策本部の設置，災害体制の確立，役割分担，建物およびライフラインの被害状況の確認，避難経路の確保，避難の判断と実施，情報収集と分析評価を行う．また，患者や利用者だけではなく，在館者と職員，職員家族の安否確認を行う．さらに，被災傷病者の受け入れ体制（職員の体制と病床）を整える．

2 急性期（～1週間程度）

　救出救助された人の初期集中治療および既存患者の継続看護が必須である．最初の数日間は外傷などが多いが，徐々に内科疾患が増える時期である．継続内服薬を持参せず避難し，内服を中断している人に対し，処方外来や巡回診療などでフォローアップする必要がある．

　避難所などでの集団生活では，感染症を蔓延させないためには，避難所開設時から感染対策を行っておかなければならない．入所時に発熱や呼吸器症状などを有する避難者がいないか，受付などで観察を行い，有症状者・無症状者それぞれ感染対策上最善の場所を検討し，配置の工夫をしなければならない．

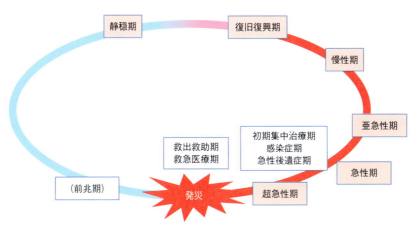

図1　災害サイクルからみた災害医療

被災した地域の人々や支援者は，精神的な動揺や慣れない環境下で不眠になったりストレスが蓄積したりしても，気力で頑張り続けてしまい疲労が蓄積していく．早期から交替で休息できる体制を整える．

3　亜急性期（～2，3週間）

外部からの支援者が持参する薬剤は，隊によっては，これまで使用していた薬品と成分や商品名が異なる薬品（一般名は同じ）や，ジェネリック製品などを用いることがある．薬剤処方された被災者に対し，服用方法を丁寧に指導し，薬剤管理などを行っていかなければならない．指示どおりに内服していても，平常時とは異なる環境でストレスなどもあるため，体調管理が重要になる．

また，避難所での感染対策や，災害関連死の予防に努めなければならない．とくに深部静脈血栓症（p.45参照）に注意し，その徴候を見逃さないことや，適度な運動を促す．

さらに，被災地エリアの医療機関の被害状況と復旧状況を把握し，地域医療体制を支援する．被災地の看護職は，自らも被災しながら患者対応を行っているため，外部からの交替人員も重要となる．

4　慢性期（数か月～数年）

避難所を出て次の生活拠点に移る，仮設住宅などへ移行する時期である．避難所での集団生活から家族単位の生活に戻る．

ここでは，避難所で助け合ってきたコミュニティを継続できるように配慮することが大切である．生活再建に忙しく奔走していた人々は，ほっとする気持ちとともに，こころが空虚になる可能性もあり，人とのかかわりが一層重要になる（Step 2-2「こころのケア」p.149参照）．

仮設住宅などでは孤立する心配があり，アルコール中毒，自殺や孤独死などを防ぐかかわりが求められる．また，災害が及ぼす健康状況の影響を調査し，健康支援活動を行っていく．

5　復旧・復興期（数年）

災害が及ぼす長期的な身体的・精神的影響などを把握し，住民の健康管理に重点を置く

時期である．生活支援と孤独予防を継続していく．

6 静穏期（災害が発生していない時期）

災害に備えるために，事業継続計画（BCP）（Step 2-1-3「情報伝達」p.112参照），マニュアル，アクションカードなどを作成し，災害への知識や技術を身に着けておく．自施設だけではなく，近隣医療機関などとネットワークを築く．

また，有事の際に生命を守るために，医療機関だけではなく，地域住民に応急処置や心肺蘇生を指導したり，地区防災活動などに携わる．

災害急性期の医療
災害医療の原則「CSCATTT」

災害急性期医療の目的は，PDD（防ぎえた災害死）を減らし，発生させないことである．医療者一人ひとりが，「災害時である」という認識をもち，意識を災害対応に切り替えることが重要である．

災害発生早期に，以下に示す医療管理としての「CSCA」を確立し，医療支援の「TTT」を行うことが，多くの生命を救う鍵となる．

CSCATTT の各項目について，**表1** および以下に示す．

C：Command and Control（指揮命令・統制）

災害時に病院内活動・病院外活動すべての場で，生命を救うための役割と機能を果たすためには，指揮命令系統を確立することが重要である．この上から下（縦系統）の指揮命令系統を"Command"と呼ぶ．

また，災害現場で複数の部署や機関が協力して活動を行うためには，全体としての統括が必要になる．この横の調整・統制を"Control"という．そのときどきの状況に応じてチーム編成や役割を引き継ぎながら，適任者が指揮をとる（Step 2-1-1「指揮命令・統制」p.102参照）．

S：Safety（安全）

災害発生時には，自身の安全，避難経路の確保，患者・家族・同僚を含む生存者の安全を確保することと，2次被害の予防に努めることが重要である．

自分を守れなければ被災者を守ることもできず，多くの犠牲を出すことになる．危険物を判断し，今後のリスクを考えて行動する（Step 2-1-2「安全」p.107参照）．

C：Communication（情報伝達）

いつ，誰（どこ）に，どのような情報を，どのような手段で伝達するかが重要になる．伝達すべき事項は，全体へ伝わる手段を選択する．とくに重要な情報は，自動的に複数回くり返すことで伝わりやすくなる（Step 2-1-3「情報伝達」p.112参照）．

災害早期に伝えるべき情報は，「METHANE」（**表2**）を用いて伝達するとわかりやすい．

A：Assessment（分析・評価）

情報が集まるたびにアセスメントをくり返し行う．すべての情報が集約されてからアセスメントしようとしても，おかれている状況が刻々と変化するため，随時アセスメントしながら意思決定していく．

一度意思決定しても情報が変化すれば対応を変えていくことを，スタッフへ伝達しておくことも大切である．「そのとき」と「今」で

表1　CSCATTTの各項目の意味とキーポイント

		意味	キーポイント
C	Command and Control	指揮命令・統制	指揮命令系統を確立し，役割を明確にする
S	Safety	安全	自分・現場・生存者の安全や，避難経路を確保する
C	Communication	情報伝達	いつ，何を，誰と，どんな手段で情報伝達するか
A	Assessment	分析・評価	得られた情報を判断し，状況を評価する
T	Triage	トリアージ	緊急度と重要度により治療優先度を決定する
T	Treatment	治療・応急処置	限られた状況で何をどこまでやるか
T	Transportation	搬送	誰から，どこに，どんな手段で搬送するか

表2　災害時に伝えるべき情報（METHANE）

M	Major incident	大事故・災害の発生（待機・宣言），発信者所属・氏名
E	Exact location	正確な場所
T	Type of incident	事故・災害の種類
H	Hazard	危険性，現状と拡大の可能性
A	Access	到達経路，進入経路
N	Number of casualties	負傷者数，重症度，種類
E	Emergency services	緊急サービス機関，現状と今後必要となるサービス

は，指示命令が変更していくことに柔軟に対応することが大切となる（Step 2-1-4「アセスメント（分析・評価）」p.121参照）．

T：Triage（トリアージ・緊急優先順位の決定）

限られた人的・物的資源の状況下で，最大多数の傷病者に最善の医療を施すために，傷病者の緊急度と重症度によって治療優先度を決めることを「トリアージ」という（Step 2-1-5「トリアージ」p.128参照）．

T：Treatment（治療・応急処置）

災害急性期には，生命の安定化処置が優先される．その時点の人的・物的な医療資源と被災者の状況を考慮し，その場で行える治療・応急処置を決定する．その際，チームの能力・資器材・後方支援の状況によって行える治療が異なる．

「ここまでの治療をこの場所で行う」と一度決めても，ライフラインや後方支援の状況によって事態が変化するため，可能な範囲で変更しながら対応していく．施設内で治療処置を行う場合には，自施設の特性・キャパシティ・他の医療機関の状況などを考えて治療することも重要である（Step 2-1-6「治療・応急処置」p.136参照）．

T：Transport（搬送）

搬送時には，どのタイミングで，どのような手段（徒歩，車，救急車，ヘリコプター，車椅子，ストレッチャーなど）で，どこに搬送するかが重要になる．圧挫症候群を疑う場合には，透析ができる医療機関へ搬送することでPDDを防げる可能性がある．搬送トリアージを行い，誰から先に運ぶかを決定していくことが必要になる（Step 2-1-7「搬送」p.144参照）．

災害急性期以降の医療活動

災害急性期以降は，避難所もしくは応急仮設住宅・在宅療養者支援，被災者のこころのケアなどが主体となり，平時の医療提供体制へ復旧・復興していくことが目的となる．災害発生時に助かった生命を災害関連死で失わないためのケアが重要である（Step 1-7「災害関連死」p.40参照）．

感染症の流行を防ぐこと，2次被害を発生させないこと，孤立死・薬物・アルコール依存などを防ぐことなど，生命と生活両側面のサポートが重要になる．

準備期（静穏期）の災害医療活動

災害医療では，平時にいかに備えておくかも重要な医療活動といえる．地域で起こりやすい災害・気象条件・地理的状況・近隣の医療機関などを考慮して，BCPの策定，マニュアルやアクションカードの作成，備蓄，教育・訓練を行っておくことが重要である．有事の際に，個々の医療者が自身の役割を自身の家族などに伝え，家族との連絡方法や合流先などを決めておくことも，災害への備えとして大切である．

災害医療では，日々の医療・看護活動で培った知識・技術を応用していく必要性があることを鑑みても，平時に自身の医療・看護力を高めておくことが，災害時の活動につながるといえる．

災害医療の対象

災害医療の対象は，「被災者」である．Dudasik[1]は，自然災害・人為的災害・特殊災害によって直接的に被害を受けた人々（1次被災者）はもちろんだが，災害の影響によって間接的に被害を受けた人（近接被災者），被災地域と強く結びつきをもち影響を受けた人（周辺被災者），被災地外から集まった人（侵入被災者）も，被災者としている．

たとえば，"風水害で家屋が浸水した人"は1次被災者となり，"浸水の影響は受けなかったが，街中の泥やにおい，ライフラインの途絶に悩まされる隣家"は近接被災者，"その地域から離れて暮らしているが縁をもつ近親者"は周辺被災者となる．また，"支援活動を行う人"は侵入被災者になりうる．

災害発生当初は，災害の映像や状況を見聞きしても特段の変化がなかった人でも，時間の経過とともに，無意識の部分でこころの負担感が現れることがある．ケアすべき内容は異なるが，被災地で身体的に負傷した人以外にも，心身に影響を及ぼすことがあることを忘れてはならない．

引用文献
1) Dudasik SW：Victimization in natural disaster. Disasters 4（3）：329-338, 1980.

| Step 1-5 学習の振り返り | ■ 災害サイクルと各期の特徴について説明してみよう．
■ 被災者に必要な医療・看護支援について，災害サイクル各期に分けて説明してみよう．
■ 災害医療の対象について説明してみよう． |

6 圧挫症候群

Step 1-6 学習目標
- 圧挫症候群の機序について理解する.
- 圧挫症候群が疑われる際の救出・救助について理解する.
- 圧挫症候群の診断と治療, 看護ケアの要点を理解する.

圧挫症候群とは

災害急性期に注意すべき病態として, 圧挫症候群があげられる（**図1**）[1].

四肢や殿部などの筋肉量の多い部分が長時間にわたり圧迫された状態にあると, 圧挫と虚血による骨格筋の損傷が起こる. この状態で救出されることによって圧迫が解除されると, 再灌流障害によって横紋筋融解からミオグロビンが体内に流れ出し, 急性腎不全や高カリウム血症によって致死性不整脈を引き起こす. また, 再灌流によって循環血液量減少性ショックや多臓器不全に陥る可能性がある. さらに筋区画内圧上昇が起こり, 血行障害や神経麻痺を引き起こすなど, 病態が急速に進行して死に至る症候群である.

自分が助け出されたことからホッとして笑顔になるため, 救助直後の死は「スマイリング・デス（smiling death）」とも呼ばれている.

救出・救助

阪神・淡路大震災時, 75％以上の人は近隣住民により救出されている[2]. また, 生き埋めや瓦礫に閉じ込められた人のうち約35％が自力脱出, 約60％が家族や友人・隣人に救出されている[3].

挟圧された時間が2〜4時間以上で圧挫症候群を疑うといわれるが, なかには1時間で発症した例もある. 圧迫されている物体の重量, 圧迫部位, 脂肪・筋肉量, 基礎代謝など, さまざまな要因がからむため, 挟圧時間だけでは判断が困難である.

日頃から市民に圧挫症候群の機序を説明し, むやみに救出しないこと, いち早く救助要請をすること, 自らの安全を確保したうえで可能であれば水分補給させる（カリウムを含まないものが望ましい）, 保温する, 元気づけることなどの対応について, 啓発しておくことが重要である.

現場で圧挫症候群が疑われる場合の対応は, 救出活動中はカリウムを含まない輸液を

6 圧挫症候群

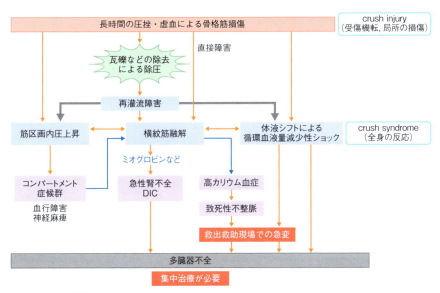

図1　圧挫症候群の機序
日本集団災害医学会監：DMAT 標準テキスト．改訂第2版，p.126，へるす出版，2015 より引用

1〜1.5L/時で輸液し，救出後即座に治療を開始する．

診断と治療

重量物に長時間挟圧された状況，患肢の運動・知覚麻痺，黒〜赤褐色尿（ポートワイン尿）が診断のポイントとなる．

症状として，高カリウム血症による心室細動からの心停止，腎臓の尿細管壊死による腎不全，意識混濁，チアノーゼなどを呈する．

治療は，体液補正と尿量200〜300mL/時を維持しながら腎保護のための大量補液を行う．加えて炭酸水素ナトリウムの投与，血液浄化療法（透析）を考慮する．そのほかグルコースインスリン療法やポリスチレンスルホン酸ナトリウムの投与なども行われる．

看護

意識レベル，バイタルサイン，尿（量，色，性状など），心電図モニター，酸素飽和度，挟圧部位の皮膚状態，血行障害の有無など注意深く観察する．意識が明瞭な場合でも，重篤なケースもあり，集中治療が必要である．また，挟圧されていた患者は生命の恐怖を感じていたことを鑑み，こころのケアも重要である．

引用文献
1) 日本集団災害医学会監：DMAT 標準テキスト．改訂第2版，へるす出版，2015．
2) 河田惠昭：大規模地震災害による人的被害の予測（阪神・淡路大震災＜特集＞）．自然災害科学 16（1）：3-13，1997．
3) 内閣府：平成29年版防災白書．第1部 第1章 第1節 1-1 国民の防災意識の向上．

Step 1-6　学習の振り返り
- 圧挫症候群の機序を説明してみよう．
- 圧挫症候群が疑われる際の救出・救助について要点を説明してみよう．
- 圧挫症候群の診断と治療，看護ケアの要点を説明してみよう．

Step 1-7 災害関連死

Step 1-7 学習目標
- 災害関連死の定義，認定の流れについて理解する．
- 災害関連死の要因とその対応について理解する．
- 災害関連死を予防するためのコミュニティの重要性について理解する．

災害関連死の定義

　災害関連死とは，「当該災害による負傷の悪化又は避難生活等における身体的負担による疾病により死亡し，災害弔慰金の支給等に関する法律（昭和48年法律第82号）に基づき災害が原因で死亡したものと認められたもの」と定義されている．災害による死亡には，外傷や圧迫，熱傷や溺水など，いわゆる災害により直接亡くなったもの（直接死）と，被災後の生活環境や慢性疾患の増悪，精神的なストレスなどが原因で亡くなったもの（間接死）とに分けられ，災害関連死は間接死に位置づけられる（**図1**）．

　災害による死者を減らすためには，いかにして医療を継続させるかが重要である．せっかく助かった命を，その後の生活環境で失ってしまうことがないよう，われわれ医療者は災害サイクルにおいてシームレスな支援活動を行っていく必要がある．

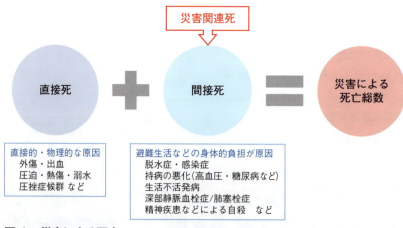

図1　災害による死亡

災害関連死の認定

被災した市町村で医師や弁護士，学識経験者らによる「災害弔慰金等支給審査委員会」が設置され，死因と災害との関連性を審査する．認定基準には全国統一のガイドラインがないため，過去の事例と照らしてそれぞれの市町村で基準を作成し対応している．認定されると，災害弔慰金の支給等に関する法律に基づき，生計を維持する人が亡くなった場合は500万円，それ以外の人が亡くなった場合は250万円が支給される（**図2**）．過去の災害関連死の認定例を**表1**に示す．

災害関連死の数は災害弔慰金が支給された人数でカウントされているため，所在が不明なケース（行方不明者）や支給対象の遺族がいないケース，あるいは認定申請をしなかったケースなどを含めると，発表されている人数よりも総数は多いことが予測される．

事例1

発災時は入所施設が被災し，ベッド付近まで浸水した．電気機器，空調設備が利用できない高温多湿の環境のなか，3日間を過ごした．避難先の施設で朝食をとった後，誤嚥による低酸素血症で救急搬送され，入院となった．その後も誤嚥性肺炎と尿路感染症を繰り返し，被災から約半年後に転院したが，状態が好転することはなく，嚥下機能など身体機能も低下し，被災から約8か月後に急性心不全により死亡した．

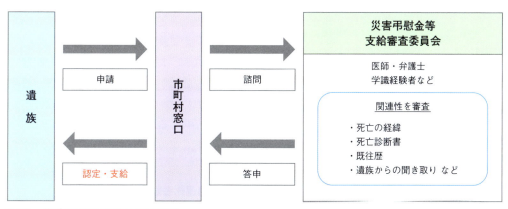

図2 災害弔慰金認定までの流れ

表1 過去の災害関連死の認定例

- 入院中に被災し，人工呼吸器が地震により外れ死亡
- 避難中の車内で，過労や強いストレスによる脳梗塞で死亡
- 地震のショックや余震への恐怖による心疾患で死亡
- 慣れない避難所生活により肺炎状態となり，入院先の病院で死亡
- 地震発生後に持病が悪化し，呼吸不全で死亡
- 過労が原因と思われる交通事故により死亡　　　　　など

死亡と災害との間に因果関係がある場合に認定される．

被災により通常受けられる介護サービスが受けられなかったことや，避難・転院などを繰り返したことによる生活環境の激変によって心身に負荷がかかり，誤嚥性肺炎や急性心不全などの症状を引き起こしたと考えられることから，死亡と災害との間に相当因果関係があると認められた．

■ 事例2

自宅が全壊の被害を受け，転倒により負傷した．車中泊をした後，受診した医療機関に2日程度滞在した．その後入院したが，退院後は他県の知人宅に避難した．その後体調が悪化し，心不全のため入院した．回復に向かったため退院したが，再度心不全で入院し，被災から約6か月後に，うっ血性心不全で死亡した．

地震のショック，余震への恐怖による身体的・精神的負担が持病の心不全などに影響し，死期を早めたと推認されることから，死亡と災害との間に相当因果関係があると認められた．

データでみる災害関連死

表2に過去のおもな災害の死者数・行方不明者数と災害関連死者数を示す．「災害関連死」という言葉が生まれるきっかけになった阪神・淡路大震災では，震災による死者の14%が災害関連死と認定されている．その後の災害でも，令和6年の能登半島地震では熊本地震を超える死者数となっている．

災害関連死の内訳としては，性別では男女に大きな有意差はない（図3）．既往歴の有無では，88.2%の人が「あり」となっており，避難生活が基礎疾患の悪化につながっていることが予測される．年代では60代以上が92.1%を占めていることや，そのうちの33.8%が1か月以内に亡くなっていることを考えると，災害急性期における要配慮者への支援がいかに重要であるかがわかる．

死因では，呼吸器系，循環器系の疾患が58.5%，急死が11.0%，自死が7.2%，感染症が5.7%となっている．また原因区分では，避難生活によるストレスが52.7%，ライフライン途絶によるストレスが14.1%となってお

表2　過去のおもな災害の死者数・行方不明者数と災害関連死者数

災害名	死者数・行方不明者数	災害関連死者数
阪神・淡路大震災（1995年）	6,432人	912人
新潟県中越地震（2004年）	68人	52人
東日本大震災（2011年）	22,318人	3,802人
熊本地震（2016年）	270人	197人
平成30年7月豪雨（2018年）（広島・岡山・愛媛3県）	259人以上	71人以上
令和6年能登半島地震（2024年）※2025年1月28日現在	515人	287人

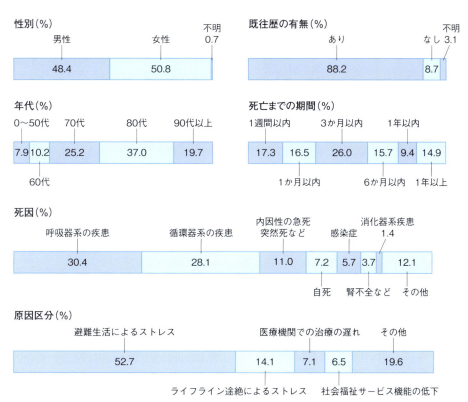

図3　災害関連死の内訳
内閣府：災害関連死事例集をもとに作成（東日本大震災と熊本地震のデータを合算）

り，ストレスが基礎疾患の増悪につながっていることが示唆されている．

災害関連死の要因とその対応

図4は災害関連死の機序である．着の身着のままで避難する突然の環境の変化は，被災者にとって恐怖や不安など大きなストレスとなる．交感神経の緊張による血液粘度の上昇，また排泄回数を減らすための水分摂取不足や活動度の低下などにより血栓が生じやすくなり，呼吸器系や循環器系疾患を引き起こす．糖尿病や高血圧症など，慢性疾患を有している人や，膠原病や指定難病など服薬アドヒアランスが不良になることにより慢性疾患の悪化も起こる．

集団生活が長引くと，体力や免疫力が低下した状態に加え，寒暖の変化やほこりなどの衛生環境が影響し，感染症を引き起こす．目に見えてわかる傷病者だけではなく，被災者の生活のなかから潜在的な問題を予測して，早期に環境調整を行うことが求められる．その他，とくに注意が必要なことは，被災によるさまざまなストレスが原因で抑うつ状態が続き，自死に至る可能性があることである．

これらは在宅避難している被災者においても同様であり，避難所支援と同時に在宅避難者への介入が重要である．また，その後の慢性期においても4割が半年以内に亡くなっ

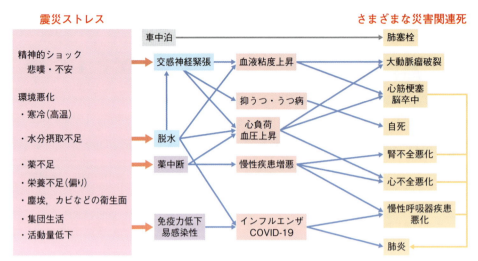

図4 災害関連死の機序
上田耕蔵：災害関連死. Basic & Practice 災害看護. p.26, Gakken, 2018を一部改変

ていることから，外部支援が終息していくフェーズで支援の網の目からこぼれた被災者がいないか，見極めながら細やかにかかわっていく必要がある．

以下に，おもな災害関連死の要因とその対応を示す．

1 脱水

夏場はとくに熱中症予防もかねて，ポスターなどを活用し，こまめな水分摂取を促す．また，トイレを我慢するために水分摂取を控えることが予測されるので，同時にトイレ環境や避難所内での動線を調整し，トイレに行きやすい環境調整を行う．尿の回数だけでなく，濃さや匂いでも尿の濃縮を判断する．

2 感染症

季節性インフルエンザや新型コロナウイルス感染症（COVID-19），ノロウイルスなど，さまざまな感染症の集団感染のリスクが高く

なる．基本は手洗いやうがいの徹底であるが，断水の場合などは十分に行えないため，擦式アルコールやウェットティッシュなどを使用し消毒することを促す．

土足使用などによる交差感染予防のために，早期からゾーニングや掃除を行い，衛生環境を整える．発熱者には疎外感を与えないように十分配慮したうえで，別室で休息してもらう．炊き出しなどの配膳・下膳も間接的に行うように担当者に説明する．状態観察は十分に行い，必要に応じて医療（病院や巡回医療）につなげる．

3 持病の悪化（高血圧・糖尿病など）

被災により定期薬がなくなってしまった人を早急に把握し，薬剤を入手できるよう調整する．錠剤の服用が困難な人もいるため，内服方法まで確認する．可能であれば，モバイルファーマシーの要請も考慮する．

栄養面では，炊き出しや差し入れによる栄養の偏り（カップ麺，パン，お菓子などの多

量摂取）が生活習慣病の悪化につながることが予測されるため，栄養士チームなどとも連携し，栄養状態の改善を図る．血圧は毎日測定することを促し，手帳に記載してもらう．

そのほか，元来罹患している疾病の悪化などに注意する．

4 生活不活発病

日中は，避難者の多くが自宅の片付けなどに出かけるため，避難所には身体の不自由な高齢者など要配慮者だけが残ることが多い．平時に行っていたデイサービスなどにも行けず，避難所で横になっている時間が長くなると，筋力の低下によりさらにADLが低下する．また，直接的なコミュニケーションの不足により，認知症の悪化やせん妄を引き起こす可能性もある．

朝夕に定期的に体操を実施したり，必要に応じてリハビリテーションチームの巡回を依頼する．体操などは，同じ避難所にいる子どもたちに前に出てもらい実施することで，場の雰囲気が明るくなり，楽しみながら行える．土日などの休日にはイベントを企画し，曜日のメリハリをつけながら生活できるように工夫することも必要である．

5 深部静脈血栓症／肺塞栓症

集団生活が困難な状況は，介護度の問題，認知症の問題，身体障害・精神障害・知的障害の問題，妊産婦の問題など，さまざまである．また地震では，余震の恐怖から建物に入ることができないなどの理由で，車中で避難生活を送る被災者もいる．車中という限られたスペースでは体動も少なくなり，深部静脈血栓症（deep venous thrombosis：DVT）を発症するリスクが高まる．

深部静脈血栓症とは，いわゆるエコノミークラス症候群である．車中泊や避難所での運動不足により静脈に血栓が生じ，その一部が血流にのって肺に流れ，肺の血管を閉塞してしまうことにより肺血栓塞栓症を発症し，生命の危険を生じる．また，ホーマンズ徴候（膝関節を伸ばした状態で足関節を背屈した際に，腓腹部に疼痛を感じる）がある場合には，歩行させてはいけない．

高リスクな人としては，高齢者，肥満者，妊婦，下肢静脈瘤の既往，経口避妊薬の使用，生活習慣病の既往などがある．予防には，①同一姿勢を避ける，②歩行や足を動かすなど運動する，③適度に水分を摂取する，ことが重要である．可能であれば最低2～3時間に1回は車外に出て歩いたり，ストレッチや運動，水分摂取を十分に行うよう促す．避難所周辺で車中泊している被災者を把握し，時間を決めて声かけを行うとよい．深部静脈血栓症が疑われる場合には，早期に医療機関を受診する必要がある．

6 自死

一般的に，被災直後はマスコミ関係者や外部支援者などがたくさん来ることによる非日常的な環境により，いわゆるハネムーン期と呼ばれる気分が高揚した状態になり，前向きに頑張ろうという気持ちが強くなる．しかし，コミュニティの変化に伴い，将来の生活が具体的にイメージされてくると，身体的な問題，経済的な問題，家族関係の問題，仕事の問題など，さまざまなストレスが要因となり，過度のアルコール依存になったり，コミュニティから孤立してしまったりし，場合によっては抑うつ状態からうつ病になり，自

死に至るケースもある．

　急性期では，急性ストレス障害（acute stress disorder：ASD）から心的外傷後ストレス障害（post traumatic stress disorder：PTSD）に移行しないかを観察する．とくに睡眠不足は思考を低下させ，不安を助長する可能性があるため，睡眠環境を整えることが重要である．巡回訪問などで被災者の話をしっかりと聞き，ニーズに応じた調整が重要になる．また，コミュニティによる見守り体制が整うよう，災害初期からコミュニティ支援を視野に入れた介入を行うことが重要である．

災害関連死とコミュニティ

1 災害支援活動における災害関連死予防

　災害関連死を防ぐ活動では，医療的な側面だけでなく社会的な側面，つまりコミュニティを再建・構築するためのアプローチが必要不可欠である．発災直後からの支援活動の全体像を図5に示す．

a 超急性期

　超急性期のフェーズでは安全確保しつつ，なるべく早期に先遣活動を行う．そして被害全容の把握とニーズの明確化を行い，保健医療福祉調整本部会議で，①情報共有，②課題抽出，③優先順位の判断，④役割分担を行う．

b 急性期

　急性期の支援活動では，早期に支援の全体像の設計図をつくり，各専門家がそれぞれの知見で明らかにした問題を肉づけしたうえで，必要な支援内容を具体化し，PDCAサイクルを持続させながら活動する．

c 慢性期，復興期

　急性期では医療的なニーズをマッチさせることが優先されるが，徐々に中長期のフェーズになるにつれ，これからの生活を具体的にイメージしていくなかで，被災者個々の社会的なつながりに目を向けた支援が必要になってくる．被災地の自立のバランスを見極めながら，サロン活動や見守りが必要な人への巡回訪問を継続しつつ，孤立を防ぎ，災害関連死を予防していく．

2 コミュニティ支援の重要性

　災害によりコミュニティはさまざまな変化をきたす（図6）．短い期間のなかで，被災者はコミュニティの再構築を繰り返すことになる．ここで重要なことは，初期からなるべく在宅・仮設住宅・避難所・帰還者を分断させないように意識することである．

　被災者の自立に伴い，支援物資やサービスなど公的な支援が縮小されてくる．それは避難所，仮設住宅，在宅など，生活の場に応じて違いがある．たとえば，仮設住宅に入居になると"自立した"とみなされ，それまで避難所で受けていた生活物資や炊き出しの支給を受けられないこともある．在宅避難者においては，瓦礫の悪臭や飛散による2次被害に不安を感じている人もいる．

　このように，場によって被災者はさまざまな思いを抱いており，お互いに誤解をまねくことがないように，全体で意思決定していくことがコミュニティ構築のポイントとなる（図7，8）．個々の事案に対する困りごとでは動きにくいことも，自治会の総意として行

7 災害関連死　47

目的：被災者の「いのちと暮らし」を守る

超急性期

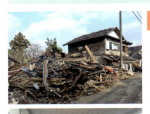
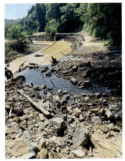
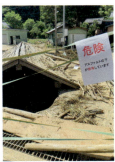

被害全容の把握
ニーズの明確化

↓

情報の共有
課題の抽出
優先順位の判断
役割分担

急性期

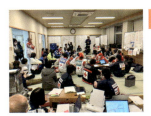
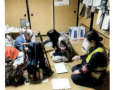
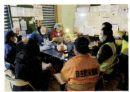
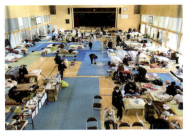

支援

PDCAサイクル
被災地域のアセスメント
活動計画の立案
資源確保と組織づくり
進捗管理と評価

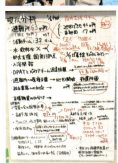

↓

**慢性期
復興期**

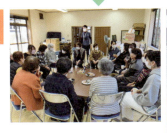

サロン活動などを通して，要配慮者の孤立を防ぐ

図5　災害支援活動の流れ

ステップ1
ステップ2
ステップ3

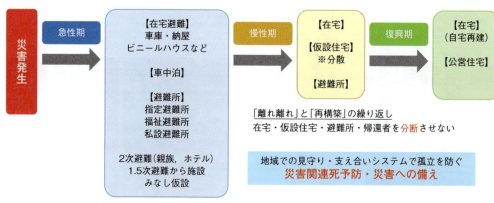

図6　変化するコミュニティ

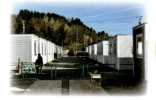
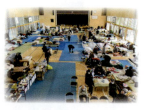
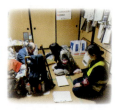

図7　コミュニティ構築のポイント

7 災害関連死

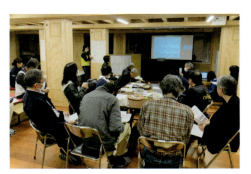

図8　地域復興会議

政に訴えれば解決しやすくなる．また，復興は地域行事の復活が原動力になるため，祭りなど地域イベントの話し合いなどを行う場づくりも必要な活動である．つらい時こそそのつながりが，後の復興期において強い地域力を生み出し，災害関連死予防や地域防災をコミュニティ全体で取り組むシステムになる．

まとめ —災害関連死を予防するポイント

- 被害の全体像把握と，避難所だけでなく，なるべく早期から在宅避難者（要配慮者）の全戸訪問を行う．
- 水分補給による脱水予防と，基礎疾患を考慮した栄養補給や服薬継続の指導を行う．
- DVT予防のための適度な運動を促す（発声させることも大切）．
- 感染症対策のための手洗いやうがいを徹底させる．
- 不安や困りごとの傾聴と，問題解決のための専門職への調整を行う．
- 困りごとの共有と，これからのまちづくりについて考えるコミュニティづくりの支援

column　社会的孤立と死亡率

　災害により自宅を失い，仮設住宅や公営住宅に生活の場が変化すると，その場所に応じたコミュニティが形成される．しかし，被災によるさまざまな不安やストレスを抱えた状態で，積極的にコミュニケーションをとっていくことが困難な人もいる．とくに高齢者や障害者などの要配慮者のなかには，「迷惑をかけたくない」という理由で，あえてかかわりをもたないようにしている人もいる．このように周囲との関係を断ち，自宅に閉じこもり孤立してしまう人が，地域の見守り支援の網の目からこぼれ，変化に気づかれることなく亡くなってしまうことだけは，絶対に避けなければならない．

　日常生活に問題のない健康な高齢者であっても，社会的な孤立と閉じこもり傾向がある人は，どちらも該当しない人とくらべて死亡率が高まることや，COVID-19感染予防のために入所者の隔離を徹底した結果，例年の3～4倍死者数が増加したことが報告されている．

　このように社会的なかかわりが健康状態に影響していることから，中長期における災害看護の役割として，サロン活動や定期的な巡回訪問による独居者への細やかな声かけや観察など，コミュニケーションネットワークの構築が重要であるといえる．

を早期から行う.

参考文献
1) 内閣府：災害関連死事例集（増補版），2023.
 https://www.bousai.go.jp/taisaku/hisaisyagyousei/pdf/jirei_r5_05_01.pdf
2) 山勢博彰：主要病態に対する救急処置と看護，圧挫症候群．系統看護学講座別巻 救急看護学．第7版，p.266, 医学書院, 2024.
3) 上田耕蔵：災害関連死．Basic & Practice 災害看護．初版（三澤寿美ほか編），p.26, Gakken, 2018.
4) 厚生労働省厚生労働科学研究事業「難治性疾患克服研究」血液凝固異常症研究班：深部静脈血栓症/肺塞栓症（いわゆるエコノミークラス症候群）について．
 https://www.mhlw.go.jp/file/06-Seisakujouhou-10600000-Daijinkanboukouseikagakuka/0000121801.pdf
5) 総務省消防庁：阪神・淡路大震災について（確定報）〈平成18年5月19日〉．
 https://www.fdma.go.jp/disaster/info/assets/post1.pdf
6) 総務省消防庁：平成23年（2011年）東北地方太平洋沖地震（東日本大震災）の被害状況（令和6年3月1日現在）〈令和6年3月8日〉．
 https://www.fdma.go.jp/disaster/info/items/higashinihontorimatome164.pdf
7) 復興庁ほか：東日本大震災における震災関連死の死者数（令和5年12月31日現在調査結果）〈令和6年3月1日〉．
 https://www.reconstruction.go.jp/topics/main-cat2/sub-cat2-6/20240301_kanrenshi.pdf
8) 総務省消防庁：平成16年（2004年）新潟県中越地震（確定報）〈平成21年10月21日〉．
 https://www.fdma.go.jp/disaster/info/assets/post335.pdf
9) 内閣府防災担当：災害関連死について．防災情報資料 No.8.
 https://www.bousai.go.jp/taisaku/kyuujo/pdf/r01kaigi/siryo8.pdf
10) 熊本県危機管理防災課：平成28（2016）年熊本地震等に係る被害状況について【第355報】，令和6年（2024年）12月13日．
 https://www.pref.kumamoto.jp/uploaded/attachment/266620.pdf
11) 内閣府：令和6年防災白書．
 https://www.bousai.go.jp/kaigirep/hakusho/r06/
12) 広島県危機管理課：平成30年7月豪雨災害による人的被害について（令和3年8月4日現在）．
 https://www.pref.hiroshima.lg.jp/uploaded/life/754805_7486194_misc.pdf
13) 倉敷市ホームページ：平成30年7月豪雨災害から復興への記録．
 https://www.city.kurashiki.okayama.jp/36569.htm
14) 消防庁対策本部：令和6年能登半島地震による被害及び消防機関等の対応状況【第116報】〈令和6年12月24日〉．
 https://www.fdma.go.jp/disaster/info/items/20240101notohanntoujishinn116.pdf
15) 東京都健康長寿医療センター：高齢期の社会的孤立と閉じこもり傾向による死亡リスク約2倍．プレスリリース資料, 2018.
 https://www.tmghig.jp/research/release/cms_upload/52eb95d594147c2beea2b8e989c04080_3.pdf

URL は 2025 年 1 月 16 日検索

Step 1-7 学習の振り返り

- 災害関連死にはどのような死因と原因があるか，説明してみよう．
- 避難所で集団生活をしている避難者や在宅避難者への対策について，説明してみよう．
- 災害関連死を予防するためのコミュニティの役割について，説明してみよう．

8 寒冷環境，暑熱環境

Step 1-8 学習目標
- 災害時，寒冷環境や暑熱環境の影響を受けやすい日本の特徴を理解する．
- 寒冷環境下で発生しやすい健康障害とその要因・予防法を理解する．
- 暑熱環境下で発生しやすい健康障害とその要因・予防法を理解する．

日本の国土は南北に長く，多くの地域は温帯気候であるが，北は亜寒帯，南は亜熱帯に属する．そのため，冬季や夏季に災害が発生した場合，寒冷環境や暑熱環境は不可避である．また，災害時は停電や断水などにより，寒冷環境・暑熱環境にさらされるリスクが高まる．寒冷環境や暑熱環境といった環境障害は，私たちの生命に直接的または間接的に影響を及ぼし，さまざまな健康障害を引き起こすため，注意が必要である．

寒冷環境

日本は62％が積雪寒冷特別地域[1]*であり，寒冷環境の影響を受けやすい地理的特徴がある．また，気温が10℃ある場合でも，日射のない有風下の屋外では氷点下の室内と同等の熱放散の増大が見込まれ，寒冷環境となる[2]．そのため，積雪寒冷特別地域（図1）[3]以外の地域でも，寒冷環境による健康障害のリスクがある．

1 寒冷環境下で発生しやすい健康障害

人体が寒冷環境におかれると，体温が低下しないように末梢血管の収縮や寒冷ふるえなどの体温調節反応が起こり，それに付随してさまざまな生理的・心理的負担が生じる（末梢血管の収縮による血圧の上昇，排尿回数の増加による脱水の進行，身体末梢部の血液循環の阻害など）[4]．また，災害時はライフラインの途絶や燃料の不足により，無暖房の避難生活となるため，身体的・心理的負担から体調不良に陥りやすい．路面凍結や積雪があると，ライフラインの復旧作業の効率低下や交通障害による燃料の運搬困難が起こるため，無暖房の期間が長期化し，心身への負担はより深刻なものとなる．

このような状況から，低体温症をはじめ，冠動脈疾患（心筋梗塞，狭心症）や脳卒中，肺炎などの発症および慢性疾患の急性増悪が起こる．また，寒冷環境下では室温の低下を防ぐために窓を開けての換気が不十分になることから，季節性感染症（インフルエンザ，ウイルス性腸炎など）の感染拡大が起こりや

---

* 積雪寒冷特別地域：2月の積雪の深さの最大値の累年平均が50cm以上の地域または1月の平均気温の累年平均が0℃以下の地域のこと（積雪寒冷特別地域における道路交通の確保に関する特別措置法施行令第1条）．

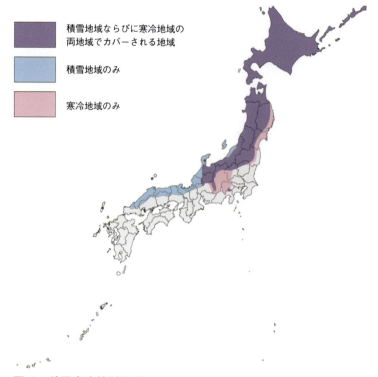

図 1　積雪寒冷特別地域
国土交通省：積雪寒冷特別地域略図．積雪寒冷特別地域における道路交通の確保について．2009 をもとに作成．

すい．閉め切った空間で石油ストーブや発電機を使用したり，積雪地域で車中泊をする場合は，一酸化炭素中毒のリスクがある．寒冷環境で発生しやすい健康障害とその要因を**表1**に示す．

a　低体温症

低体温症は，冷たい表面に座る・横たわる（無暖房の避難所でのブルーシート上の生活など），水に浸かる（津波に巻き込まれる，屋外避難時に雨や雪で濡れるなど），風にあたる（屋外避難）ことがリスク要因となる．高齢者や乳幼児は寒さへの適応力が低いことから，低体温症のリスクが高まる．低体温症の重症度と症状を**表2**に示す[5]．

低体温症の予防には，保温する（防寒服，防寒具，毛布，エマージェンシーシート［**図2**］など），濡れたままにしない（衣類を着替える，屋外避難時は撥水性の上着や雨具を着用して雨や雪にあたらないようにする），温かくカロリーのある食事の摂取が必要である．

暑熱環境

日本では，6月の梅雨時期から夏季にかけて高温多湿となる．2024年6月から8月の平均気温は，1898年の統計開始以降，2023年と並んで最も高くなり，全国各地で35℃

表1　寒冷環境下で発生しやすい健康障害と要因（一例）

疾患	要因
低体温症	・ライフラインの途絶や燃料の枯渇により、暖房設備・暖房器具を使用できなくなる ・地震の揺れで窓ガラスや窓枠が割れ、室内に冷たい外気や雪が吹き込む ・無暖房の避難所（体育館）の冷たい床の上で避難生活を送る ・倒壊家屋に閉じ込められ、長時間、寒冷環境にさらされる ・屋外避難時、氷点下の外気温、風、雨、雪にさらされる ・防寒対策を十分にとれないまま、屋外に避難する ・津波に巻き込まれて身体が水濡れし、寒冷曝露で身体の冷えが進む ・停電で濡れた衣類や靴を乾燥させることができず、濡れた状態のままでいる ・ガソリンが枯渇し、無暖房の車内で避難生活を送る
冠動脈疾患 （心筋梗塞・狭心症） 脳卒中	・氷点下の外気温のなか、長期間、暖房のない避難生活を送る ・寒冷環境のなか、長時間の重労働を行う（除排雪作業、自宅の片づけ、復旧作業など） ・寒冷環境のなか、長時間の救助活動を行う（倒壊家屋や落雪からの救助、がれき除去など） ・屋外避難時に凍結路面や積雪で転倒し、頭部を強打する
脱水症	・寒冷環境で冷えた食事や飲料を摂取したくなくなり、水分摂取量が減少する ・寒冷曝露を避けるため、屋外の仮設トイレに行かないよう水分摂取を控える ・寒冷利尿により、排尿の回数が増加する ・寒さで喉の渇きを感じにくくなり、脱水症状に気づかない
深部静脈血栓症	・寒さに耐えるため、じっとして不用意に動かなくなる ・寒冷環境にさらされて冷たくなった食事や飲料を摂取したくなくなり、水分摂取量が減少する
一酸化炭素中毒	・車内避難や車中泊時、積雪で車の排気口が塞がれ、車内に排気ガスが充満する ・暖をとるために、換気の悪い狭い室内で石油ストーブ、カセット式ストーブ、練炭などを使用する ・ポータブル発電機を換気の悪い不適切な場所で使用する（室内、屋外の排気口近く）
季節性感染症	・室温低下を回避するために窓を開けての換気を抑え、換気状態が悪くなる ・冷たい流水による手洗いやアルコール製剤による手指消毒を躊躇し、手指衛生が不十分になる ・冬季はインフルエンザやウイルス性腸炎などの流行時期であるため、密な避難所で感染しやすい
熱傷	・地震の揺れで石油ストーブなどの火器が倒れ、火災が発生する ・積雪による交通障害により消防・救急車両の到着が遅れ、火災からの救助に時間がかかる

表2　低体温症の重症度と症状

重症度	体温	症状
軽度	32〜35℃	戦慄（シバリング）、錯乱、運動失調、頻呼吸、頻脈〜徐脈
中等度	28〜32℃	戦慄消失、無気力、瞳孔散大、咳嗽反射消失、洞性徐脈、不整脈・心房細動の出現
高度	28℃未満	筋硬直、昏睡、無呼吸、致死的不整脈

佐藤加代子：体温異常（発熱，低体温）．トリアージナースガイドブック2020（一般社団法人日本救急看護学会トリアージ委員会編）．p.142，へるす出版，2019 より改変

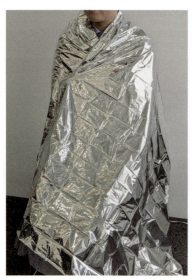

図2　エマージェンシーシート

以上の猛暑日日数が最多記録を更新した[6]．北海道の都市でも，気温30℃以上の真夏日が7月から8月で21日を占めた[7]．近年の気象状況に鑑みると，どの地域においても暑熱環境による健康障害のリスクがある．

1 暑熱環境下で発生しやすい健康障害

暑熱環境にさらされると，脱水症や熱中症などを発症しやすい．日本では，2024年5月から9月の間に熱中症で97,578人が救急搬送されており[8]，平時でも熱中症が多発している．

災害時は断水や支援物資が届かないことで飲料水が不足しやすい．また，断水でトイレを使用できない，仮設トイレの数が足りない，トイレが汚いなどの理由でトイレに行かないように水分摂取を控えるため，脱水症のリスクが高まる．この脱水症に加えて，停電でエアコンや扇風機を使用できずに強い暑熱曝露を受けることや，過酷な避難生活による食欲低下や睡眠不足，疲労蓄積などにより，熱中症のリスクが高まる．脱水症がある場合は血栓ができやすくなるため，深部静脈血栓症や脳梗塞，心筋梗塞などのリスクが高まる．このほか，暑熱環境では食中毒が発生しやすい．

a 脱水症

脱水症の症状は口や喉の渇き，倦怠感，立ちくらみ，皮膚・口唇の乾燥，発汗の減少，皮膚の弾力性の低下，微熱，尿量の減少，脱力，血圧低下，意識障害などである．高齢者は口渇中枢の感受性の低下により，とくに脱水になりやすいため，注意が必要である．

b 熱中症

熱中症では，暑熱曝露あるいは身体運動による体熱産生の増加を契機として，高体温を伴った全身の諸症状が引き起こされる[9]．高気温，高湿度，弱風，強い日差し，エアコンのない部屋，水分補給ができない状態，長時間の屋外作業（復旧作業）などがリスク要因となる．また，高齢や乳幼児，脱水状態，体調不良者などは熱中症のリスクが高まる．熱中症の分類・症状・治療を**表3**に示す[9]．

熱中症の予防には，こまめな水分補給，発汗が多い場合は塩分補給，避難場所の風通しをよくする，涼しい服装，電気を必要としない冷却（水で濡らしたタオルをあててうちわであおぐなど），屋外作業時は帽子などで直射日光を避けるなどの対策が必要である．

引用文献

1) 国土交通省道路局：災害時にも安定して機能する道路ネットワークのあり方，2007．
https://www.mlit.go.jp/road/ir/kihon/22/3.pdf より2025年1月8日検索
2) 澤田晋一：労働衛生分野におけるリスクマネジメント　物理的因子のリスクマネジメント（第2回）―寒冷作業環境のリスクマネジメント．産業医学ジャーナル 32（84）：31-38, 2009．
3) 国土交通省：積雪寒冷特別地域略図．積雪寒冷特別地域にお

表3 熱中症の分類・症状・治療

	重症度	症状	治療
	I度	めまい，立ちくらみ，生あくび，大量の発汗，筋肉痛，筋肉の硬直（こむら返り），意識障害を認めない	通常は現場で対応可能 → Passive Cooling，不十分なら Active Cooling，経口的に水分と電解質の補給
	II度	頭痛，嘔吐，倦怠感，虚脱感，集中力や判断力の低下（JCS ≦ 1）	医療機関での診察が必要 → Passive Cooling，不十分なら Active Cooling，十分な水分と電解質の補給（経口摂取が困難な時は点滴にて）
q/IV度 表面体温40.0℃以上（もしくは皮膚に明らかな熱感あり）＋GCS≦8（もしくはJCS≧100） 【深部体温測定は不要】 ・早急に深部体温を測定して，重症度を判断 ・Active Coolingの早期開始 深部体温 39.9℃以下 → 深部体温 40.0℃以上 →	III度 (2024)	下記の3つのうちいずれかを含む ・中枢神経症状（意識障害 JCS≧2，小脳症状，けいれん発作） ・肝・腎機能障害（入院経過観察，入院加療が必要な程度の肝または腎障害） ・血液凝固異常（急性期DIC診断基準（日本救急医学会）にてDICと診断）	入院治療の上，Active Coolingを含めた集学的治療を考慮する
	IV度	深部体温40.0℃以上，かつGCS≦8	Active Coolingを含めた早急な集学的治療

日本救急医学会：熱中症診療ガイドライン2024. p.7, 2024 より引用

ける道路交通の確保について，2009.
https://www.mlit.go.jp/report/press/road01_hh_000064.html より2025年1月8日検索
4) 澤田晋一：寒冷環境下での作業に伴う健康リスクと予防方策．安衛研ニュース No.34, 2011.
https://www.jniosh.johas.go.jp/publication/mail_mag/2011/34-3-4.html より2025年1月8日検索
5) 佐藤加代子：体温異常（発熱，低体温）．トリアージナースガイドブック2020（一般社団法人日本救急看護学会トリアージ委員会編）. p.142, へるす出版，2019.
6) 日本気象協会：熱中症ゼロへ．2024年の熱中症にまつわるニュース 〜全国各地で猛暑日最多記録を更新 昨年と並ぶ「過去最も暑い夏」に〜〈2024年11月15日〉.
https://www.netsuzero.jp/news/20241115-14084.html より2025年1月8日検索
7) 気象庁：2024年の猛暑日・真夏日などの日数．2024.
https://www.data.jma.go.jp/stats/stat/202415/tem_ctg_days_202415.html より2025年1月8日検索
8) 消防庁：令和6年（5月〜9月）の熱中症による救急搬送状況〈2024年10月29日〉.
https://www.soumu.go.jp/main_content/000974432.pdf より2025年1月8日検索
9) 日本救急医学会：熱中症診療ガイドライン2024. p.7, 2024.

Step 1-8 学習の振り返り

- 災害時，寒冷環境や暑熱環境の影響を受けやすい日本の特徴について説明してみよう．
- 寒冷環境下で発生しやすい健康障害とその要因・予防法について説明してみよう．
- 暑熱環境下で発生しやすい健康障害とその要因・予防法について説明してみよう．

Step 1 9-1 とくに配慮を要する人々とその支援
対象と支援

Step 1-9-1 学習目標
- とくに配慮を要する人々（要配慮者および避難行動要支援者）とはどのような人々なのかを理解する．
- 要配慮者の備え，災害発生時の支援について理解する．

被害は個人の特性に影響を受ける

　災害から受ける被害は，災害そのものの種類や程度だけで計ることはできない．個々の人々の対処の力や状況によって，被害の有無や程度は異なることから，災害から人々を守るためには，個人の特性に着目する必要がある．

災害対策基本法における「要配慮者」の定義

　災害対策基本法において，「要配慮者」とは，「高齢者，障害者，乳幼児その他の特に配慮を要する者」と規定されている（8条2項15号）．「その他の特に配慮を要する者」として，傷病者や慢性疾患患者，妊産褥婦，外国人などが挙げられる．これらの人々の共通点は，災害発生時の避難行動やその後の避難生活において，健康，生活上のニーズが多数かつ複雑にあり，それらを自身で満たすことに困難が想定されることである．

「要配慮者」の支援は平時からなされる

　要配慮者への配慮は，個々の特性に応じて提供され，その支援は，主に避難行動と避難生活について行われる．また，これらの支援は，平時から災害発生後を通して切れ目なく行われる．「平時」に行われることとして，避難行動要支援者名簿（**表1**）の作成や個別支援計画の作成がある．「災害発生時」は，これらの備えを活用して支援を行い，要配慮者を災害から守る．

表1　避難行動要支援者名簿の記載内容

①氏名
②生年月日
③性別
④住所または居所
⑤電話番号その他の連絡先
⑥避難支援を必要とする理由
⑦その他，避難実施に際して市町村長が必要とする事項

内閣府（防災担当）：避難行動要支援者の避難行動支援に関する取組指針〈平成25年8月，令和3年5月改定〉を参考に作成

避難行動に対する支援

2011年に発生した東日本大震災では，多くの高齢者や障害者が避難できずに犠牲となった．この災害を契機として，避難行動への支援内容や方法が確立されてきた経緯がある．

要配慮者のうち，避難行動に支援を必要とする人々を「避難行動要支援者」という．避難を安全に完了することは，災害から身を守るために最初に必要なことである．避難行動に支援が必要な人々の支援は「避難行動要支援者の避難行動支援に関する取組指針」[1] に基づき提供される．避難行動のついての直接的な支援は2つあり，「避難行動要支援者名簿の作成」と「個別避難計画の作成」がそれにあたる．これらの作成について，市町村がその作成義務を担い，個々の要配慮者の特性をふまえた内容にする．次に，作成されたこれらの計画に関する情報は，利用目的を明確にし，守秘義務を遵守しつつ，避難支援者に提供される．

避難生活に対する支援
―福祉避難所について―

「福祉避難所」[2] は，災害対策基本法施行令に規定されている（20条6項5号）．対象となる人々は「高齢者，障害者，乳幼児その他の特に配慮を要する者」，つまり，要配慮者である．

福祉避難所は，市町村によって設置され，要配慮者の円滑な利用，要配慮者が相談や助言，その他の支援を受けることができる体制を整え，良好な生活環境を提供することが役割とされる．

福祉避難所には要配慮者の家族も滞在できる．ただし，特別養護老人ホーム，老人短期入所施設などの入所者については，入所施設で支援されるべきという理由から，原則として指定福祉避難所の対象者とはならない．

あらためて「要配慮者」支援を問う

「要配慮者」とは，避難行動や避難生活に配慮が必要な人々をさすが，それは，高齢者，障害者といった特性ですべての人々を網羅できるわけではない．この後，本章で取り上げている個々の特性は，あくまでも一般的な属性を扱い，例示しているに過ぎない．看護師として本質的に必要な考え方としては，すべての人々に対して個々の特性に合わせて配慮すべきであることを忘れてはならない．

引用文献
1) 内閣府（防災担当）：避難行動要支援者の避難行動支援に関する取組指針〈平成25年8月，令和3年5月改定〉．
https://www.bousai.go.jp/taisaku/hisaisyagyousei/youengosya/r3/pdf/shishin0304.pdf より2025年1月16日検索
2) 内閣府（防災担当）：福祉避難所の確保・運営ガイドライン〈平成28年4月，令和3年5月改定〉．
https://www.bousai.go.jp/taisaku/hinanjo/pdf/r3_hinanjo_guideline.pdf より2025年1月16日検索

Step 1-9-1 学習の振り返り

- 「要配慮者」とはどのような人々であるかについて説明してみよう．
- 「要配慮者」と「避難行動要支援者」の関係について説明してみよう．
- 要配慮者への支援における平時の取り組み「避難行動要支援者名簿」および「個別避難計画」の作成について説明してみよう．
- 福祉避難所について説明してみよう．

ステップ **1** 災害看護を理解するために必要な知識を学ぶ

Step 1
9-2

とくに配慮を要する人々とその支援
高齢者

Step 1-9-2
学習目標

- 高齢者の特徴から災害による高齢者への影響について理解する.
- 高齢者の避難行動について理解する.
- 高齢者の避難生活と支援について理解する.
- 認知症高齢者の避難生活と支援について理解する.

災害における高齢者

　災害時要援護者対策について，これまで国は「災害時要援護者の避難支援ガイドライン」（2006年3月）を示し，市町村にその取り組みを周知してきた．しかし，2011年の東日本大震災において，被災地全体の死者数のうち65歳以上の高齢者の死者数は約6割を占め，また障害者の死亡率は被災住民全体の死亡率の約2倍に上った.
　こうした東日本大震災の教訓をふまえ，2013年の災害対策基本法の改正により，高齢者や障害者，乳幼児などは，防災施策においてとくに配慮を要する要配慮者とされた．そして，この要配慮者のうち，災害が発生または発生するおそれがある場合に自ら避難することが困難な人で，円滑かつ迅速な避難の確保を図るためとくに支援を要する人を「避難行動要支援者」とし，市町村がその登録要件を設定し，避難支援を実施するための基礎となる名簿を作成して，情報の把握に努めることとされている[1]．

　このように，高齢者は災害時にとくに支援が必要となりうる存在であることを，心に留めておく必要がある.

高齢者の特徴と災害による高齢者への影響

　高齢者の特徴として，加齢に伴う防御力・予備力・適応力・回復力という4つの力の低下が挙げられる．そのため，高齢者は，日常的にささいなことで病気にかかりやすい，病気になると非定型的な症状や経過になる，合併症を起こしやすい，治癒に時間がかかり，慢性的な経過をたどりやすい，精神症状・意識障害・せん妄などを起こしやすい，といった状態になっている．そして，上記の4つの力はストレスやストレッサーによって脅かされやすいため，もともとこれらの力が低下している高齢者は，災害などのストレスや生活環境の変化により健康状態が悪化しやすくなる．それに加え，災害時には内服や治療の中断も起こりやすいため，さらに健康状態を悪化させる状態に陥りやすい．また，元来の性格や価値観などから，困っていても，遠慮や

表1　高齢者の特徴と災害が高齢者に与える影響

高齢者の特徴	災害が高齢者に与える影響
・加齢に伴い防御力・予備力・適応力・回復力の低下がみられる	・より顕著に，ささいなことで病気にかかりやすくなる
・病気になると非定型的な症状や経過になる ・合併症を起こしやすい ・治癒に時間がかかり，慢性的な経過をたどりやすい	・災害関連死を引き起こしやすい
・精神症状・意識障害・せん妄などを起こしやすい	・認知症やせん妄を発症しやすい
・遠慮がちで我慢強い	・困っていても訴えることがなく，健康状態や症状の悪化，活動低下を引き起こしやすい

我慢，気兼ねなどをすることから，自ら訴えることが少なく，避難所などでは活動性も低下しやすい状態に陥りやすい．

そのため，このような高齢者の特徴と災害が与える影響（**表1**）をふまえた支援が重要となってくる．

高齢者の避難行動と支援

1　高齢者の避難が遅れる原因

高齢者の避難が遅れる原因として，視力・聴力の低下のため外部との交流が減少し情報を得にくい，土地や家への愛着が深く避難行動が遅れがちになる，認知症・障害・筋力低下・関節症などの身体的な要因，被介護者を抱えている，単身・夫婦のみの世帯などの環境要因，正常性バイアス*などが挙げられる．

2　平常時からの支援

a　地域とのかかわりをもつ

非常時おいて，顔見知りによる誘導が効果的であるとされており，平常時から地域活動などを通して，お互いに見知った関係になっておくことも大切な支援といえる．

以前，地域住民の方に，災害時，大学としてどのような支援ができるかを尋ねた際，「災害時など何か起こったときでなく，普段から自治会活動にかかわって，住民のことを知っていてほしい」と言われたことがある．これはまさに，平常時から関係性を築き，地域住民の状況や要配慮者を把握することで，災害時に適切で必要な支援を行うための準備になると考える．非常時だけでなく，日常からかかわっていくことが大切になってくるのである．

b　情報収集・共有のサポート

高齢者の約3割が避難場所を知らないとされており，そのほかにも，緊張するとうまく足が運べない，狭小部で足がすくむなどがあり，迅速に避難するための情報収集・共有のあり方や体制づくりが必要となってくる．

情報収集や共有においては，近年，急速に普及した携帯電話やインターネットが有効であると考えられる．しかし，我々にとって，携帯電話の電源は常に入っており，携帯しているのが当たり前であるが，高齢者は，「もったいないから」と使用するときだけ電源を入れる，常に家に置いているなど，携帯電話を持っていても，すぐに使用できる状態でないことも少なくない．そのため支援者は，携帯

＊　正常性バイアス：災害心理学などで使用されている心理学用語の1つで，予期せぬ事態に直面したとき，「自分は大丈夫」「これくらいなら」などと，楽観的な方向に錯覚する心のメカニズム．この正常性バイアスはだれしももっているものであるが，とくに高齢者に多いとされている．

電話を使用できるかどうかの確認だけでなく，普段からどのように使用しているかを確認しておく必要もある．

c 認知症高齢者の把握

認知症高齢者は，災害により症状が悪化したり，普段は症状がみられなくても，災害をきっかけに症状が出現する可能性があることにも留意しておく必要がある．そのため，認知機能の低下により避難が困難になっていないかのスクリーニングを行うことが重要である．

日本老年看護学会では，「避難所における認知症高齢者のスクリーニング＆アセスメント」[2]を公開している．ほかにも，多くの自治体が災害時の認知症高齢者への対応や支援について公開しており，このようなツールを活用し，早期にスクリーニングを行っていくことが重要である．

高齢者の避難生活と支援

1 避難生活で起こりうる健康問題とその対策

先に述べた高齢者の特徴から，避難生活により生じる主な健康問題として，感染症（肺炎・胃腸炎・膀胱炎），慢性疾患の悪化（糖尿病，腎不全など），深部静脈血栓症（エコノミークラス症候群），生活不活発病，熱中症，偶発性低体温，便秘，心理的ストレスから生じる血圧上昇，脳卒中などの循環器疾患が挙げられる．これらの健康問題は災害関連死の原因ともなりうるため，高齢者に積極的に声をかけ，細やかな観察を行い，健康上や生活上の問題を早期に見つけ，対応していくことが大切である．

そのためには「困ったことはありませんか？」「大丈夫ですか？」などという漠然とした声かけではなく，「食事は摂れていますか？」「夜は眠れていますか？」「これまで飲んでいた薬は持ってきて飲めていますか？」などと，具体的な声かけを行っていくことが必要である．さらに，現地の保健師や看護師，ほかの地域からの支援看護師やボランティアなどと連携し，情報を共有し，継続した対応を行っていくことも重要となってくる．

2 安全な環境づくり

高齢者が安全で過ごしやすい環境づくりも重要である．具体的には，コードや床に敷く敷物は固定するなど転倒予防のための安全対策の実施，感染予防のための湿度・温度調節，高齢者が見やすい掲示物の工夫，などである．

食事においては，避難所では高齢者が摂取しにくい食事が多いため，高齢者でも摂取しやすい工夫を可能な限り行う．

排泄においては，気兼ねなく安全にトイレまで行けるような動線を確保するなど，トイレを我慢しないための工夫が必要である．とくに高齢者は，できるだけトイレに行く回数を減らそうとして水分摂取を控える傾向が強いため，注意が必要である．もともと，のどの渇きを感じにくく，水分が不足しがちな高齢者にとって，トイレに行く回数を減らそうとする行為は，脱水の危険性を高め，健康状態を悪化させる大きな要因となる．ゆえに，気兼ねなく適切に水分摂取ができるように，トイレに行きやすい環境を整えることも重要となってくるのである．

そのほか，日中の活動性を高めるため定期的にラジオ体操を行う，役割をもってもらうなど，高齢者が無理なくできることを工夫し

て行っていくことも大切である．また，日中は高齢者が避難所に残ることが多く，無力感を抱きやすいため，繰り返し話を聴き，丁寧にかかわっていくことも重要な支援の1つとなる．

3 家族への支援

家族への支援も忘れてはならない．たとえば，認知症高齢者の家族は，周囲に気を遣いながら，自身の不便な生活と介護を両立させなければならず，その負担は大変大きく，高齢者を連れて避難所を離れる例も少なくない．そのため，できるだけ家族の負担を軽減できるように支援を行うことも重要である．

4 在宅避難者への支援

発災後も引き続き自宅で生活する高齢者の避難生活にも留意していく必要がある．在宅で過ごす高齢者は，情報から取り残されやすく，支援物資が届きにくい，個別訪問などをしないと健康状態を把握しにくい，といった特徴がある．

そのため，在宅で生活している高齢者が支援から取り残されることのないように，生活や健康状態を見守る，高齢者が気軽に相談できる場所を確保する，定期的に訪問するなど，在宅で避難生活を送る高齢者への支援も重要となってくる．

認知症高齢者の避難生活と支援

1 災害による症状の変化

高齢者は環境の変化に適応するのに時間が

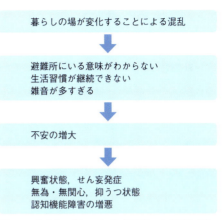

図1　生活の場の変化が認知症高齢者に与える影響

かかり，災害によって認知症が顕在化しやすい．認知症高齢者は，災害に関する自覚が乏しいため，被災リスクが高くなる．さらに，災害によって暮らしの場が変化することにより混乱を生じやすく，避難所にいる意味がわからない，生活習慣を継続できない，雑音が多すぎるなどの事由から，不安が増大し，興奮状態やせん妄を発症したり，反対に，無為・無関心，抑うつ状態になったりすることが考えられる（**図1**）．そのため，早期に対応していくことが求められる．

2 認知症高齢者への支援

まずは，先に述べたようにスクリーニングを行い，早期に対応できるように認知症高齢者を把握することが必要である．次に，避難所での生活が可能かどうか検討し，できるだけ落ち着けるように環境を整える必要がある．可能であれば，福祉避難所や施設など，個室やパーソナルスペースが確保しやすい環境を整えることができるとよい．

認知症高齢者へのかかわり方としては，平常時の看護と比べ，特別な対応は基本的には

表2　認知症と老人性うつ

	認知症	老人性うつ
症状の進行	徐々に進行する	何かのきっかけや環境変化に伴う．1か月間くらいなど比較的短い
自責の念	あまりない	強い
本人の自覚	認知機能の低下に伴い，自分の症状に無関心になることが多くなる	ある
記憶障害	軽度の記憶障害から始まって，徐々に進行する	環境変化や何らかの出来事をきっかけに発症する．数日前のことを思い出せない
質問に対する受け答え	スムーズに返答する	考え込んでしまい，時間がかかり，はっきりと回答できない場合が多い

必要ないが，環境が大きく変化していること，災害による心理的負担が大きくなっていることを念頭に置き，普段以上に丁寧にかかわっていくことが求められる．

ほかにも，認知症と混同されやすい老人性うつとの鑑別（**表2**）にも留意し，必要な治療が早期に適切に受けられるようにすることも重要である．

3　家族への支援

介護者は，被災者としてのストレスと，これまで以上に介護への負担感を抱く状況に置かれている．ねぎらいの言葉をかけたり，介護者自身の時間をつくれるようにするなど，介護負担感軽減のための工夫や支援も必要となってくる．

おわりに

誰にとっても，災害によるストレスや影響は甚大なものではあるが，とくに社会的弱者とされる高齢者への影響は計り知れない．高齢者の健康状態やこれまで培われてきた価値観や習慣は，さまざまで個別性が高い．そのため災害時であっても，高齢者の特徴や影響をふまえながら，高齢者1人ひとりに合わせ，丁寧に支援していくことが重要である．

引用文献
1) 内閣府（防災担当）：避難行動要支援者の避難行動支援に関する取組指針〈平成25年8月，令和3年5月改定〉．
https://www.bousai.go.jp/taisaku/hisaisyagyousei/youengosya/r3/pdf/shishin0304.pdf より2025年1月16日検索
2) 日本老年看護学会災害支援検討委員会：避難所における認知症高齢者のスクリーニング&アセスメント．2022．
https://www.rounenkango.com/other/pdf/scrining_asesment.pdf より2025年1月16日検索

参考文献
1) 日本老年看護学会災害支援検討委員会：災害時の高齢者支援ガイド．2022．
http://184.73.219.23/rounenkango/other/220728_guide.html より2025年1月16日検索

Step 1-9-2 学習の振り返り
- 高齢者の特徴をふまえ，災害による高齢者の影響について説明してみよう．
- 高齢者の避難行動や避難生活で必要な支援について説明してみよう．
- 認知症高齢者の避難生活で必要な支援について説明してみよう．

9-3 とくに配慮を要する人々とその支援
障害者──知的障害者・身体障害者・精神障害者

Step 1-9-3 学習目標
- 障害特性の観点から，障害者の避難行動について理解する．
- 障害特性の観点から，個々の障害者の避難生活と支援について理解する．

障害者への支援

　障害者の生活の場は，福祉施設や医療施設から地域へと移行している．障害者への支援を考えるとき，多職種によって支えられていることを考慮しなければならない．地域で暮らす障害者の生活や健康を守る支援は，医療職者ではなく，通所サービスの支援者，相談支援専門員，ホームヘルパーや生活支援員といった福祉職者，さらには福祉サービスの実施主体である市町村を中心に提供されている．家族や地域住民もまた支援に参与する．

　本項では，知的障害者，身体障害者，精神障害者の特徴をふまえながら，障害者の避難行動・避難生活の特性と支援について述べる．さらに，3障害のうち，より医療的ケアを要する精神障害者を取り上げて具体的に説明する．

知的障害者の障害特性と支援

　知的障害とは，一般に，同年齢の子どもと比べて，「認知や言語などにかかわる知的機能」の発達に遅れが認められ，「他人との意思の交換，日常生活や社会生活，安全，仕事，余暇利用などについての適応能力」も不十分であり，特別な支援や配慮が必要な状態[1]と定義されている．このような障害特性は，避難行動や避難生活にどのような影響を及ぼすであろうか．

　認知や言語に脆弱性をもっているため，災害を正確に認知するために必要な避難情報の入手，安全性を根拠に判断していくことが困難になることが予想される．それらの認知や判断は，適切な避難行動をとるという行動をも困難にする．また，避難生活では，他者に意思を伝えること，新しい環境に慣れ，順応することに困難を生じる可能性が高い．

　これらの障害特性をふまえ，その支援では，対象者が身を守るための意思決定を適切に行うこと，環境を整え，安心感を取り戻し生活できることが目標となる．支援方法としては，平易な言葉やイラストなどを用いてコミュニケーションをとり，本人の意思や思いを丁寧に確認すること，家族や平時の支援者と連携することで，その人に合った支援を行

うことができる．

身体障害者の障害特性と支援

　身体障害者とは，身体上の障害がある18歳以上の者であって，都道府県知事から身体障害者手帳の交付を受けた者と定義されている（身体障害者福祉法4条）．その障害は，上肢障害，下肢障害，視覚障害，聴覚または平衡機能の障害，音声機能，言語機能または咀嚼機能の障害，内部障害に区分されている．このうち，内部障害以外は肢体不自由を伴う障害であり，この障害特性が避難行動や避難生活にどのように影響を及ぼすかという点に注目していかなければならない．

　適切な避難行動という視点からは，災害を正確に認知するために必要な避難情報の入手，安全性を根拠に判断していくことには大きな困難は生じない可能性が高い．しかし，避難行動に必要な身体能力に脆弱性があるために，身を守る行動の遂行に困難が生じる．

　また，内部障害者は，心臓機能障害，腎臓機能障害，呼吸器機能障害など，一見すると障害が見えにくく，継続した医療的ケアが必要にもかかわらず，健康問題が生じていても見逃されてしまうリスクがある．避難生活において，看護の専門性を活かして積極的に支援に参画していく必要がある．

精神障害者の障害特性と支援

　次に，精神障害者の障害特性と支援について，障害特性をふまえた支援の根拠を示しつつ具体的に説明する．

1 精神障害者における避難行動の特性と支援

a　情報取得能力

　精神障害者の情報取得能力について，統合失調症による妄想や幻聴が顕著なときは，災害関連情報の受け取りそのものに困難が生じる．精神障害者のストレスに対する脆弱性は広く認知されているが，予期せず発生した災害によるパニック状態なども，情報の取得能力の低下をまねく．生活状況の要因としては，日々の生活での人とのかかわりが影響する．就労や福祉サービスを利用し，就労支援事業所への通所によって日常的に他者とかかわることができる状況では，災害関連情報の取得は可能である．同居の家族がいることもそれに類する．

　災害関連情報の取得能力は，その後の避難行動の決め手となるものであり，平時にインターネットなどの情報ツールを用いた災害関連情報の取得方法を確認しておくことが必要である．

b　避難の必要性の理解

　避難の必要性や避難方法については，「理解していない」場合と「理解している」場合に分けて考えていく必要がある．"理解"には，精神障害者の認知機能が強く影響する．「理解していない」場合は，災害が生じていることを，ゆっくりと落ち着いた口調で説明し，避難の必要性を認識できるように支援する必要がある．それでも難しい場合は，一緒に避難するなどして，安全確保を第一に考え，その後に説明を行う．

　一方，「理解している」場合でも，支援が必要となるときがある．避難所などの多くの

人が集まる場所では，精神障害者の不安や焦燥感が高まることが予測される．そのような場合，避難そのものの必要性を感じていても，不安や自信のなさから避難を躊躇してしまうことが懸念される．いずれの場合も，判断能力のどの部分に，どのような支障が生じているのかに着目する必要がある．

c 避難行動に必要な身体能力

精神科薬物療法の副作用が，避難行動をとるうえで必要な身体能力に与える影響については，とくに抗精神病薬の副作用である錐体外路症状の有無・程度はその影響が大きい．たとえば，前傾姿勢・振戦，小刻み歩行を起こすパーキンソニズム，筋緊張の異常により身体の一部または全部に捻転（ねじれ）を起こすジストニア，じっとしていられなくなり動き回るアカシジアなどがあり，錐体外路症状が円滑な避難行動を妨げることは明白である．

精神障害のある高齢障害者も増えている．高齢障害者の特徴として，もともとの障害に加え，高齢者の避難行動と同様の課題が含まれ，さらに避難のしづらさにつながっていくことが挙げられる．避難行動における身体能力については，万が一に備えて，誰がどこから駆けつけ避難を誘導するかを決めておかなければならない．

2 精神障害者の避難生活と支援

a 精神症状のアセスメント

一般の避難所には，発災直後から，なんらかの理由によって自宅で暮らすことが困難になった人々が集まる．身体的には負傷や汚染，精神的には戸惑いや不安・緊張，社会的には家屋の倒壊・家族の犠牲などを理由とし，いずれの場合も深刻な状況的危機であるといえ，多大な心理的負担をもたらす．

精神障害者には，本来のストレスに対する脆弱性に加えて，これらの被災による心理的負担が重なることとなる．災害時の精神障害者の精神症状のアセスメントでは，精神症状の悪化と決めつけず，まずは正常なストレス反応の現れとしてとらえ，安全・安心感をもたらすかかわりを基本とし，現実的な悩みや困りごとを一緒に解決していく姿勢でかかわる．

b 精神障害者の治療継続

災害時の大きな課題として，精神障害者の治療継続をどのように維持するかということがある．薬物療法を受けている精神障害者にとっては，通常の内服薬が不足し，服薬の中断を余儀なくされることも起こりうる．

このような状況下で，初期対応を担っているのが，専門的な技術・能力を有する災害派遣精神医療チーム（DPAT）である．DPATの支援には，避難所や在宅の精神障害者への対応として，薬の処方や医療機関への紹介なども含まれ，災害発生時の初期対応の大きな役割を担っている．

近澤ら[2]は，避難所での看護職の対応をまとめ，災害時のこころのケアの観察の視点として表1に示した項目を挙げている．精神障害者においては，従来の精神症状が再燃したり増悪したりする可能性があるため，日々の支援のかかわりのなかで，これらの症状の出現の有無・程度について観察する．

c 福祉避難所の利用

東日本大震災の際の避難所における課題としては，知的・精神障害や認知症による行動が避難所で理解されにくいことが指摘されて

表 1　精神障害者における被災後の代表的な精神症状

- 現実には起こっていないことを訴える（妄想）
- 現実にはないものが見えたり，聞こえたりする（幻覚）
- 言動にまとまりがない（思考障害）
- 考えがまとまらず，同じことを何度も繰り返し訴える（思考障害）
- 極端に人と関わろうとしない等，行動が乏しい（抑うつ）
- 憂うつな気分が続く（抑うつ）
- 何をするにしてもおっくうで，手につかない（抑うつ）
- 喜怒哀楽が少なく，感情が平坦となる（抑うつ）
- 原因がなく，漠然とした不安がある（抑うつ）
- 無表情（抑うつ）
- 不眠・食欲不振（抑うつ）
- 身体的な所見は認められないが，頭痛等の身体症状を訴える（抑うつ）
- 自殺願望がある（抑うつ）
- 落ち着かず，絶えず動き回っている（不安）
- 焦燥感が著しい（不安）
- 他者に対して攻撃的である（不安）
- 動悸，発汗等の自律神経症状がある（不安）
- 特定の事がらに執着し，確認行動を繰り返す（強迫）
- 高揚した気分が持続し，多弁・多動を呈している（躁状態）
- 他人に対して，過度に干渉する（躁状態）

注）上記の症状は，精神症状の一部です．他にも多様な症状があります．

近澤範子ほか：看護者のための災害時心のケアハンドブックⅡ　避難所での対応に困ったときに．p.11，兵庫県立大学看護学部生涯健康看護講座精神看護学，2006 より引用

いる[3]．このような課題を解決するために，福祉避難所の利用も考慮する必要がある．福祉避難所については内閣府の「福祉避難所の確保・運営ガイドライン」が提示されている（Step 3-1-4「福祉避難所」p.198 参照）．

d　在宅避難者への支援

精神障害者のなかには，集団での避難を避け，自宅にとどまり避難生活を送る人もいる．また，避難所の閉鎖に伴って自宅に戻る場合もある．自宅では，避難所と比べて災害時のさまざまなサービスが届きにくくなる．また，電気・水道・ガスといったライフラインが途絶えた自宅で生活する場合もある．

他人に気を遣うことなく生活できるということは精神的な緊張からの解放といった利点もあるが，一方で，現実的に生活の孤立であったり，ライフラインが不便といった問題がある．訪問看護を中心とした支援が，途切れることなく提供されることが必要である．

e　医療施設での避難と支援

災害の危険から患者の生命を守るという点で，精神科病棟での安全確保は一般病棟での安全確保と基本的に同じである．発災時の避難誘導は，平時の患者の認知機能や身体機能のレベルに応じて個々に対応が必要であるが，とくに隔離や拘束中の患者に対しては，第一優先として避難を行う．

また，内服薬が不足する場合，服薬中断の可能性も懸念される．医師の指示を受けながら，その状況下で選択できる最善の方法で対

応することとなる.

　必要に応じて，DPATでの受け入れといった外部支援を要請し，患者のケアを継続させる．被災病院では，人的・物的に不足が生じるため，患者のケアの質を保つために，DPATのような外部支援が不可欠となる．

引用文献
1) 文部科学省：知的障害とは. https://www.mext.go.jp/a_menu/shotou/tokubetu/mext_00803.html より2025年1月16日検索
2) 近澤範子ほか：看護者のための災害時心のケアハンドブックⅡ 避難所での対応に困ったときに. p.11, 兵庫県立大学看護学部生涯健康看護講座精神看護学, 2006.
3) 日本弁護士連合会高齢社会対策本部ほか編：災害時における高齢者・障がい者支援に関する課題. p.36, 53-56, あけび書房, 2012.

Step 1-9-3 学習の振り返り

- 障害特性が避難行動にどのように影響するか説明してみよう．
- 障害特性が避難生活にどのように影響するか説明してみよう．
- 知的障害者，身体障害者，精神障害者の支援について説明してみよう．

9-4 とくに配慮を要する人々とその支援
妊産褥婦・新生児

Step 1-9-4 学習目標
- 災害時における妊産褥婦・新生児の反応を理解する．
- 災害時における妊産褥婦・新生児への支援について理解する．

妊産褥婦・新生児の特徴と災害時に認められていた症状・思い

1 妊産褥婦・新生児の特徴

　妊娠・出産・産褥期にある女性（妊産褥婦）は，身体的・心理社会的にさまざまな変化を経験する．妊娠に伴うホルモンの変化や子宮の大きさの変化により，不快症状であるマイナートラブルが起こりやすい．医学的には問題がないとされるマイナートラブルではあるが，妊婦や褥婦にとっては苦痛であり，妊娠の受容や日常生活に影響が及ぶ．心理社会的には，親としての新たな役割の獲得や，家族の絆を築くための重要な時期である．同時に，胎児・新生児にとっては，各器官の分化・形成，成長・発達，さらに胎内環境から胎外環境に変化し適応していく時期である．
　災害は直接的な生命の危機や傷害をもたらすだけでなく，その後の生活や健康にも影響を与える．被災地の状況が刻々と変化するなかで，妊娠・分娩・産褥期や新生児期における身体的・心理社会的な変化をふまえた支援が必要である．各期における特徴を**表1**に示す．

2 災害時に認められていた身体的・精神的反応

　災害後の避難生活がストレスとなり，また，衛生環境の悪化，トイレの数の不足，水分や食事の制限，栄養バランスの偏った食生活，居住スペースの不足，水汲みや移動による身体への負担の増加，温度や環境の調整ができないなどにより，妊産褥婦の体調が悪化することがある．
　災害時に妊産褥婦および新生児にみられていた身体的・心理的反応を**表2**に示す．これらは，妊娠合併症の症状として現れている場合もあるため，注意が必要である．

3 災害時における妊産褥婦の思い

　被災した妊婦は，「お腹の中の赤ちゃんは大丈夫か」という心配や，「被災したときの自分の精神状態が子どもに影響しているかもしれない」など，子どもへの自責の念を抱え

9 とくに配慮を要する人々とその支援

表1 妊産褥婦および新生児の特徴

時期	特徴
妊婦	・ホルモンの変動および子宮の増大に伴いマイナートラブルが現れやすい ・腹部の増大や体重の増加により活動性が低下する ・喜びと不安といった両価的な感情により情緒が不安定になりやすい ・胎動の自覚により胎児への愛着が深まる ・外見からは妊婦であることがわかりにくい妊娠初期は、周囲の理解や支援が得られにくい
産婦	・規則的な陣痛が開始する ・産痛がある ・高揚感と不安・恐怖心が入り混じる
褥婦	・退行性変化(生殖器や全身状態の回復)と進行性変化(乳房の発達、母乳の生成と分泌)がある ・子どもとの触れ合いや世話を通して、母子の相互関係が深まる ・自分の生活を子どものいる生活に適応させていく
新生児	・胎外環境に適応するために、呼吸、循環、代謝、栄養、排泄、体温調整、免疫などが変化する ・心身の機能が未熟であり、抵抗力が弱く、安全な環境および適切なケアを必要とする ・養育者との相互作用を通じて情緒的な絆が深まり、基本的信頼が育まれる

表2 災害時に妊産褥婦および新生児に認められていた身体的・心理的反応

時期	症状
妊娠中	腹部の張り、腹痛、性器出血、胎動の一時的消失など
産後	悪露の増加・排出期間の延長、創痛(会陰部や帝王切開創)の増強、母乳分泌の減少や停止、乳房トラブルなど
妊娠中・産後	血圧の上昇、浮腫、腰痛、おりものの増加・陰部の瘙痒感、排尿時痛・残尿感、便秘、深部静脈血栓症など 物音や揺れに敏感になる、不眠、熟睡できない、気が滅入る、いらいらする、涙もろくなる、不安になる、食欲の低下、風邪をひきやすいなど
新生児期	脱水、皮膚の発赤や湿疹、寝ない、ぐずる、哺乳力の低下、低体温など

ていたりする．また，「育児を楽しめない」「必要以上に上の子を叱ってしまう」と訴える母親や，自身も不安や恐怖感を抱えながらも，子どもが怖い思いをしないようにと，子どもの様子を気遣い対応している母親もいる．

被災地外に避難した妊産褥婦のなかには，被災地との温度差に対する苦悩，離れている家族の心配，被災地を離れたことへの罪悪感を抱いている人もいる．さらに災害時の体験の違いによる夫婦間での感覚のずれ，夫婦や親子間の関係性の悪化，思い描いていた妊娠や分娩に対する喪失感などもみられている．

東日本大震災後には，産後うつ病を発症するリスクが平時に比べると高くなっており，より深刻な被害を受けたり，社会的に孤立していたりすると，その傾向が強くなる．

災害時における妊産褥婦・新生児への看護

1 妊産婦や母子の所在の把握および安全の確保

妊産婦や母子がどこで被災するか，発災後にどこに避難するかは，そのときの状況によってさまざまである．避難先は指定避難所

のほか，事前に指定されていない屋内外の避難所や車中で避難生活を余儀なくされる場合もある．過去には，避難所に避難した妊婦や子ども連れの家族は，スペースの狭さ，プライバシーの欠如，感染症リスク，周囲への気兼ねなどにより早々に避難所を出て，親戚や知人宅，車中などに移動している．

妊婦の場合は，自覚症状がなくても，胎児心拍の異常や破水といった胎児生命にかかわる問題が生じる可能性があり，健康状態の確認，分娩開始や正常からの逸脱の危険性に備える必要がある．そのため，避難所の巡回や全戸訪問などのアウトリーチを通じて，できるだけ早期に所在を把握し，受診につなげていく必要がある．なお，妊娠は病気ではないため申し出ることを躊躇していたり，週数が浅い場合には妊娠を自覚していない人がいることを考慮する．

妊産婦や新生児は，発災直後の劣悪な環境での避難生活やストレスにより急に体調が悪化する恐れがある．そのため，妊産婦や母子がいる場が安全・安心な場であるかどうかをアセスメントし，必要に応じて，保健師や地域の助産師などと連携し，妊産婦やその家族と相談しながら，母子福祉避難所など，より適切な場所への避難を調整していく．

2 避難の支援

妊産褥婦は機敏な動作がとりにくいため，避難行動には配慮が必要である．妊産婦や子ども連れの母子が避難する場合は，タイミングを早めに設定する必要があり，一般的には警戒レベル3の段階で避難を開始することが推奨されている．

入院中の母子を避難させる際は，新生児は母親が抱き，母子が離ればなれにならないようにしていく．母子の安全な避難のために，スリングタイプの避難用具を用いて母親の身体に児をしっかり固定し，母親の両手があくようにするとよい．また，帝王切開術直後や子どもの扱いに不慣れな褥婦の場合には，看護職が児を預かり安全に避難させる．新生児の取り違えを防ぐために，ネームバンドなどの標識を2つ以上装着していることを必ず確認する．

3 搬送への対応

大規模災害時には，多数の傷病者が発生して医療ニーズが急増する一方で，医療施設が被災し医療資源の制約を受けるため，効率的な医療活動を行うために災害医療体制がとられる．妊産褥婦や新生児の搬送先の選定や搬送手段の調整は，災害時小児周産期リエゾンが被災地における小児・妊産婦に関する情報や医療施設の被害状況を集約し，都道府県に設置される保健医療調整本部の災害医療コーディネーターと連携して行うしくみが整備されている．

搬送の準備は，CSCATTT（Command & Control, Safety, Communication, Assessment, Triage, Treatment, Transport）の原則に基づいて行う．妊産婦や新生児の搬送時には，搬送先へ提供する診療情報，感染症情報，搬送関係者間で共有する情報を整理するとともに，可能なかぎり家族に連絡し，妊産婦や新生児の状態や移動・搬送先，転送先について伝える必要がある．

4 分娩進行中の産婦への支援

分娩進行中に災害が発生した場合，すぐに生まれそうな場合は原則として分娩を終了さ

せる．地震災害で産婦が分娩台の上にいる場合は，分娩台からの転落を防ぎ，揺れがおさまり次第，分娩台から降ろし，胎児を娩出させる．胎児の娩出までに時間がある場合には，安全な場所に安全な方法で移動し，プライバシーを保つための区切ったスペースを確保し，分娩を終了させる．

医療施設外で分娩となる場合には，少なくとも2人以上のチーム（分娩介助者と外回り）をつくり，家族や周囲の協力者を得ながら分娩に必要な物品や環境を整える．分娩時には，「感染」「出血」「児の低体温」の予防と，「産婦の不安」の軽減に努める．介助者は常に寄り添い，いたわりの言葉をかけながら，分娩の進行や見通しについて説明し，必要以上の心配や不安を抱かせないようにする．出血を予防するために分娩体位やいきみ方を工夫し，胎児および胎盤が自然に娩出されるのを待つ．

児の娩出後は，低体温を予防するために身体に付着している水分を乾いた布でふき取り，バスタオルやアルミシートで包んで母親に抱っこしてもらう．災害時には，電気や水道などが使用できない場合があるため，分娩を介助する際には通常の手順にこだわらずに柔軟に対応する．

災害の被害状況を知った産婦は，周囲の状況に配慮して我が子の誕生の喜びを表出してはいけないと感じていることがある．そのため，看護職は平時と同様に，分娩を無事終えた産婦の達成感や喜びの気持ちを肯定し，祝福し，ねぎらうことが大切である．

5 入院期間が短縮する妊産婦や母子への対応

被災により医療ケアが継続できない場合や，急増する緊急患者に対応するために，入院期間を短縮せざるをえないことがある．その際には，自宅の被災状況，支援者の有無，退院後の生活を把握するとともに，相談窓口の連絡先，支援物資の入手先，避難生活上の注意点や工夫，メンタルヘルスを含め受診が必要な症状，代用品を用いた育児方法，フォローが必要な検査や処置への対応，健康診査などに関する情報を提供する．退院後の生活場所が決まらない場合は，地域の保健師や助産師と連携し，受け入れ可能な施設を探し，必要なケアが継続されるよう支援する．

6 避難生活での生活支援

災害時にはライフラインの途絶など生活環境が一変し，食事，排泄，睡眠，清潔などの基本的欲求を満たすことが困難になる．しかし，非常事態であり通常どおりにはいかないため，気持ちを切り替え，できることで対処していく．

a 環境調整

避難先では，冷暖房設備が不十分な場合がある．冬季の災害時には，身体の冷えや感冒などに罹りやすくなる．とくに体温調節機能が未熟な新生児は低体温になりやすいため，衣類や掛け物，毛布や布団，防寒シート，湯たんぽ，帽子などを利用して保温に努める．

つわり症状がある妊婦は，においに敏感であり，においで体調不良を起こすことがある．食べ物や生活臭などが誘因となるため，換気をこまめに行い，居住スペースの配置にも考慮していく．また，腹部の大きい妊婦がリラックスして休める空間や産後の母子が人目を気にせずに授乳や育児ができる空間の確保，段差による転倒の予防策を講じていく．

b 食事

避難所などで支給される食事は，パンや弁当，インスタント食品が中心となり，炭水化物や塩分が増え，野菜や繊維質が不足しがちとなる．そのため，塩分の濃いものは残す，タンパク質やビタミン類などの栄養素は缶詰や乾物・サプリメントで補う，などの工夫を妊産褥婦に伝えていく．

c 排泄

妊娠中は頻尿になりやすく，産後もまた悪露の排泄や陰部の清潔を保つために頻回にトイレに行く必要がある．手すりや身体を支えられない和式トイレは，妊産褥婦にとっては使いにくいため，取り付け式洋式便座，手すり，ナプキンや携帯ビデなどの物置場を設置するなど，トイレ環境を整えていく．

d 衛生・清潔

入浴・沐浴ができないときには部分浴や部分清拭で保清する．ウェットティッシュを使用する場合は，アルコールの有無を確認し，皮膚のかぶれに注意する．また，外陰部の清潔の保清には，携帯用ビデの使用や下着とナプキンを頻回に交換するなどの方法がある．

e 活動・休息

水や物資の運搬，配給待ちの列に長時間並ぶといった妊産婦の身体的負担となることは，周囲の人やボランティアに積極的に依頼していくようはたらきかける．

車中など狭いスペースで長時間過ごす場合は，深部静脈血栓症を予防するために，水分の摂取，屈伸運動，下肢の挙上，弾性ストッキングの着用などを促す．とくに，妊婦や帝王切開後の褥婦は発症リスクが高いため，十分な注意が必要である．

f 地域で利用できる資源と情報提供

地域で利用できる資源について情報を提供する．たとえば，避難所や救護所における妊産婦支援体制の有無，診療可能な産科医療機関の場所・搬送手段・連絡方法，宿泊支援や域外避難支援情報，支援物資の配布場所，保健センターの連絡先などの情報を，避難所の掲示板，チラシ，ラジオやテレビ，医療機関や自治体のホームページなどを通じて発信していく．

大規模災害時には，被災自治体からの要請を待たずに，被災者の命と生活環境に不可欠な物資（乳児用粉ミルクまたは液体ミルク，おむつ，生理用品を含む基本8品目など）を国が調達して緊急輸送するプッシュ型支援が行われる．これらの支援物資は，避難者として登録すれば，在宅避難や車中泊避難であっても，避難所の避難者と同様に支援拠点で受け取ることができることを伝えていく．とくに，居住地外から避難してきた妊産褥婦や来日して間もない外国籍の妊産褥婦は，必要な情報が得られずに孤立する可能性がある．そのため，生活するうえで困っていることや不安などがないかよく話を聴き，必要とする支援に関する情報を提供していく．

7 授乳への支援

災害時には，精神的ショックや飲んだり食べたりすることができなくなり，母乳分泌が停止したり，減少したりすることがある．これらの反応は一時的なものであり，適切に対処すれば母乳育児を継続することができる．そのためには，いつでも安心して母乳が与えられる環境を整えること，優先して水分や食

事を摂れるようにすること，休息がとれるようにすることが重要である．母乳育児が確立していない場合には，母乳不足を心配したり，乳房トラブルが生じたりすることがあるため，心理的なサポートおよび乳房ケアなどの身体的ケアが受けられるようにする．また支援者側は，人工乳が必要な乳幼児以外には安易に人工乳を勧めないようにする．

人工栄養や人工乳による補足が必要な場合には，清潔な水（軟水）や容器で調乳できるようにする．乳首や哺乳瓶が手に入らないときは，使い捨ての紙コップやスプーンなどを用いた方法で対応できるよう支援する．

8 妊産婦健診の受診および分娩施設の確保

災害時には，医療機関の被災や道路網の寸断など交通障害により，かかりつけ産科医療機関で妊婦健康診査の受診や，予定していた施設での分娩ができなくなることがある．妊婦の所在を把握したら，まずはかかりつけ産科医療機関での妊婦健康診査の継続や分娩が可能かどうかを確認するよう伝える．確認できない場合には，妊婦健康診査および分娩が可能な医療機関の情報および移動手段に関して情報を提供する．医療機関を受診する際には，これまでの治療やケアが継続できるように，母子健康手帳を必ず持参すること，保険証や診察券がなくても受診できることを伝える．また，母子健康手帳を紛失した場合は，各自治体で再発行が可能であることを伝える．

9 心身の健康状態およびセルフケアレベルのアセスメント

妊娠や産後の経過が正常であるか，マイナートラブルの症状の有無や程度，妊娠合併症の有無や程度，妊産褥婦がおかれている環境や生活状況，妊産褥婦が困っていること・不安なこと，自身が行っている対処方法などに関して情報を得てアセスメントし，必要なケアを提供するとともに，医師，保健師，地域の助産師，子育て支援NPO・NGOなどと連携し，必要な治療やケアが継続できるよう調整を行う．避難所や在宅避難，車中泊避難をしている妊産褥婦のアセスメントは派遣助産師が行う．在宅避難や車中泊避難をしている妊産褥婦にも，巡回診療などの情報が行き届くよう発信方法を工夫する．

また，災害直後に精神的動揺や心身の症状の多くは，大惨事において誰にでも起こりうる反応である．しかし，こうした自身の状態が理解できずにおかしくなってしまったのではないかという思いを抱える場合があるため，正常な反応であることを伝えていく．なお，症状が長期化した場合には，心的外傷後ストレス障害（PTSD）に移行することもある．そのため，健康診査などの機会を利用して，妊産褥婦のストレス反応，出産体験や母親としての自分に対する思いなどについてアセスメントし，必要な場合は専門家につなげていく．

被災した妊産褥婦が自分に起こったことを振り返り，体験を語ることは，自分の気持ちを整理し，ストレスを和らげる効果がある．とくに，体験者同士が感情を共有することは，共感を得るのに役立つ．話を聴くときには，無理に聴き出さず，その人が話せる時期に話したいことに耳を傾けていく．また，災害という特殊な状況のなかで，妊産褥婦が行っている頑張りを積極的に認め，保証していくことも大切である．

平時における災害への備え

1 看護職の備え

災害時における安全や安心を守るために，看護職は平時から具体的に備えることが重要である．備える内容には，施設の耐震・免震構造や設備の点検と整備，安全な避難経路の確保，災害時の分娩対応，受援計画を含むマニュアルの整備，各種訓練，災害時の持ち出し物品の準備，水道・電気・ガス・通信などのライフラインが途絶したときの代替策および備蓄品の準備などが含まれる．発災当初は道路網の寸断により外部支援が阻まれる可能性がある．そのため，自助の強化および被災地内の連携と協働が不可欠である．

さらに，災害時に職務につくには，自分自身と家族が備えておくことも重要である．安否確認の方法や避難先の確認，子どもや介護者がいる場合の対応を話し合っておく．

2 妊産褥婦への災害への備え教育

妊娠・出産・育児期は，その人にとっては限られた期間であるが，災害はいつでも起こりうることであり，女性や子ども，その家族にとって特別な期間であるからこそ，心構えや知識を身につけ，備えられるように支援する必要がある．備えの内容には，家の中の安全対策を講じておくこと，備蓄品を準備しておくこと，災害時の連絡先や連絡方法を調べること，避難のタイミングや避難場所を家族で確認すること，非常用持ち出し物品を準備すること，母子健康手帳に必要事項を記入し携帯すること，あるいは画像としてクラウドなどにデータを保管しておくこと，避難生活において健康を守るための情報や知識を得ておくこと，などが含まれる．

参考文献

1) 厚生労働省：災害医療コーディネーター活動要領及び災害時小児周産期リエゾン活動要領について．第11回救急・災害医療提供体制等の在り方に関する検討会，2019．
https://www.mhlw.go.jp/content/10802000/000477426.pdf より 2025年1月9日検索
2) 内閣府防災情報のページ：国の物資支援について，プッシュ型支援とは．
https://www.bousai.go.jp/taisaku/hisaisyagyousei/push.html より 2025年1月9日検索
3) 内閣府（防災担当）：避難所運営ガイドライン，平成28年4月（令和4年月改定）．
https://www.bousai.go.jp/taisaku/hinanjo/pdf/2204hinanjo_guideline.pdf より 2025年1月9日検索
4) 内閣府（防災担当）：在宅・車中泊避難者等の支援の手引き．2024．
https://www.bousai.go.jp/taisaku/shien/pdf/tebiki.pdf より 2025年1月9日検索
5) 日本産婦人科医会：分娩対応の実際．研修ノート No.107 災害時における周産期医療，2021．
https://www.jaog.or.jp/notes/note15349/ より 2025年1月9日検索
6) 坂梨京子ほか：熊本地震後の母子訪問聞き取り調査から判明した被災後の母子および妊婦の避難行動と問題点：災害時の有効な母子支援を行うために．日本助産師会機関誌 71（2）：15-18, 2017.
7) 塩野悦子ほか：東日本大震災直後の施設外出産を介助した医療従事者の体験．日本助産学会誌 30（1）：29-38, 2016.
8) 山本あい子ほか：新潟県中越大震災を体験した妊産褥婦および乳児の健康ニーズに関する縦断的研究報告書．日本看護協会 災害被災者に対する看護活動助成事業報告書，2010．
9) 山本あい子ほか：「ユビキタス社会における災害看護拠点の形成」災害時にあわてないために ―妊産褥婦さんや新生児を地域でケアする看護職の皆さまへ―．兵庫県立大学大学院看護学研究科／地域ケア開発研究所 21世紀COEプログラム，2006．
10) 佐藤喜根子：東日本大震災が母親のメンタルヘルスに与えた影響．助産雑誌 66（10）：858-863, 2012.

Step 1-9-4 学習の振り返り

- 妊産褥婦・新生児の特徴をふまえ，避難行動で必要な支援について説明してみよう．
- 妊産褥婦・新生児の避難生活で必要な支援について説明してみよう．

9-5 とくに配慮を要する人々とその支援
小児

Step 1-9-5 学習目標
- 災害による子どもへの影響について理解する．
- 災害を受けた子どもと家族への支援について理解する．
- 災害時における緊急度の把握・トリアージについて理解する．

災害による子どもへの影響とストレス

災害が起こると，日常の連続性が断たれ，生活は激変する．子どもが自身の命が危険に曝された直接的な体験，または家族や親しい人が傷ついた間接的な体験により深く傷つく．これにより，子どもは急性ストレス障害（ASD）として症状を呈する場合がある．多くは時間の経過につれて回復するが，心的外傷後ストレス障害（PTSD）となる可能性もある．

近年，避難所の環境は改善されてきたが，子どもと家族にとって快適なものとは言い難い．プライバシーの保護，発達やアレルギーに適した食物，トイレや遊び場などが十分ではない，感染症の流行などもある．さらに，災害・復興時に女性や子どもが性暴力を含むさまざまな被害にあってきた[1]．ゆえに，こうした問題が起こりにくい避難所運営を含めた環境づくりや対策が必要である．

もし，保護者が被災地での生活を再建できる見通しが立たなければ，引っ越し，子どもの転校，友人との別れ，家族の別離などを余儀なくされ，子どもと家族，地域は喪失を重ねる．また，成長過程での出来事を契機にトラウマ関連症状が顕在化する子どももいる[2]．したがって，子どもの反応が強く，日常生活に支障をきたしている，長期間に及んでいるなど，影響が大きい場合は，医療機関との連携が必要になる．

子どもと家族にとって安全で心安らげる環境が培われ，発災前の生活に近づけるよう，地域内外の関係機関との連携・対応が求められる．

1 乳幼児

乳幼児は発達段階の特徴より，平時から親など大人からの安全で快適な世話が必要であり，災害時においても然りである．

発災時，ピアジェの発達理論による感覚運動期（0～2歳くらい）の子どもは，五感を通した直接的な体験（例：「冷たかった」「息苦しかった」）から情報を得て記憶すると考えられる．前操作期（2～7歳くらい）の子どもは，自己中心的に物事を理解し（例：

「自分のせいでお母さんが死んだ」），他者の視点から物事をとらえることが難しい．この頃の子どもは体験を言葉で表すことが困難であり，嘔吐・下痢・便秘・頭痛などの身体症状，無表情，怯え，癇癪，まとわりつき，不眠，夜尿，過食・食欲不振，恐怖体験のごっこ遊びなどの反応を呈することがある．

中長期的な影響では，保育園児と保護者を対象とした縦断調査により[3]，甚大被害を受けた地域で生まれ育った子どもに行動と情緒の問題や発達の遅れがみられたこと，メンタルヘルスの問題を抱える保護者（母親）がいることが報告されている．そして，子どもへの発達促進的なかかわりや養育支援，地域の環境の改善が，子どもと保護者の問題に改善の傾向を示している．

2 学童期以降の子ども

発災時，具体的操作期（7〜12歳くらい）の子どもは，具体的に理解できることは論理的に考え，単純な価値判断に基づき物事を理解しようとする．乳幼児と同様に身体症状を呈することがあり，一人でトイレやベッドに行けなくなる，無口になる，集中力が続かず，学業不振がみられることもある．さらに，衝撃的な体験（例：遺体を見た）を繰り返して話す，徒党を組んで粗野に振る舞うなど，落ち着かない行動を示すこともある．

形式的操作期（およそ12歳以降）の子どもは，大人と同じような思考が可能で，見えない現象についても論理的に思考できるようになる．一方で，経験は限られ，感受性が高く，受けた衝撃は大きいと考えられる．生活の再建に多忙な大人の状況を慮り，自らの気持ちを抑え，明るくふるまったり，聞き分けのよい行動をしたり，逆に年齢にそぐわない幼い態度をとったりすることもある．また，友人や家族の死に直面して，自分が生き残ったことに罪悪感を覚えることがある．ほかにも，抑うつ的になり，家にこもりがちになることもある．

3 ハイリスクの子ども・治療の必要な子ども

被災者のなかには，さまざまな健康・発達レベルの子どもがいる．内部障害のある子ども（医療的ケア児，慢性疾患など），肢体不自由のある子ども，知的障害のある子ども，発達障害のある子どもなどへは，平時よりも一層の配慮が必要になる．

発災時，子ども自らが助けを求めることには困難が伴う．災害への備えにおいては，保護者にすべてゆだねるのではなく，子ども自身が有する力に応じた取り組みが求められる．

災害を受けた子どもと家族への支援

1 乳児期の子どもと家族への支援

a 子どもへの支援

ライフラインが断絶され栄養・水分不足になると，ミルクや離乳食を作ることが難しくなる．また，母親の心理的衝撃で母乳の分泌が抑制されることがある．乳幼児は体温調節機能が未熟であり，急激な温度変化の影響を受けやすく，脱水に陥りやすいため，体温，哺乳力や食欲，排泄状況に留意する．脱水を防ぐため，救援物資などの資源を工夫して活用し，水分・塩分・糖分の補給をする．

9 とくに配慮を要する人々とその支援

乳児は免疫機能が未熟であり，保清ができない環境が続くと，感染症にかかりやすくなる．また，新陳代謝が盛んで皮膚のバリア機能も脆弱であり，おむつかぶれや湿疹など皮膚トラブルが起こりやすい．清拭を毎日行うなど，皮膚が清潔に保たれるようにする．

乳児期は保護者と愛着形成を築き上げていく時期であり，保護者と離れることに不安をもつ．また，保護者の精神状態に強く影響を受けるため，保護者の心理的衝撃や戸惑いが伝わり不機嫌になることがある．保護者や子どもとかかわる大人は，抱っこや手を握るなどのスキンシップを多くとるよう意識する．

b 家族への支援

母親は授乳やおむつ交換，子どもの泣き声など，周囲に気兼ねをすることが多く，そのストレスから母乳分泌の低下，不眠，疲労につながるため，プライバシーが確保できる空間を準備する．

母乳分泌が低下した場合は，不足分を液体ミルクや粉ミルクで補う．哺乳瓶の煮沸消毒や薬液消毒ができないときは，使い捨ての紙コップで少しずつ飲ませる，容器を衛生的な水でよく洗うなど，衛生面に配慮する．また，調乳で使用する飲料水は，硬水（ミネラル分が多く含まれる水）を避けるようにする[4]．

家族も被災者であり，身体の不調や不眠，不安，神経過敏などが生じる場合がある．子どもに落ち着いて接することができるよう，保護者の心理状態を理解し，不安を少しでも軽減できるようかかわる．また，健康診断や予防接種，子育てに関する相談機関や相談窓口について情報を提供する．

2 幼児期の子どもと家族への支援

a 子どもへの支援

幼児期は，社会生活を営むうえで必要な基本的生活習慣を獲得する時期である．被災の心理的衝撃や保護者との分離で，身体症状のほか退行現象（赤ちゃん返り，夜尿，甘えなど），表情が乏しい，急に泣き出す，突然暴れるなど，普段とは異なる行動がみられることがある．これらは，安全を確保して安心感を与えることで多くは回復する．

また，子どもは感情を絵や遊びのなかで表現することがある．子どもにとって遊びは，情緒的緊張の解消や抑圧された感情の表出などを促す効果がある．遊び場を確保し，普段の様子とは異なる場合でも制止せず見守り，受け止めることが大切である．

近年，アレルギーをもつ子どもが増加傾向にある．普段とは異なる環境で生活することや被災によるストレスでアレルギー症状が出現しやすくなる．また，食物アレルギーがある場合には，救援物資の原材料に注意し，食べ物をもらっても家族に相談するよう子どもにも説明する．

b 家族への支援

保護者が心身を安定させて子どもに接することができるよう，不安に対処することが重要である．子どもへの接し方について丁寧に説明や助言を行い，生活や育児上の具体的な支援を行う．

子どもに普段とは異なる行動が現れても，それは災害時の通常の反応であり，叱らないように説明する．避難生活では，周囲が気になり子どもの行動を抑えようとしてしまう

が，逆効果となりやすい．自由に体を動かしストレスを発散できる場に移動させ，けががないよう近くで見守る．

また，アレルギーへの対応については，行政担当者に支援が受けられるよう相談することを説明する[5]．

3 学童期の子どもと家族への支援

a 子どもへの支援

学童期以降においても，災害の恐怖や不安が身体症状として出現することがある．さらに思春期は，第二次性徴などの身体発達や自我の発達が著しい時期で，被災によって心身が不安定となりやすい．話しながら感情失禁（急に泣き出す，急に怒り出す）がみられる場合があるが，無理に制止せず，プライバシーが確保できる場所を提供し，自由に気持ちが表現できるようにする．また，性暴力を防止する観点からも，子どもや女性専用の空間を確保することが必要である[1]．

保護者や周囲の大人は，子どもに「大丈夫」と伝え安心感を与えることが大切である．被災したあらゆる状況に無力感や罪悪感をもつことがあるため，負担にならない程度に役割をもたせ，人の役に立っている，みんなで頑張っている，という感覚がもてるようにする．

b 家族への支援

災害時の子どもの不安，怒り，悲しみは異常な反応ではないため，反応を受け止めるよう保護者に説明する．思春期は親子関係に変化がみられるため，被災したことによりさらに子どもとの接し方に戸惑うことがある．保護者や家族の思いを共感的に受け止め，必要な知識や情報を提供する．

c 学校の再開

学校は子どもにとって，身体的，心理的，社会的成長・発達に欠かせない場である．発災後，教職員は子どもたちの安否確認や学校再開に向けた学習環境の整備など，多くの任務がある．子どもたちの心身の健康のために一日でも早く学校を再開し，教職員が教育活動に専念できるよう，多職種が協働して，子どもたちのケアや情報共有を行う．

さらに，受験や進路選択への配慮が必要となる．希望の進路や職業を諦めざるを得ない状況となり，無気力，自暴自棄，焦り，不安から大きなストレスになる場合がある．停電や自宅の倒壊で学習環境を確保できない場合や，被災者のなかで自分が勉強することに罪悪感をもつこともあり，避難所などで学習できる空間を確保して子どもの選択を尊重できるようかかわる．また，子ども自身が悩みや学業について相談できるよう，相談機関や相談窓口の情報を提供する．

4 ハイリスクの子ども・治療の必要な子どもと家族への支援

a 子どもへの支援

子どもの健康レベルに合わせた対応が必要である．医療的ケアを必要とする子どもは，人工呼吸器や酸素吸入などの医療機器の電源，吸引や導尿のカテーテル，おむつなどの衛生材料，定期薬の確保が必要である．また重症心身障害児は，体温調節がうまくできず，急激な温度変化の影響を受けやすい．健康障害をもつ子どもは，ライフラインの断絶により状態の悪化や再発を招く可能性があるため，症状を注意深く観察する．

知的・情緒的に障害をもつ子どもは，状況の理解に時間がかかり，環境変化に対する適応が難しい．子どもの不安が嘔吐，発熱，けいれん，食欲低下などの体調不良，排泄の失敗や夜尿につながることがある．また，多動，興奮，集中力散漫，パニックなどの行動となって現れることがあるため，安全な違う場所に移動し，落ち着くまでそばにいる．無気力状態となったときには，穏やかに話しかけ，本人が好きな活動へ誘うなどして，普段の生活に近い行動を取り入れる[6]．

b 家族への支援

健康障害をもつ子どもは状態の悪化のリスクを抱え，被災によりさらに過酷な状況となる．一方，体位交換に必要な枕や経管栄養などは，救援物資では代用できない場合が多いため，避難先の環境に対する不安や，移動に人的サポートを要することから，避難に消極的な傾向がある[7]．

家族は子どものそばを離れることはできないため，自身の生活は後回しになりがちである．普段のケアサービスを受けることも困難であり，家族の負担が増大する．避難所の情報提供，空間や人的サポートの確保を行い，子どもの体調を安定させることが，家族の負担軽減につながる．

5 家族が亡くなった子どもへの支援

a 子どもへの支援

家族の喪失によって起こる子どもの反応は多様である．子どもは，死が逆戻りできないことや肉体的な生の終わり，すべての生き物はいつか死ぬことの理解が難しいが，9歳頃になると成人に近い概念になる．「自分のせいで」という罪悪感を抱きやすいため，何が起きたのか理解できる言葉で事実を伝えることが大切である．

喪失体験によるストレスで心身，行動の変化が起こりやすくなり，時間が経過してから心理的な問題が出てくることがある．子どもが表現する悲しみ，怒り，混乱，望みなどの感情はありのままに受け止める．症状が強い，あるいは長期化する場合には，受診や専門家への相談を促す．

b 家族への支援

子どもの支援には保護者への支援が重要である．保護者も家族を失い，悲しみとショックのために混乱し，十分な養育が困難な場合があるため，保護者の日常生活の支援や子どもへの接し方についてアドバイスをする[8]．

■ 災害時における緊急度の把握・トリアージ

子どもは認知発達や言語発達が未熟であるため，質問の内容や意図を正確に理解したり，自己の健康状態を適切な言葉で訴えることが難しい場合があり，緊急度の判断が困難となることがある．

また，子どもは発達段階によって身体の形態機能が異なるため，トリアージに用いられるSTART法（Step 2-1-5「トリアージ」p.128 参照）を小児に適用する際には，発達段階によっては生理学的評価の基準が当てはまらない場合がある．そのため，子どもの運動発達，バイタルサインやフィジカルイグザミネーションの正常範囲を把握するとともに，活気の低下や不機嫌，顔色が悪いといった異常の徴候を的確に観察し，重症度・緊急度を迅速に判断する能力が求められる．

さらに，子どもは身体機能の未熟さから健康状態が急激に悪化し，重篤化するリスクが高い．避難所での集団生活においては，感染やけがの予防，応急処置を適切に行うことが重要であり，健康状態の悪化や外傷が確認された場合には，迅速に重症度の判断を行い，必要な処置がすみやかに受けられるよう対応することが必要である．家族にも，子どもの普段と異なる様子に対する保護者の強い不安を受け止め，適切に対応することが重要である．

引用・参考文献
1) 東日本大震災女性支援ネットワーク：東日本大震災「災害・復興時における女性と子どもへの暴力」に関する調査報告書，2015．
http://risetogetherjp.org/wordpress/wp-content/uploads/2015/12/bouryokuchosa4.pdf より 2025年1月6日検索
2) 八木淳子：トラウマの影響を受けて育つということ―被災地研究と臨床での出会いから―．小児の精神と神経 62 (1)：13-21，2022．
3) 八木淳子ほか：東日本大震災後に誕生した子どもとその家庭への縦断的支援研究―ベースライン調査，第1回・第2回追跡調査の結果から―．精神神経学雑誌 124 (1)：36-46，2022．
4) 厚生労働省子ども家庭局母子保健課：避難所などで生活している妊産婦，乳幼児の支援のポイント．
https://www.mhlw.go.jp/content/10600000/000328676.pdf より 2025年1月6日検索
5) 日本小児アレルギー学会：災害時のこどものアレルギー疾患対応パンフレット，2017．
https://www.mhlw.go.jp/content/10600000/000331775.pdf より 2025年1月6日検索
6) 日本児童青年精神医学会：災害時の障害児への対応のための手引き，2011．
https://saigai-kokoro.ncnp.go.jp/contents/pdf/mental_info_handicapped_child.pdf より 2025年1月6日検索
7) 三上千佳子ほか：在宅で生活する医療的ケア児・者と家族の自然災害の体験に関する文献レビュー．宮城大学研究ジャーナル 3 (1)：139-146，2023．
8) 日本児童青年精神医学会 災害対策委員会：こころのケアの手引き（急性期のサポート）～被災した子どもの支援をする方々へ～，2020
https://child-adolesc.jp/wp-content/uploads/saigai_care02.pdf より 2025年1月6日検索

Step 1-9-5 学習の振り返り
- 災害による子どもへの影響とストレスについて，乳幼児・学童期に分けて説明してみよう．
- 災害を受けた子どもに必要な支援について，乳幼児・学童期に分けて説明してみよう．
- 保護者・家族に対する支援について説明してみよう．

9-6 とくに配慮を要する人々とその支援
在宅療養者

Step 1-9-6 学習目標
- 在宅療養における防災対策の必要性について理解する.
- 在宅療養者と家族への防災対策における支援について理解する.
- 在宅療養者と家族を支援する地域や関係機関の連携の必要性について理解する.

■ 在宅療養における防災対策

在宅療養者は,年齢,健康レベル,有している疾患や障害などもさまざまであり,家族背景や生活環境,地域特性などの社会環境要因によってその生活状況は多様である.近年,地域社会における課題はより複雑化・複合化しており,ヤングケアラー,ひきこもり,ひとり親世帯やセルフ・ネグレクトなど,分野横断的な対応が求められている[1].一方では,新たな時代を見据えて社会のデジタル化が図られており,保健・医療においても切れ目のない情報システムの有効活用など,DX(digital transformation)推進が構想されている[2].

在宅療養における防災対策は,今後の災害や感染危機を含めて,療養者の地域生活の安全・安心につなげる対策が求められる.

1 災害発生時に在宅療養者と家族が不安なこと

わが国では毎年のように豪雨や地震,土石流などによる災害が発生している.災害は,日常生活や日々の介護に影響を及ぼすことから,在宅療養における不安要因の1つとなっている(**表1**)[3].

在宅療養者の介護を担っている家族は,災害時の避難対応やライフラインの途絶・停止,物品の確保や地域の支援体制などへの不安を感じている.不安はある反面,情報や手助けを他者に求める行動には至っていないことも少なくない.日常生活のなかで,情報を得たり,具体的に災害発生時の対応方法を考えたりする機会が重要となる.

2 在宅療養における防災対策の必要性

在宅療養者の多くは,医療・介護サービスや社会的支援を活用しながら療養生活を送っており,これらのサービス・支援は在宅療養者の日常生活の継続において不可欠である.大規模災害発生時は,サービス事業所や関係機関の支援者も被災者となりうる.災害発生時,利用者の安否確認を行っている事業所も少なくないが,職員数が限られるため,医療依存度の高い療養者や独居・高齢者世帯など

表 1　家族介護者が災害発生時に不安なこと・心配なこと

不安なこと・心配なこと	主な内容例
①療養者の避難対応	・高齢者夫婦世帯で介護者だけでは移動できない. ・日中, 療養者と介護者のみで, 介護者だけでは移動できない. ・寝たきりで移動させることができない. ・車椅子移乗が必要だが, 移乗させることができない. ・どうやって避難したらよいか方法がわからない.
②ライフラインの途絶・停止	・医療機器の電源確保（酸素濃縮器・吸引器など）ができるか. ・介護機器の電源確保（エアマット・電動ベッドなど）ができるか. ・冷暖房が使えないことによる暑さ・寒さへの対応がわからない. ・断水, 通信網の不通, 道路の渋滞などによる支障の恐れがある.
③災害による介護への影響	・これまで行っていた介護ができない. ・療養環境の変化によって状態悪化（褥瘡の発生, 寝たきり, 認知症の悪化など）の恐れがある. ・介護者自身が不安になることから療養者の精神面に影響する恐れがある.
④必要物品の確保	・薬や経管栄養剤の調達ができるか. ・酸素ボンベの調達ができるか. ・使用している介護用品などが不足した場合に調達できるか. ・食料や飲料水が確保できるか.
⑤地域の支援体制	・災害発生時の自治体の支援体制がわからない. ・災害時に近所の人など, 助けてくれる人がいるのか.
⑥災害時の医療・介護サービスの提供体制	・災害発生時に, 医療機関で対応してもらえるのか. ・介護サービスの利用ができるのか. ・入院・入所を希望した場合に対応してもらえるのか.
⑦備えの不足	・発電機など必要物品はそろえてあるが, 使い方がわからない. ・普段の整備をしておらず, いざというときに使えない. ・必要なものを準備できていない.
⑧家族の協力を得ること	・家族が遠方に住んでいて頼れない. ・家族関係が良好ではなく災害時も家族に協力を求められず, 頼れる人がいない.
⑨家の倒壊・2次被害	・災害時に家が倒壊するのではないか. ・避難の際に家やがけが崩れる恐れがある.
⑩今後の災害に対する不安	・これからのことを考えると心配は山積みである.

高橋和子：震災時の健康被害の抑止に向けた関係機関連携による在宅療養者の防災支援モデルの開発. 科学研究費助成事業データベース, 2016.（https://kaken.nii.ac.jp/file/KAKENHI-PROJECT-23593449/23593449seika.pdf 東日本大震災の被災県において2013年度に行った家族介護者を対象とした調査の自由記載より抜粋）

のハイリスク者の対応が優先される[4]. いずれにしても, 在宅療養者とその家族は, 発災時（その瞬間）の対応を自らの判断で行うことが求められる.

在宅療養者と家族が災害発生時の状況を乗り切るためには, セルフケアができるよう平時に自助力を備えておくことが必要となる. また, 日常でのかかわりを通じた近隣住民などとの互助・共助を期待できる関係づくりが, 安全・安心な療養生活につながる.

災害サイクル各期における在宅療養者と家族への支援

東日本大震災では, 震災そのものによる死亡とともに, 震災関連死による死亡者数の多

さも注目された[5]．これまでの地震災害で発生した健康被害は，死亡のほか，現病の悪化，脳血管疾患，心疾患，肺炎などの罹患や褥瘡の発生，運動機能の低下，精神機能の低下などが報告されており[3]，災害によるストレスや環境悪化の関連が指摘されている[5]．

在宅療養者が可能な限り安定した状態で療養生活を継続するには，日々の治療管理と日常生活での援助や支援が必須であり，防災や減災に対する支援もまた災害サイクル各期において必要となる．

1 準備期（静穏期）の支援

a 医療機関における支援

災害時は，家屋の被害やライフラインの停止によって避難を余儀なくされたり，移動手段が確保できず停電や断水状態のまま被害を受けた家屋で過ごさざるを得なくなったりする状況も起こりうる．医療機関を受診できなかったり，治療・介護のための医薬品や物品が不足したりすることは，在宅療養者の疾患の症状コントロールを不良にし，健康状態の悪化をまねく．

そのため，平時において災害時の健康への影響を最小限にとどめる医療・介護の備えが必要となる．多くの場合，在宅療養の導入時期にかかわる医療職として，療養生活の指導・教育を担っているのは病院の看護師である．病院の看護師は，患者の療養環境を把握し，個別性や理解度を考慮して服薬管理や医療処置・ケアなどを患者・家族に指導するとともに，災害時の対応方法の助言を行うことで早期の備えを支援できる．

また，患者・家族に伝えるのみでなく，退院時のカンファレンスやケア会議などで，在宅療養で利用するサービス事業所の専門職に病院での指導内容を伝達したり，必要な支援を依頼したりすることによって，継続した支援につながる．

医療依存度の高い療養者などが継続して外来受診や定期入院などを行う病院では，災害発生時の受診対応について患者・家族およびケアマネジメントを担っている関係者に伝えておくことで，発生時対応の混乱を少なくできる．

b 訪問看護事業所などによる支援

在宅療養者に日々かかわる訪問看護師などの看護職は，在宅療養者の防災対策において安全を図る役割が期待される．各事業所で災害対策マニュアルやチェックリストを作成するなどして療養者宅の備えの状況を確認し，必要に応じて説明や助言（表2），災害時を想定した訓練を行う．

平時の備えや災害発生時の対応は，利用しているほかのサービス事業所の医療・福祉などの専門職とも共有し，相互に確認しておくことが望ましい．

災害対策基本法には，2013年の改正において，市町村長が高齢者，障害者などの災害時の避難にとくに配慮を要する者の名簿を作成することや，防災マップの作成などに努めることが明記された．また，2021年の改正では，個別避難計画について市町村に作成を努力義務化し，マイナンバーに紐付く情報を活用できるとした[6,7]．

在宅療養者の居宅を定期的に訪問する看護職は，療養環境の整備や，防災マップの確認によってリスク回避を支援する．避難支援においては，療養者・家族が地域からの協力を得られるよう，はたらきかけることも重要となる．

表2　在宅療養での災害の備え（在宅療養者・家族への説明内容の例）

項目	説明内容の例
①飲料水・食料の備蓄	□水は1人1日3L，最低3日分確保しておくとよい □食事は，保存できるもの，調理がいらないもの，普段も食べているもの（缶詰など）などを日頃から意識して備蓄しておく □経管栄養剤や特殊食品は，時々，在庫数や使用期限を確認しておく
②介護用品・衛生材料の備蓄	□紙オムツなどの介護用品は，少し余裕をもって購入しておく □ガーゼや衛生材料も常時在庫が切れないようにし，入手できるところをいくつか把握しておく
③医薬品の備蓄	□常用薬は，時々残数を確認し，非常時にはすぐに持ち出せるところに置いておく □常用薬がわかる一覧（お薬手帳など）を常備しておき，すぐに持ち出せるところに置いておく □災害時，常用薬が不足したときの対応を主治医に確認しておく
④停電時の備えと対応	□停電時の対策を考えておく（懐中電灯の置き場所，暑さ・寒さの対策など） □電気を必要とする医療機器・介護機器を使用している場合は，停電時の対応方法や連絡先を，サービス事業所担当者や家族などと確認しておく □不測の事態に備えて，非常時持ち出し物品を揃えて準備しておく
⑤断水時の備えと対応	□手洗い，食器洗い，歯みがき，入浴などについて，水が使えない場合に代用できる物品や方法をサービス事業所担当者や家族などと相談し，確認しておく
⑥近隣者への災害発生時の手助けの依頼	□日頃から隣近所へ避難に手助けが必要なことを伝えておく．近所に声をかけにくいときは民生委員に相談してみる □自治体や町内会で，災害時に手助けが必要な人の把握を行っている場合は活用する
⑦災害発生時の避難場所の想定	□住んでいる地域の避難場所を把握しておく □地域の避難場所への避難が難しいと想定される場合は，事前に家族やサービス事業所担当者，必要に応じて主治医などと避難場所を相談しておく □どのようなときに避難するのかも，話し合っておく
⑧災害発生時の避難経路と移動方法の確認	□家から避難場所までの移動経路と方法を，家族やサービス事業所担当者と確認しておく．人手がない場合の対応方法も考えておく □避難時，療養者が家から外に出る際に障害になるものがあれば取り除いておくか，対処方法を考えておく
⑨家屋の耐震状況の確認	□家屋の耐震状況に不安がある場合は，自治体の相談窓口に問い合わせてみる □家屋の耐震状況も考えつつ，災害時の避難場所を想定しておく
⑩家具の固定と物の落下・ガラスなどの飛散防止の工夫	□地震の際，家具が倒れる位置や窓を避けてベッド（または布団）を置く．適宜，防災グッズを活用してもよい □療養者の居室には，背の高い家具は置かないようにする

説明内容は，療養者・家族の状況を考慮し，具体的に説明する．

人工呼吸器装着といった，停電などのライフラインの停止が生命の危機にかかわる療養者の場合は，本人・家族の意向をふまえて，主治医やサービス事業所の担当者のほか，行政の保健師，消防署，電力会社などと災害発生時の対応を確認しておく．

2 災害発生時（超急性期）から亜急性期の支援

a 安否確認

災害発生時の在宅療養者の安否確認は，介護支援専門員がその役割を担うことが多いが，人工呼吸器装着患者など非常時の対応で医療的判断が必要となる場合は，医療者による早期対応が期待される．

医療依存度が高い療養者か，生活支援が主となる療養者かなど，療養者の状況に応じて医療・福祉職などで初期対応者を事前に話し合っておくことによって効率化が図れる．また，発災直後の対応は，近隣者によって行われることも想定される．個別避難計画の作成時などに，避難所への避難あるいは在宅避難か，災害時の状況を想定した療養者と家族の意向を，関係者で確認しておく必要がある．

b 在宅療養者の避難

在宅療養者は，疾患や障害によって一般の指定避難所では対応が難しいことも少なくない．

福祉避難所（Step 3-1-4「福祉避難所」p.198参照）については，市町村による対象の把握，福祉避難所として利用可能な施設の把握，福祉避難所としての指定が行われる．市町村から福祉避難所の開設に関する情報を得るとともに，災害発生時の対応は福祉サービス事業者，保健師などとの連携が必要となる．

2021年の福祉避難所の確保・運営ガイドラインの改定では，指定福祉避難所の指定を促進するとともに，事前に受入対象者を調整し，人的物的体制の整備を図ることで，要配慮者の支援を強化することを趣旨としている[8]．要配慮者の安全性の確保が重視される．

c 療養生活支援

災害急性期は，発災からおよそ1週間ごろまでとされており，急性期医療や2次災害の防止が重要となる．在宅療養者と家族は，在宅避難か自宅外避難かの判断が迫られる．いずれにしても，必要な医薬品や介護用品，生活用品が不足する環境では，療養者の状態悪化をまねく恐れがある．

人工透析など，継続した医療管理が必要な療養者では，早期に医療機関の状況を把握し，入院避難の必要性を判断する．寝たきりの療養者では，停電によりエアマットや電動ベッドが使用不可となるため，褥瘡の悪化や新たな発生のリスクが高まる．福祉用具貸与・販売の事業者に停電時の対応を確認したり，家族やヘルパーなどの福祉職と対応方法を共有しておくことが望まれる．

糖尿病患者やストーマ保有者などの特殊な医療機器・ケア用品を使用している療養者では，物品不足時の対応とともに，災害時の生活環境の変化による影響を考慮する．

亜急性期は，2～3週間ごろまでとされており，健康状態の悪化に留意する時期となる．一方で，利用していたサービス事業所の被災や家族が被災後の生活の立て直しに追われることなどから，介護でのマンパワーの不足が懸念される時期でもある．

定期的にかかわっている医療・福祉職間で情報共有を図りながら，療養者・家族の健康

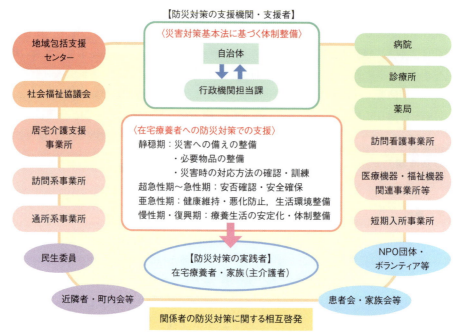

図1 介護保険の対象である在宅療養者の防災対策における支援体制のイメージ

状態の変化を継続して把握し，健康課題をアセスメントするとともに，心身のストレスや介護負担の軽減など，健康状態の維持・改善に向けた援助を行う．

3 慢性期・復興期の支援

慢性期・復興期は，災害発生後数か月〜数年といわれている．自宅が半壊・全壊した在宅療養者では，応急仮設住宅などに入居する時期となる．応急仮設住宅では，居住空間の狭さや段差から，介助を要する療養者の移動に困難を伴う場合がある．また，在宅避難者も含め一人で移動可能な療養者でも，人的・物理的環境の変化から外出の機会や活動範囲が縮小し，歩行困難となったり，認知症やうつ病の発症，あるいは自殺などにつながったりする可能性もありうる．

慢性疾患患者では，避難生活が長期化する場合，治療行動の中断などによる現病の悪化も考えられる．災害後の環境や状況の変化のなかで，新たなスタイルでの療養生活の安定化を図り，生活や活動の場を拡大したり，近隣住民を含めた支援体制づくりを行ったりすることが必要となる（**図1**）．

時間経過の流れのなかで，療養者や家族のみならず，サービス事業所においても災害に対する備えや意識が低下することが予測される．各地でさまざまな災害が発生している現状をふまえ，事業継続計画（BCP）の策定や運用における検討を含め，時期を決めて定期的に関係者で防災対策について確認する機会を設定することで，いざというときに困らない体制整備と防災対策の啓発につながる．

9 とくに配慮を要する人々とその支援

引用・参考文献
1) 厚生労働省：第3章第1節 地域共生社会の実現に向けて. 令和5年版厚生労働白書. p.88-89, 2023.
2) 厚生労働省：第6章第1節 医療DX等の推進. 令和5年版厚生労働白書. p.274-275, 2023.
3) 髙橋和子：震災時の健康被害の抑止に向けた関係機関連携による在宅療養者の防災支援モデルの開発. 科学研究費助成事業データベース, 2016.
https://kaken.nii.ac.jp/file/KAKENHI-PROJECT-23593449/23593449seika.pdf より2025年1月7日検索.
4) 真柄和代：災害発生時の対応（直後～72時間）. 訪問看護ステーションの災害対策. 第2版（全国訪問看護事業協会編）, p.44-52, 日本看護協会出版会, 2019.
5) 震災関連死に関する検討会（復興庁）：震災関連死の死者数等について. 東日本大震災における震災関連死に関する報告, 2012.
https://www.reconstruction.go.jp/topics/240821_higashinihondaishinsainiokerushinsaikanrenshinikansuruhoukoku.pdf より2025年1月7日検索
6) 内閣府（防災担当）：避難行動要支援者の避難行動支援に関する取組指針〈平成25年8月（令和3年5月改定）〉.
https://www.bousai.go.jp/taisaku/hisaisyagyousei/youengosya/r3/pdf/shishin0304.pdf より2025年1月7日検索
7) 内閣府（防災担当）：災害対策基本法等の一部を改正する法律（令和3年法律第30号）概要.
https://www.bousai.go.jp/taisaku/kihonhou/pdf/r3_01_gaiyou.pdf より2025年1月7日検索
8) 内閣府（防災担当）：福祉避難所の確保・運営ガイドライン〈平成28年4月（令和3年5月改定）〉.
https://www.bousai.go.jp/taisaku/hinanjo/pdf/r3_hinanjo_guideline.pdf より2025年1月7日検索

Step 1-9-6 学習の振り返り

- 在宅療養における防災対策の必要性について説明してみよう.
- 在宅療養者と家族への防災対策における支援について説明してみよう.
- 在宅療養者と家族を支援する地域や関係機関の連携の必要性について説明してみよう.

9-7 とくに配慮を要する人々とその支援
外国人

Step 1-9-7 学習目標
- 日本に生活・滞在する外国人の状況を理解する.
- 外国人が日常で感じる違和感や災害時に直面する困難を理解する.
- 外国人に対する支援の種類や支援する際のポイントを理解する.

日本に生活・滞在している外国人の状況

世界のグローバル化は進んでおり,日本にも多くの外国人が生活・滞在している.日本で生活・滞在している外国人は,観光客と在留外国人に分けることができる.観光客は,滞在する外国人であり,新型コロナウイルス感染症(COVID-19)蔓延前の2019年が最高数であった.その値には及ばないが,2023年には約2,507万人で,今後も増える予測である.国・地域別にみると,アジア(韓国,台湾,中国が主)が多く7割を占め,その他がアメリカなど北米,イギリスなどヨーロッパからであった.また,日本国内の目的地は,関東,近畿,九州の順に多いが,北海道,中部,北陸信越など全国的になっている[1].

在留外国人は,日本で生活をしている外国人であり,中長期在留者および特別永住者をさす[2].中長期在留者は,短期滞在資格を得るなど6つの項目にあてはまらない者であり,技能実習生,留学生などである.2024年6月末時点の在留外国人数は約359万人であり,過去最高を更新した.国籍・地域別では中国,ベトナム,韓国が主でありアジアが7割以上を占めている.在留資格をみると,永住者が最も多く,次いで技能実習生,技術・人文知識・国際業務,留学と続く.また,在留外国人が最も多い都道府県は,東京都であり20%近くを占め,次いで,愛知県,大阪府,神奈川県と続き,その他の道府県でもそれぞれ5千人以上が生活している[3].

以上のように,日本に生活・滞在している外国人は,短期的な滞在の観光客は,増加しており,アジアからの人たちが多く,日本各地を訪問していることがわかる.また在留外国人も年々増えており,アジアが多く,技能実習生,留学生などの資格の人が多い.そして,大都市が多いとはいえ,全国で生活している.外国人の滞在期間には長短があり,英語が母国語ではないアジア圏などの人が多く,日本各地で滞在・生活しているため,どこで災害が起きても外国人がいる状況があるといえる.

外国人が日常感じている違和感と災害時に特有な背景

外国人への理解を深めるため，外国人が日本で平常時に感じている違和感と，外国人が災害時にもちやすい特有な背景について述べる．

1 外国人が日常感じている違和感

a 日本人とは文化が異なることによる違和感

世界にはさまざまな地域や国があり，文化は多様である．文化とは，ある特定の集団の意思決定やパターン化された行為様式を支配する，学習され共有され伝承された価値観，信念，規範，生活様式を意味する[4]ものであり，宗教，政治や法律，経済，教育，民族の歴史，人間関係や社会関係など経時的な流れのなかで相互に影響し合いつくられるとされる．よって，多様な文化をもつ人々で世界は成り立っており，日本人からみれば，異なる文化をもつ人々が外国人ともいえる．

外国人は，日本での生活・滞在にさまざまな違いを感じており，ときに日本人との交流のなかで自身がもつ文化との違いに違和感をもつことがある．たとえば，宗教上の理由でイスラム教徒は，豚由来のものを食べることや使用することができないが，ごく少量の脂分として食品や化粧品に使用していることがパッケージには表記されていないため，購入してしまうことがある[5]．また，病院での例として，日本では子どもが風邪を引くとシャワーを控えるが，ある国ではシャワーを積極的に勧めるところがあり，母親は病院や自宅での子どもの世話に戸惑う[6]，などである．

b 外国人が日本で感じる3つの壁

人々の往来が盛んになり，多くの外国人が日本に滞在している．外国人と日本人が相互に文化を尊重することは大切である．しかし，外国人が日本人に壁を感じることがある．平常時に外国人として長く生活する母国とは異なる地域や国で生活・滞在するうえで，直面する壁として，「言葉の壁」，「制度の壁」，「心の壁」の3つの壁があるといわれる．

「言葉の壁」とは，日本語が不自由なことによるコミュニケーションの課題や，情報入手・発信の困難および意思疎通が難しいことである．「制度の壁」とは，日本の法律やルールなどを知らないことなどであり，制度を活用することができないことである．「心の壁」とは，生活習慣や食事など異なる文化をもつことにより，日本人との間に摩擦やストレスが生じることである．ときに差別や偏見を生み出すこともある．これらの3つの壁は，滞在期間の短い長いにかかわらず，観光客や在留外国人が直面しているのである．

2 外国人の災害時に特有な背景

外国人にとって災害時特有の状況もある．日本は災害多発国であり，自助，共助，公助という3つの側面で防災・減災，そして災害時の対応などを実施することで，生命や財産を災害で失うことを最小限にする取り組みをしている．これら，行政レベルや個人レベルで広く教育，研修，広報し，実際の活動や対応へとつなげている．加えて，災害が起こるとテレビやWebサイトなどのニュースでも発災直後から取り上げられ，映像をみることができ，災害を実際に経験しなくてもイメージ化が可能である．このように，多くの情報

と教育機会などから災害や防災・減災に関する知識を得ている.

一方で,外国人観光客への調査をみると,自然災害の経験がない人が5割を超えており,経験したことのある災害としては地震が約3割で最も多く,台風・暴風・竜巻が約2割であった[7].このことから,外国人は自然災害を体験している人が多くない.またベトナムや韓国,ブラジルなどでは,地震がほとんど発生したことがない[8]ため,地震の経験がない人,知らない人がいる.よって,日本人と外国人では,災害の体験やイメージ化,教育による防災・減災に違いがある.

さらに,この体験や知識から,災害への対応が異なる.災害の体験や基本的知識のことを「ストック情報」といい,ストック情報が災害時にどのように行動に移すかという「フロー情報」に強く関係しているといわれる[9].言い換えると,災害の体験や基礎知識が,災害時の行動を促すということができる.外国人は,災害の体験や基礎知識が少ないことがあり,これにより行動が起こせない.

災害時における外国人の困難

災害時に外国人が直面する困難に関しては,文化の違いによる困難として,①文化の側面,平常時から感じている3つの壁である②言葉の側面,③制度の側面,④心の側面,そして災害の体験や基本的知識が乏しいことからくる⑤災害の体験知識不足の側面,の5つに分けることができる.これらのそれぞれの側面で災害時の困難がある(表1).

また,滞在期間の短い観光客には,とくに言語による側面が課題である.2016年熊本地震では,「日本語がわからないのでとても不安であった」,「ホテルの中に日本語の地震のお知らせがあるけれど,日本語がわからずにどうすればよいかわからなかった」[11]などの状況があった.また,2018年大阪府北部地震では,「言葉がわからずどこに行けばよいかわからなかった」,「テレビなどでの地震の放送が理解できなかった」[10]など,情報入手に困難を強く感じていた.

加えて,災害が発生した後,日本では避難所に行くが,外国人観光客は母国とは違うことで,どこに行ったらよいかわからないというように,制度や文化の側面が重なる.これにより観光客の多くが,2018年大阪府北部地震では大阪駅に滞留し,2018年北海道胆振東部地震では空港などに集まる[10]など,1か所に集中する状況が起きた.滞在期間が限られていることで,日本での避難生活は短いが,帰国に向けての予期せぬ手続きの変更などが発生し,ストレスを感じることもあった.

外国人への支援

外国人は要配慮者として,とくに災害時に配慮が必要であることを念頭におき,災害で外国人の命と健康が脅かされることがないよう,支援が必要である.

支援にあたり,まず,重要なことは,世界のさまざまな人々が有する文化を理解し,尊重することである.そのうえで,言葉の側面,制度の側面,心の側面,災害の体験知識不足の側面の困難を理解し支援を行う.ここでは,災害時の外国人に対する支援体制,被災地での外国人支援のポイントを述べる.

表1　災害時に外国人が直面する5つの困難

5つの側面	日本で被災した外国人の具体例（2016年熊本地震）
文化の側面	・避難所の過ごし方に日本との文化の違いを感じた．大変なときほどたくさん会話をして不安を解消したいのに，静かに過ごすことが求められ，ストレスがたまった[12]など．母国での大変なときの対応と日本の対応が違い，母国のように振る舞うことができないことでストレスを感じた． ・信仰している宗教によっては，豚や牛を口にできない避難者がおり，ハラール食品やベジタリアン食の備蓄が避難所にはなかった[13]など．信仰する宗教への配慮が日本では一般的ではなかった．
言葉の側面	・テレビや避難所での情報がすべて日本語だった，給水や物資配給などの言葉がわからなかった，避難所の案内放送が早くてわからなかった[14]など，日本語の情報がわからなかった． ・提供されるアルファ米や缶詰の日本語による食品表示が理解できないため，支援物資で受け取る食べ物のうち口にできたのはアルファ米の白ご飯と，スナックなどのお菓子類だけだった[13]など．食品表示など日本語で表示されている説明を読むことができなかった．
制度の側面	・学校や公民館が避難所なのかわからなかった，教会へ避難した，建物の中は不安，公園や車中泊が多かった，避難所で水や食べ物が配られるサービスを知らなかった[14]など，避難所やその機能を知らなかった．
心の側面	・日本人は言葉が違うことから話しかけることができなかった，外国人コミュニティからSNSで情報を得ていた[14]といった，近くの人を知らない状況があった．
災害の体験知識不足の側面	・母国に地震がない，防災訓練をしたことがない，どうしたらよいのだろう[14]といった地震を知らない，体験したことがないという課題があった．

1　外国人に対する支援体制

a　災害発生時に迅速な行動をとるための支援

国は内閣府[15]，消防庁，観光庁，気象庁が連携して，災害発生時に外国人が迅速な避難行動をとれるよう，防災・気象情報に関して公表している．これは，15言語に対応しており，外国人が利用しやすいアプリや多言語対応のWebサイトなどである．アプリでは，プッシュ型といわれる自動配信で受け取れる情報を提供し，「Safety tips」無料アプリをダウンロードし設定することにより，避難指示，警報などの発令状況，交通情報，緊急連絡先情報などを得ることができる．Webサイトでは，気象庁のホームページで大雨，洪水，土砂災害の危険度を色分けで示した地図を提供している（**図1**）．このほかに，チラシやリーフレットがあり，災害事象，災害の備え，情報入手，避難の概要が記された「災害から身を守ろう」，防災アプリをまとめた「災害時に便利なアプリとWEBサイト」，避難指示のレベルが記された「新たな避難情報」などがある（**図2**）．

b　被災地での多言語による避難生活に向けた支援

大規模災害時の外国人支援に関する行政の組織として，「災害多言語支援センター」がある．これは，新潟県が被災地の市町村と協働して2007年新潟県中越沖地震時に設置し

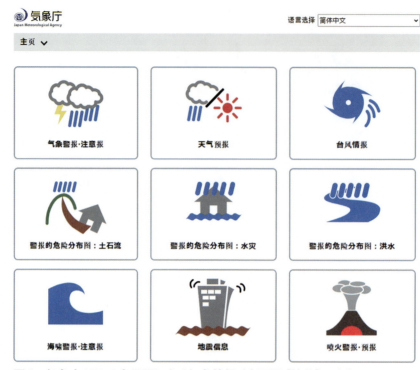

図1　気象庁HPの多言語による気象情報（中国語［簡体］の例）
気象庁：Multilingual Information on Disaster Risk Reduction. 簡体中文より引用．
https://www.jma.go.jp/jma/kokusai/multi.html より2025年1月7日検索

た[9]ことが始まりである．活動は，行政機関等が発信する災害情報を，多言語に翻訳して外国人に届けること，そして避難所を巡回して，外国人の状況を把握，およびニーズを選別し，必要な情報を多言語化して外国人に届けることである[16]．近年では，2016年熊本地震[14]，2019年房総半島台風および佐賀豪雨，2018年大阪府北部地震および北海道胆振東部地震[17]，2024年能登半島地震[18]などで開設され，地域の外国人支援を行っている．

また，総務省は情報難民ゼロプロジェクトにおいて，避難所などにいる外国人被災者への情報伝達を支援するコーディネーターの配置を進めており，自治体職員および地域国際化協会等職員を対象に2019年から研修を開催している[9]．

そのほかに，駐日大使館の業務には日本に滞在する自国民の保護があり，過去の災害では，災害時に情報提供[19]，物資支援[20]が行われている．

C　短期滞在者である観光客への支援

観光客はとくに，災害時の情報入手の困難さが大きな問題となる．外国人に関しては，観光庁が2014年に，観光・宿泊施設向けの「自然災害発生時の訪日外国人旅行者への初動対応マニュアル策定ガイドライン」，自治体向けの「訪日外国人旅行者の安全確保のための手引き」を策定した[21]．また前述の「Safety tips」を外国人旅行者向け情報発信アプリとして提供している．このほか，出入

① 災害から身を守るポイント（やさしい日本語対応）

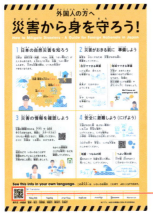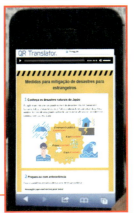

② 災害時に便利なアプリやWEBサイト

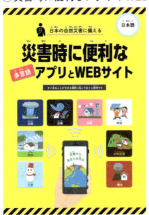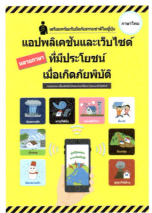

③ 新たな避難情報

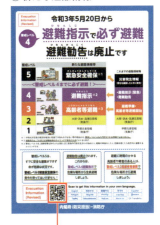

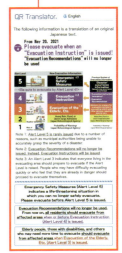

図2　リーフレットとチラシ
内閣府（防災情報）：①外国人のための減災のポイント（やさしい日本語と多言語QRコード対応），②災害時に便利なアプリとWEBサイト（多言語），③避難情報に関するガイドラインの改定（令和3年5月）より引用．

国在留管理庁でも「生活・就労ガイドブック」のなかに緊急・災害のページを設け，避難などの対応についての情報を提供している[22]．

2　被災地での外国人支援のポイント

a　情報の提供とコミュニケーション

外国人への情報に関して，提供し，コミュニケーションをとる方法として，やさしい日本語，ピクトグラムなどがある．

● やさしい日本語

やさしい日本語[23]は，日本で生活する外国人に情報を伝える方法であり，難しい言葉を言い換えるなど，相手に配慮したわかりやすい日本語のことである．日本で生活する外国人への調査で，外国人が希望する情報発信言語として，やさしい日本語を選んだ人が7

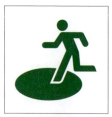
避難場所

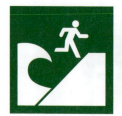
津波避難場所・津波避難ビル

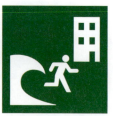

避難所

図3　災害時のピクトグラムの例
内閣府：災害種別図記号による避難場所表示の標準化の取組に関する通知について〈平成28年3月23日〉より抜粋．

割であり，英語より多く，日本で暮らす外国人にとっては理解しやすい．

やさしい日本語を話すときの要点は，言いたいことは1つにして文を短くする，簡単な言葉を使って専門用語など難しい言葉を使わない，曖昧な言葉は使わない，二重否定を使わないなどである．具体的な例として，地震は「地面が揺れる」，避難所は「近くの小学校」，避難は「行く」などの言い方に変える．

● ピクトグラム

ピクトグラムは，不特定多数の人々が利用する交通機関や公共施設などで，文字・言語によらず対象物，概念または状態に関する情報を提供する図形である（**図3**）．視力の低下した高齢者や障害者，外国人などが容易に理解できる情報提供手法として，広く掲示されている[24]．

日本では，2016年に内閣府が，避難場所などのピクトグラムの標準化として，日本産業規格（Japanese Industrial Standards：JIS）としての災害種別図記号が公示された[25]．災害の種類，避難場所などが全国共通で示されている．このほかに，一般生活のなかでの案内や禁止事項に関するピクトグラムがあり，避難所内でもトイレやゴミ箱などの案内や，撮影禁止などを伝えるために活用できる．

*

災害に関する知識が乏しいなかで，文化が異なる日本で遭遇する災害は，外国人にとっては，不安であり，どう行動したらよいかわからないことが予測される．茫然としている外国人がいたら，声をかけ，言葉が通じなくてもジェスチャーなどで誘導するなど，取り残されないように配慮することが必要である．

b　さまざまな外国人支援の活用

対象の母国語が話せる人がいない場合は，前述した「Safety tips」，気象庁ホームページなどを活用することも検討する．被災地域に「災害多言語支援センター」が開設されれば，市町村などの行政職員と相談するなどして，災害多言語支援センターにつなげる．

外国人にとっては，母国語で話せることが理解しやすく，安心にもなる．母国語で話すことで，詳しい状況や些細なことも聞くこともでき，ストレス解消の一助となる．

c　避難生活における健康を害しやすい要配慮者への看護

外国人の介護が必要な高齢者や乳幼児，妊婦，障害者などの要配慮者に対しては，日本人と同じように，市町村などの行政職員に連

絡し，適切な支援が受けられるよう，場所の移動などを含め検討する．このとき，対象者だけが移動することとなるとさらに心細くストレスも強くなるため，家族と離れ離れにならないように配慮が必要である．

引用文献
1) 国土交通省：令和5年度観光の状況・令和6年度観光施策，第213回国会（常会）提出．p.6-23, 2024.
2) 法務省：用語の説明（中長期在留者，在留外国人，総在留外国人）．
https://www.moj.go.jp/isa/content/001342798.pdf
3) 出入国在留管理庁：令和6年6月末現在における在留外国人数について〈令和6年10月18日〉．
https://www.moj.go.jp/isa/publications/press/13_00047.html
4) M. レイニンガー：レイニンガー看護論─文化ケアの多様性と普遍性（稲岡文昭監訳）．p.51, 医学書院, 1995.
5) 株式会社シード・プランニング：令和4年度出入国在留管理庁委託事業─令和4年度在留外国人に対する基礎調査．2023.
https://www.moj.go.jp/isa/content/001402047.pdf
6) 鈴木茉莉ほか：在留ペルー人母親の子どもの医療機関受診行動と困難．日本国際看護学会誌6（2）：1-10, 2023.
7) 観光庁：第2回非常時における外国人旅行者の安全・安心の確保に向けた検討会資料4-4 訪日外国人調査．2018.
https://www.mlit.go.jp/kankocho/content/810003044.pdf
8) 自治体国際化協会：防災・減災のための多言語支援の手引き2023．p.9, 自治体国際化協会（クレア），2024.
9) 田村太郎：災害時における外国人対応．平成30年度災害時外国人支援情報コーディネーターを養成するための研修：講義①．総務省，2018.
10) サーベイリサーチ：大阪府北部地震における訪日外国人旅行者の避難行動に関する調査．2018.
https://www.surece.co.jp/wp_surece/wp-content/uploads/2018/06/20180629_Result.pdf
11) サーベイリサーチ：熊本地震における訪日外国人旅行者の避難行動に関する調査．2016.
https://www.surece.co.jp/wp_surece/wp-content/uploads/2017/10/kumamoto_overview.pdf
12) 渡辺直樹：あの時何が〜熊本地震の現場と外国人被災者．復興 通巻20号（Vol.8, No.2）：16-23, 2017.
13) 安部美和：熊本地震の経験からみる避難所運営と外国人避難者対応．復興 通巻20号（Vol.8, No.2）：24-30, 2017.
14) 八木浩光：熊本地震時の外国人被災者支援活動について．災害時外国人支援情報コーディネーター制度に関する検討会（第3回）資料1. 2017.
https://www.soumu.go.jp/main_content/000515705.pdf
15) 内閣府（防災担当）：「外国人に対する災害情報の発信に関する取組」について 15言語対応の説明資料を作成しました．2022.
https://www.med.or.jp/doctor/report/saigai/220518_naikakufu.pdf
16) 自治体国際化協会：災害多言語支援センター運営マニュアル．2009.
https://www.clair.or.jp/j/multiculture/c2a5d9a0e2cd77189cd9bd058658ad09_3.pdf
17) 自治体国際化協会：防災・減災のための多言語支援の手引き2023．p.75-82, 自治体国際化協会（クレア），2024.
18) 石川県国際交流協会：令和6年（2024年）能登半島地震における石川県災害多言語支援センターの活動について．2024.
https://www.ifie.or.jp/wp/wp-content/uploads/2024/06/IFIE-PLANET1-4.pdf
19) 川崎昭如ほか：東日本大震災後の各国政府の勧告と在住外国人の行動との関係．地域安全学論文集21：219-227, 2013.
20) VIETJO ベトナムニュース：熊本地震，在住ベトナム人は熊本1600人・大分1100人─避難所生活も．2016年4月19日18時29分，JST配信．
https://www.viet-jo.com/news/life/160419063003.html
21) 観光庁：災害時における訪日外国人旅行者への情報提供について．2014.
https://warp.ndl.go.jp/info:ndljp/pid/11423762/www.mlit.go.jp/kankocho/news03_000111.html
22) 出入国在留管理庁：生活・就学ガイドブック〜日本で生活する外国人の方へ〜．p.104-115, 出入国在留管理庁，2024.
23) 出入国在留管理庁／文化庁：在留支援のためのやさしい日本語ガイドライン．出入国在留管理庁／文化庁，2020.
24) 松本慎之介：災害時外国人支援用ピクトグラムの更新〜クレアの災害時外国人支援ツール〜．自治体国際化フォーラム402：26-27, 2023.
25) 内閣府（防災担当）：災害種別図記号による避難場所表示の標準化の取組に関する通知について〈平成28年3月23日〉．
https://www.bousai.go.jp/kohou/oshirase/pdf/20160323_01kisya.pdf

URLは2025年1月7日検索

Step 1-9-7 学習の振り返り

- 日本に生活・滞在する外国人の状況について説明してみよう．
- 外国人が日常で感じる違和感や災害時に直面する困難について説明してみよう．
- 外国人に対する支援の種類や支援する際のポイントについて説明してみよう．

付表：災害各期における要配慮者への看護

災害時要配慮者＼災害サイクルの時期	超急性期（発災後数分〜72時間）	急性期（〜1週間）
災害時要配慮者	〈災害発生時の対応と避難行動要支援者名簿の活用〉 ・避難のための情報伝達 ・避難行動要支援者の避難支援 ・避難行動要支援者の安否確認の実施 ・避難場所以降の避難行動要支援者への対応	
高齢者	〈避難行動支援のポイント〉 ・高齢者が被害や避難をイメージし、自身の生命の安全を優先した避難行動がとれるように支援する ・認知症・運動機能低下の高齢者へは直接的な支援を行う	〈避難所での支援のポイント〉 ・糖尿病や高血圧などの疾患や運動機能の疾患を慢性的・複合的に抱えている高齢者：これまで受けていた治療やリハビリテーション訓練が可能な限り中断されないように、医療チームや医療機関につなぐ ・新しい環境への適応に時間がかかる高齢者：転倒や活動量の低下が懸念されるため安全な生活環境の整備と活動の活性化を促すはたらきかけを行う ・高齢者の不安や行動の背景を理解し2次的な健康被害の発生を予防するために説明を行い適切な行動を促す ・避難所の多様な組織と連携し一貫性のある支援を行う ・少しでも安心できる生活環境を整える
障害者	〈医療施設での支援のポイント〉 ・一般病棟と同様に、精神科病棟での安全確保を行う ・隔離や拘束中の患者：最優先で避難できるように支援する ・災害発生時の避難誘導：患者の認知機能・身体機能などの個々のレベルに応じた対応を行う ・避難の必要性や避難方法について： ・理解していない場合：災害が生じていることをゆっくりと落ち着いた口調で説明し、避難の必要性を認識できるように支援する ・説明が難しい場合：お互いの安全確保を第一に考え、一緒に避難などを行ってから、その後に説明を行う ・理解している場合：避難行動での必要な身体能力を見極めながら支援を行う	〈避難所での支援のポイント〉 ・避難所などの人が多く集まる場所での精神障害者の不安や焦燥感などに着目しながら支援する ・外部の支援を要請するなど、継続した患者のケアを行う 被災病院：患者のケアの質保持のために外部支援が不可欠である旨を要請する
妊産褥婦・新生児	〈妊産褥婦と新生児への支援のポイント〉 ・妊産婦や母子の所在および安全を確認する ・妊産褥婦と新生児を安全な経路、安全な方法で避難させる 〈分娩への対応〉 ・分娩施設が使用不可能な場合、移送・搬送・転院の手配を行う ・産婦が分娩台にいる場合：分娩台からの転落を防ぐ、揺れがおさまったあとに台からおろす ・すぐに産まれそうな場合：児を娩出させてから、より安全な場所へ避難させる ・児娩出まで時間がある場合：より安全な場所に避難させ、分娩を終了させる ・分娩経過中：心配や不安のケアを行う ・分娩終了後：産婦の達成感、喜びの気もちの肯定・祝福・ねぎらいの言葉などをかける	〈妊産褥婦と新生児への支援のポイント〉 ・避難所：女性・母子専用の部屋を設けるなどの環境を整える ・保健師と連携し、周産期（妊産婦）福祉避難所への避難や一時的な避難先も考慮する ・母乳育児：専門職との連携により身体的ケア・環境調整を行う ・子育てに必要な物品を支援物資のなかから支給する ・身体・心理面でのケアを行う ・新生児の胎外生活への適応を促進するための環境を整える

三澤寿美：総論. Basic & Practice 災害看護. p.52〜55, Gakken, 2018をもとに作成

亜急性期 （〜2，3週間）	慢性期 （数か月〜数年）	復興期 （数年）	静穏期 （災害が発生していない時期）
			〈災害発生前からの平時の取り組み〉 ・要配慮者の把握 ・避難行動要支援者名簿の作成 ・避難行動要支援者名簿の更新と情報の共有 ・避難支援者等関係者への事前の名簿情報の提供
〈在宅での支援のポイント〉 ・発災後も引き続き自宅で生活する高齢者へ配慮する ・高齢者の孤立を防ぐ ・高齢者の生活や健康状態を見守り相談を受ける場所を確保する ・できるだけ被災前の生活習慣を続けられるようにする			〈高齢者の3つの避難能力を平時から把握しておく〉 ・個々の高齢者の情報収集能力・避難方法の判断能力・避難行動をとるための身体能力を平時から把握しておく
〈薬物療法者への支援のポイント〉 ・精神科薬物療法の副作用が身体能力に与える影響を考えた支援を行う 〈高齢障害者：65歳以上の障害者への支援のポイント〉 ・精神障害のある高齢障害者への支援：精神障害に加え高齢者特有の避難行動の課題が含まれていることを考慮した支援を行う	〈避難生活での支援のポイント〉 ・本来のストレス・脆弱性に加えた心理的負担などもすべて正常なストレス反応とした支援が必要になる ・災害後の心理的な回復過程を事前に理解しておく ・継続的に安全・安心感をもたらすかかわりを基本に，悩みや困りごとを一緒に解決していく姿勢で接する ・精神障害者の症状の出現の有無・程度を観察しながら治療の継続を支援する ・避難所での課題解決のために福祉避難所の利用も考慮する	〈在宅での支援のポイント〉 ・生活の孤立・ライフラインの不便を防ぐための支援を行う ・訪問看護を中心とした途切れることのない支援を提供する	〈平時からの支援のポイント〉 ・万が一に備えて誰がどこから駆けつけ避難を支援するのかを事前に決めておく 〈災害関連情報の取得能力を高める〉 ・平時から災害関係情報の取得方法を確認しておく 〈災害時の精神保健医療活動〉 ・地域精神保健医療活動：アウトリーチ活動＝支援者の心理的トラウマを減少させる活動を行う ・精神疾患の予防・早期発見・治療のための活動：スクリーニングから専門医へとつなげる活動を行う ・平時からの住民教育，被災時における精神的な影響について学ぶ
			〈備え〉 ・母子の安全を守る専門職として，平時から災害に備える ・健康教育などにより，妊産褥婦と家族の備えのための知識や情報を提供する ・妊産褥婦と家族が自ら災害に備える

災害時要配慮者 \ 災害サイクルの時期	超急性期 (発災後数分～72時間)	急性期 (～1週間)
小児	〈緊急度の把握・トリアージのポイント〉 ・子どもの重症度をすみやかに判断し，トリアージと応急処置を行う ・身体機能が未熟な子どもは耐性が低く，健康状態が急激に悪化・重篤化する可能性が高いことを見極めて対応する 〈乳幼児への支援のポイント〉 ・親・保護者・保育者が乳幼児を安全な場所へ避難させる ・親らの安全と安心を同時に確保する 〈ハイリスク・治療の必要な子ども〉 ・治療が継続できるように医療機関につなぐ ・被災前と異なる様子の有無を把握し支援する	〈乳幼児と家族への支援のポイント〉 ・避難所：感染症・消化器症状・アレルギー症状・不慮の事故・傷病などに対応する ・栄養・排泄状態・脱水予防・授乳状況などに留意する ・母乳不足に対して，必要なものを支給する ・親らが必要とする支援を把握し，あわせて相談窓口などの情報を提供する
在宅療養者	・災害発生時（その瞬間）は，在宅療養者とその家族は自らの判断での行動が求められる 〈医療機関における支援〉 ・在宅療養者は医療機関を受診できない，治療・介護の医薬品や物品の不足などで健康状態の悪化をまねきやすいことを想定しておく	〈療養生活支援のポイント〉 ・医療・福祉職で情報共有を図りながら，療養者・家族の健康状態の変化を継続して把握し，健康課題をアセスメント・心身のストレスや介護負担の軽減など，健康状態の維持・改善に向けた援助を行う ・健康状態の悪化，介護でのマンパワーの不足に対応する
外国人	〈外国人の初期避難の支援のポイント〉 ・外国人に声をかけ，言葉が通じなくてもジェスチャーなどで誘導する ・日本語での避難指示や避難勧告の理解が難しい外国人には，やさしい日本語などで伝える ・文化や言語の違い，災害の体験知識不足による困難を理解し，支援を行う	〈被災地の状況が不安定なときの支援のポイント〉 ・外国人の受診の際は，MSW（医療ソーシャルワーカー）と連携・協力・協働する ・国際交流の関係機関・団体に医療通訳の派遣の相談，電話通訳やIT通訳のサービスの利用を考慮する 〈避難所での支援のポイント〉 ・外国人が正しい災害情報を母国語で確認することができるように，多言語の防災アプリやWebサイトの情報を提供する ・外国人が母国語で相談できるように，災害多言語支援センターにつなげる ・外国人の要配慮者に対しても，適切な支援が受けられるよう，場所の移動なども含め検討する ・証明書類などの必要な支援が得られるようにかかわる ・外国人のストレスなどにやさしい日本語・多言語・絵を用いたポスターなどで対応する

三澤寿美：総論. Basic & Practice 災害看護. p.52～55, Gakken, 2018をもとに作成

亜急性期 (～2, 3週間)	慢性期 (数か月～数年)	復興期 (数年)	静穏期 (災害が発生していない時期)
〈乳幼児と家族への支援のポイント〉 ・乳幼児：親らに対して乳幼児へのスキンシップの重要性を説明し，声かけなどの支援を行う 〈学童期以降の子どもへの支援のポイント〉 ・学習や遊びの場を調整し，確保する ・暴力による被害・死角・危険な場所をつくらない：子どもを一人で行動させることを避ける．仮設トイレなどを含めた避難所周辺の安全な環境をつくるための支援 〈親らを亡くした子どもと家族への支援〉 ・相談窓口についての情報を提供する	・子どもが安全で安心できる生活環境を整える	・子どもの成長・発達段階に応じて，子どもと親・保護者・養育者への支援を行う	
	〈慢性期・復興期の支援のポイント〉 ・避難生活が長期化する場合は，治療行動の変化や病状の変化をとらえて対応する ・専門職への伝達・依頼により継続した支援を行う ・近隣住民などとの互助・共助により安全・安心な療養生活につなげる		〈医療機関における支援〉 ・医療・福祉職などで支援が必要な医療・ケアでの備えを共有する ・セルフケアできるように平時から自助力を蓄えるよう指導する ・平時に災害時の健康への影響を最小限にとどめる医療・介護を備える ・患者のケアなどを患者や家族に指導し，災害時の対応方法の助言を行う 〈訪問看護事業所などによる支援〉 ・各事業所での災害対策マニュアルやチェックリストの作成，災害を想定した訓練を行う ・療養環境の整備，防災マップの確認などでリスク回避を支援する ・避難支援など，地域からの協力を得られるようにはたらきかける
〈避難所での支援のポイント〉 ・急性期と同様である			〈備え〉 ・外国人向けの防災訓練・応急手当や避難所運営訓練を実施する ・多言語防災マニュアルを整備する ・多言語の防災アプリやWebサイトを整備し，短期滞在者に向けても情報を提供する ・日頃から顔の見える関係を築く ・日常の関係と対応による外国人の孤立や孤独感を予防する

災害時に必須の技術を学ぶ

Step 2

1 CSCATTT
　1 指揮命令・統制　Command and Control
　2 安全　Safety
　3 情報伝達　Communication
　4 アセスメント（分析・評価）　Assessment
　5 トリアージ　Triage
　6 治療・応急処置　Treatment
　7 搬送　Transport

2 こころのケア

3 CBRNE災害とマスギャザリング

CSCATTT
指揮命令・統制
Command and Control

Step 2-1-1 学習目標
- 災害時の指揮命令・統制の考え方について理解する．
- 災害時の指揮命令・統制の実際について理解する．
- 災害時の安全管理について理解する．

　大規模災害発生時の体系的な対応に，7つの基本原則である「CSCATTT」がある．

　CSCATTT には，災害医療の実践として，多数傷病者事故発生時に医療機関が対応するための戦術的アプローチが示されている．また，対応する医療機関が被害を受けた場合の安全確保の際にも，CSCATTT に沿って災害対応を行うことが重要となる．

　CSCATTT は，安全対策の基本原則である「Command and Control（指揮命令・統制）」「Safety（安全）」「Communication（情報伝達）」「Assessment（分析・評価）」「Triage（トリアージ）」「Treatment（治療）」「Transport（搬送）」の頭文字をとっている．

災害時の指揮命令系統の確立

1　災害時の指揮命令・統制

　災害医療を行う際，真っ先に考慮すべきことは指揮命令系統の確立である．これは，災害医療を効率的かつ安全に実施するためには必須である．指揮命令・統制が重要となる理由は，①対応までの時間的猶予がなくなる，②単位時間当たりに処理すべき課題が多くまた多重となる，③事態に対応するための十分な人・物・情報などの資源が圧倒的に不足する事態が生じる，ためである．

　さらにその業務遂行の場が，十分に安全が担保されていない状況である可能性もあり，そうなると事態はより複雑化する．このような特徴が単独または複数にわたり発生するのが，大災害時の状況である．

　災害時にそれらによって引き起こされる一つひとつの現象は，平時にくらべてより強調された問題として現れる．普段なら問題が生じればその都度話し合い，調整する余裕もあるが，大災害対応時は些細なことでもそれができなくなる．そのため，ちょっとした判断ミスや不適切な行動が命にかかわる重篤な事態をまねくこともある．これは被災者や患者にかぎらず，支援を行おうとしている医療スタッフ自身をも危険な状態に陥れてしまうことになる．

　組織としてこれらのリスクを極力排除し，皆で協力しながら効果的・効率的に目標を達

成するためには，強力で一元化された指揮命令系統がきちんと確立している必要がある．

2 指揮命令系統の確立は緊急時の組織マネジメントの1つ

"指揮命令"といった言葉を聞くと，軍隊や抑圧された社会，現代にはふさわしくないようなネガティブなイメージをもたれるかもしれない．元来このような手法や考えは軍隊で培われたため，ある程度そのように感じられても仕方がない．しかし，これはなにも災害や緊急事態の対応に特化した手法というわけではない．複数の者が目標を同じにして効率的に作業するためには，それを統率するための方法が必ず必要になる．

指揮命令系統とは，一般的な表現でいえば「組織マネジメント手法」の1つである．一般企業や病院などでも，指揮命令による組織統率は普通に行われている．病棟師長やリーダーナースがスタッフナースに日々指示をし，報告を求めているのは，まさしく指揮命令による統率である．多くの緊急事態に対応する組織では，さらにより強力な指揮命令による組織運営を行っている．消防や警察，海上保安庁などの機関は，平時の活動から軍隊に近い指揮命令による統制で活動している．

いずれも混乱した状況で迅速に対応することが求められ，かつ"生命の危機"と隣り合わせの場で活動しており，危険な戦場で活動する軍隊式の統率方法がそのまま活かされていても不思議ではない．"災害対応"についても，被災者，救援者双方にとって生死が伴う非日常的状況である．大災害時に全員の命を救うためには，緊急事態対応の組織同様，医療においても平時よりもより強固な指揮命令系統に従って組織的に活動する必要がある．

3 病院施設での大災害時の指揮命令系統の基本的な考え方

a 基本は平時の指揮命令系統

指揮命令系統の考え方は，日常の病院内の活動でも活用されているものであるから，基本的には災害対応に特化した特別の指揮命令系統をつくる必要はない．普段やっていることとまったく違うことを災害時に実践しても，なかなかうまくいかない．

平時から稼働している指揮命令系統を基本にし，災害などの緊急事態の規模に応じて指揮命令・統制の程度や範囲を拡張できるような，可変性のある指揮命令系統を準備しておけばよい．同時に，指揮命令を下す者は誰かも明確にしておかなくてはならない．

b 指揮命令権の考え方

通常の病院内の業務では，指揮命令の権限は医院長や部長，看護師長などの"長"のつくような役職者個人に与えられている．しかし，大災害時の対応では，それらの権限をもつ役職者が必ずしもその場にいるとはかぎらない．

通常，要職者は日勤帯のみの勤務であることが多いので，単純に1日の3分の2は病院内には存在していない．確率的に，災害は役職者不在のときに発生すると考えたほうが正しい．また，災害対応が長期化するような状況では，要職者も交代が必要になる．

このような状況では，指揮命令権を個人に与えて計画しておくと，対応が大幅に遅れることになる．そのため，指揮命令の権限のみならず，大災害時の指揮命令系統におけるすべての役割は，役職や個人を特定して決めておくのではなく，役割ごとに担当を整理し，その役割にはどのような人が，どの順番でつ

くべきかをあらかじめ明確に整理する必要がある.

4 指揮命令系統の原則

a 指揮命令系統の実際（図1）

　大災害対応の指揮命令系統は，ヒエラルキー型の組織構成を基本とする．同じ種類の作業を行う者が集められ，その作業内容に応じて部門が設置される．さらにその部門を束ねる最上層に位置するのが指揮部門で，指揮命令はすべてこの指揮部門の総指揮者から出される．

　それぞれの部門に複数の人が配置された場合は，必ずそのなかにリーダー（責任者）を配置する．組織全体の人数が少なければ，総指揮者が全スタッフに直接命令し報告を受けることもできるが，人数が多くなると次第に管理が難しくなる．1人の人間が効果的に統率できるのは3～7人といわれており，それを超える場合は総指揮者は部門のリーダーに対して指揮命令を行う.

　部門リーダーは，それを受けて部門内のスタッフを指揮することになる．もし部門が多くなれば，さらにその部門を束ねるリーダーを選定し，その者を通じて部門統制することになる．部門のなかも同じで，構成人数が多くなればさらに組・班などに分け，それぞれの組・班にもリーダーを立てて統制をとっていく．

b 指揮命令系統を貫く大原則

　このようにして総指揮者を頂点にした指揮命令の流れに沿って人が束ねられ，部門や組・班などがつくられ，常に「上層から下層への指揮命令，下層から上層への報告の1本ラインの関係」を原則とする．

好き勝手にさまざまなところから命令が発せられることがないように組織運営しなくてはいけない．そして，命令を受けた者はその実施結果を，必ず命令を出した者へ報告する．ラインを飛び越えての命令や報告はしてはいけない．

　たとえば，総指揮者が効率がよいからと自ら末端のスタッフに直接指示を出すというようなことをしては現場が混乱する，ということである．それぞれのリーダーは，責任をもってそれぞれの部門や班を統率する．状況によっては，総指揮者の一部の権限をそれぞれのリーダーに委譲する場合もある．その際大切なのは，それぞれのリーダーや役割に与えられた権限と責任範囲，統率範囲も明確に定めておくことである．これがうまくいかないと，一元化された指揮命令系統ではなくなり，組織崩壊へとつながる．

5 指揮命令だけではない災害時の組織統制

　ここまで，指揮命令の大切さについて述べてきたが，大災害対応の組織運営においては，指揮命令だけの運営では効率的な活動はできない．とくにヒエラルキー型の組織体制は，統率はとりやすいがその反面，自分の位置する部署の範囲内でしか物事を考えられなくなりやすい．全体を見据えた新しい発想も出にくくなる．そのため，ヒエラルキー型の欠点を補う横の関係を"統制"するしくみも必要である．

　現代の災害対応の組織運営の基本的な考えは，「縦の"指揮命令"」と，それら縦の系統を横につないで調整する「横の"統制"」の機能の2つで組織を円滑に運営するように考えられている．これらの関係について，以下に説明する．

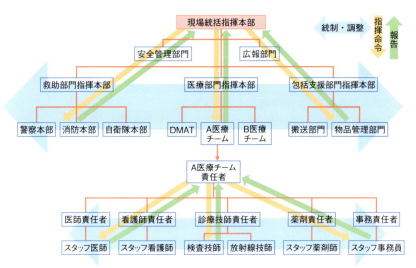

図1 大災害時の指揮命令と統制・調整の関係（例）

a 指揮命令（Command）

指揮命令とは，多数傷病者事故に対する医療対応の原則である「CSCATTT」の最初の「C」のことである．指揮命令は，災害対応で真っ先に考慮すべき事項である．

指揮命令とは，上層者から下層者に対して行われ，集合体の縦のラインを確立するものである．指揮命令を出す者（指揮者）はそれを受ける者に，活動の方針と目標を明確に示す必要がある．命令を受けた者は，それを実施し，結果を指揮者へ報告する義務がある．

また，この指揮命令系統を乱立させてはいけない．強力な指揮命令系統のラインを1本，しっかり確立することが重要である．それに全員が従わなければ最高のパフォーマンスが発揮できないばかりか，全員の生命にもかかわり，組織の正常な機能を失う．

b 統制（Control）と調整（Coordination）

統制は横のつながりの制御を意味する．災害時対応は，さまざまな組織と協働で活動する場合が多い．効果的に機能するためには，縦の命令系統だけではなく，組織間の横のつながりの統制をとることも重要になる．

この2つの要素をあわせて，「CSCATTT」の最初の「C」を"Command and Control"と表現することもある．

"Control"のことを，最近では"Coordination"と表現する場合もある．CoordinationとはControl同様，横と縦の関係の調整であり，とくに対等な立場での統制を行うニュアンスをもつ．多職種やさまざまな立場の人がうまく協働するためには，お互いを尊重する意味でもCoordinationと表現したほうが適切とする考えもある．

以上のように，**図1**に示した縦のラインと横のラインを考え，しっかり統制をとることで，組織としてのチーム力が発揮でき，同時に危険を極力回避することができる．

6 指揮命令・統制系統図を常にイメージする

指揮命令系統を図に表し，スタッフ全員が見られるようにしておくことは有効である．個々の参加スタッフが，自分がどこに該当す

るのかをひと目で理解できるようにしてあれば，誰の指揮下で活動すればよいのか迷うことがなくなり秩序ある活動ができる．さらに，この活動にはどのような組織がかかわっているかもわかるため，他組織との横の連携もとりやすくなり調整・統制もとりやすくなる．

また，それぞれの役割の責任範囲も明確になるため，交代要員が来た場合も役割の引き継ぎがはっきりし，混乱も少なくなる．

このように指揮命令系統を図にし，個人が常にその図を頭のなかに描きながら活動していれば，組織運営的にもよいものとなる．

7 大災害対応の第一歩

a 災害対応の宣言

大災害が発生し，特別な対応が必要となった場合，指揮命令・統制として真っ先にすべきことは「災害対応の宣言」である．何か事態が生じたときに，しかるべき役割の者が"災害対応が必要な大災害発生"と判断したならば，「大災害対応準備待機」「大災害対応計画発動」「大災害対応計画終了」をスタッフ全員に周知し，同じ認識で行動できるようにすることが重要である．

そのため組織的対応では，災害対応を宣言する権限をどの役割の者がもつか，何を根拠に判断するか，その判断をスタッフ全員にどのように周知するかをあらかじめ決めておく必要がある．

病院が災害対応を宣言しなくてはならない状況とは，通常の診療機能が維持できなくなるような状況，もしくはそれが予測される状況である．どんなに大きな事故や自然現象が発生しても，通常の診療が継続できるようであれば，災害対応計画を発動する必要はない．

b 優先順位の変更

災害対応となれば，入院や外来診療への対応，予定された手術・検査などにも制限がかかる．さらに，スタッフの勤務体制も変更しなくてはならないかもしれない．とくに災害対応発動下での医療活動は，通常と大きく考え方が変わる．

たとえば，通常，心肺停止患者などは治療優先順位1位の対応となるが，災害対応発動下では最も優先順位が下位になるなど，現場レベルでの治療方針の根幹に変更が生じることもある．そのため，病院で災害対応モードを宣言する役目はより高位の管理的な立場にある者，具体的には病院長などが必然的に担うことになるだろう．

しかし，そのような高位の役職者が不在のときはどの立場の者がその役に就くのか，何を基準に決定するのかなど，平時から備えておくことが重要となる．

参考文献
1) ティム・ホドゲッツほか著，MIMMS日本委員会監：災害ルール．へるす出版，2012．
2) Simon Carleyほか：ホスピタルMIMMS 大事故災害への医療対応—病院における実践的アプローチ．永井書店，2009．
3) Advanced Life Support Group：MIMMS 大事故災害への医療対応—現場活動における実践的アプローチ 第3版（MIMMS日本委員会訳）．永井書店，2013．
4) 永田高志ほか監訳：緊急時総合調整システム Incident Command System（ICS）基本ガイドブック．日本医師会，2014．
5) P. F. ドラッカー：プロフェッショナルの条件—いかに成果をあげ，成長するか（上田惇生訳）．ダイヤモンド社，2000．

Step 2-1-1 学習の振り返り
- 災害時の指揮命令・統制の考え方について説明してみよう．
- 災害時の指揮命令・統制の実際について説明してみよう．
- 災害時の安全管理について説明してみよう．

CSCATTT
安全 Safety

Step 2-1-2 学習目標
- 「CSCATTT」のなかの「Safety（安全）」について理解する．
- 安全に関する「3つのS（3S）」について理解する．
- 3Sについてそれぞれどのような行動をとるべきかを理解する．

災害時の安全管理

1 なぜ安全管理が必要なのか

　災害対応においては，安全確保も重要課題である．CSCATTTの2番目の「S」は「Safety」の頭文字である．そもそも災害というシチュエーションは"危険"そのものである．

　通常は，危険な状況が発生した場合は，いち早くその場から"避難"することが大原則である．しかし災害救援活動とは，あえてそのような危険な状況にとどまり，あるいは近づき，活動するものである．災害現場に安全なところは1つもなく，どんなに安全管理に注意を注いでも，100％の安全の保証は得られない．常に危険と隣り合わせであり，慎重に行動してもしすぎるということはないということを忘れてはならない．

　危険な状況のなかで，正しくリスクを判断し，それに対応するための行動をとり続けることが安全管理である．救援者として災害現場に入った医療従事者が負傷したり死亡してしまったりした場合，予定された医療を提供できなくなるばかりでなく，余計に現場に負荷をかけることになる．

　そのため，臆病なほどに安全に配慮した活動が必要となるが，反面すべて逃げ腰ではなんら災害救援活動を行うことができない．できるだけ危険を予測し，それを回避する行動をとりつつ，万が一危険な状況に陥った場合の対処方法をも考慮・準備するということが重要となる．

2 病院が被災した場合の安全管理の原則

a 安全確保の優先順位「安全の1-2-3」

　緊急事態が発生してからは，安全管理についてじっくりと考える時間の猶予はほとんどない．活動中に突然2次的な災害が発生したり，偶発的な事態が生じたりした際，事が生じてから勘案しながら安全管理を考えようとしても，対応が間に合わない．

　そのような状況をあらかじめ予測して対策

を立てておくことは重要なことであるが，必ずしも準備した事態だけが起こるわけでもない．むしろ盲点をついた事態が発生するのが災害である．そのようなときは慌てず，まずは原則に従った方法で行動をとるとよい．

安全確保の優先順位について，英国での大事故災害への医療対応である「MIMMS（major incident medical management and support）」における災害医療の原則「CSCATTT」では「安全の1−2−3」としている．大災害発生時の病院内の活動では，「①スタッフ（Staff），②状況（Situation），③生存者（Survivor）」の順で安全を確保するための最善の行動をとることを求めている．

院外では「①自分（Self），②現場（Scene），③生存者（Survivor）」と表現され，どちらも英語表記の頭文字をとって「3S」といわれることもある．これは，大災害発生時にまずは自分を含めた医療スタッフの安全を確保し，状況（現場）の安全が十分確保された後に，生存者（患者）の救護や診療を開始するという考えである．

b 自分たちの安全の確保

生存者よりもまずは自分たちの安全を確保しなくてはならないとは，常識からするとなんとも冷酷な対応だと感じられるかもしれない．しかし大災害により発生した負傷者に適切な医療を提供するためには，十分なスタッフを確保し，診療活動の場の安全を確保することがまずは大切である．

もし病院内で勤務中に大災害に遭ってしまったら，その直後はまずは自分と仲間の安全を確保する．その後，慎重に周囲に落ちてきたり倒れてきたりする危険なものはないか，炎が見えたり危険な薬品などが散らばったりしていないかを確認し，可能なかぎり被害が広がらないように対応する．

もし，自分たちの手に負えないような被害で，さらに自身にも危険が迫っていれば，何を差しおいても一時安全なところへの避難を英断しなくてはならない．その後，自分や状況の安全が確保されたら，入院患者や次々に搬送されてくる傷病者への対応を行うことになる．

c 患者の安全確保のための平時の備え

このように，災害発生時の安全管理の原則に従えば，入院中の患者対応は最後となってしまうが，これは自分たちさえ助かれば患者は二の次でもよいという考えではない．「安全の1−2−3」は，とっさの状況判断の順番である．大災害が発生しても，看護師として入院中の患者の安全は十分確保する義務がある．そのためには，大災害が発生しても患者の安全が確保されるように，災害発生前（平時）に対応しておかなくてはならない．具体的には，入院時に患者に非常時の対応を周知しておく，非常口付近にものを置かない，患者のベッド周囲を常に整理整頓し，頭上の棚に重いものを決して置かない，多少の揺れで点滴台が倒れたりしないように輸液ポンプのバランスを考えて設置する，重要な医療機器の電源プラグは非常電源のコンセントに必ず差す，ベッド柵を適切に使用するなどである．

一般の看護活動のなかでも当たり前のことばかりだが，これら一つひとつが大災害時の患者の安全確保につながると認識しておくことが重要である．

3 直接被害を受けなかった場合の病院の安全管理

大災害時に運よく病院が直接的な被害を免

れたとしても,「安全の1-2-3」の考えは重要である．病院自体の機能やスタッフに被害がなくとも,周辺で大きな被害が出ている場合,時間とともに大勢の傷病者や関係者が病院に押し寄せる．その際,院外より院内に危険物が持ち込まれる可能性があることを十分考慮する必要がある．

たとえば,大災害によって傷病者がなんらかの危険物に曝露されていた場合,その傷病者が病院にそのまま搬送され,それを知らずに接触したりすれば医療スタッフは傷病者同様の危険にさらされる．また,大勢の人間が無秩序に病院に詰めかけた場合も,それだけで危険な状況に発展する可能性もある．

さらに,テロリズムなどでの無差別大量殺戮などの特殊な災害への対応では,外部から意図して危険物や危険人物が院内に入り込む状況も想定される．ごった返した病院内に,持ち主不明の荷物などが置かれていた場合,爆発物かもしれないと考え,安全が確認されるまでは診療活動を中止し,避難行動をとらなくてはならない場合も出てくる．

混乱しているときこそ,人・物の管理を整然として行うことは,安全管理として重要である．

4 こころの安全管理

災害の事態対応を行うスタッフは,命にかかわる身体面の危険のほか,メンタルヘルスにおいても重大な危険に晒される．災害対応後に心的外傷後ストレス障害（post traumatic stress disorder：PTSD）を引き起こし,正常な生活や就業活動が継続不能となる場合がある．

一般に被災者のメンタルヘルスが注目されることが多いが,同じように救援者にもこころの問題は生じる．このような事態を「救援者惨事ストレス」と呼ぶ．災害対応中は身体の安全面ばかりでなく,精神面の安全も同様に大切に考えて対応する必要がある．

ストレス障害を減らすための対応は,災害対応活動中から始めなくてはならない．しかし個人の対応だけでは限界があり,組織としてきちんと計画し,スタッフ保護のための対応を十分考慮すべきである．

安全に関する3つのS（3S）

CSCATTTの「Safety（安全）」には,3つの要素が含まれている．以下に,災害時の個人としての初期対応である「安全に関する3つのS（3S）」について確認していく．

3つのSとは,①Self（自分自身）,②Scene（現場）,③Survivor（生存者）,の安全を確保するというものである．医療従事者が安全に活動できないと判断される場合には,責任者への通達・報告,現場からの退避・撤退,そして安全が確保されるまでの避難の原則に従う必要がある．

これら3Sでは,災害時,被災地で患者および被災者が混乱することによる2次災害や2次被害が懸念されることなど,傷病者を救済するために知っておくべき災害現場のさまざまな危険を3つの側面に分けている．

施設ごとに防災マニュアルが設置されているので,読んでおくとよい．

1 Self—自分自身の安全

a 安全行動

災害時に,医療従事者ならばまず患者の安

全の確保に意識が向かうかもしれない．しかし，看護師自身が負傷してしまっては，患者や被災者の安全を守ることはできない．

たとえば，地震であれば緊急地震速報から地震が起こるまでには数秒ある．緊急地震速報を受け，地震が起こるまでの間に自分の身を守る対策を考える．緊急地震速報を聞けない場合にも，地震が起こった場合には，以下に記載した安全行動をとる．

①倒れそうな物の近くから離れる．
②転倒を避け，固定され動かない物につかまる．
③しゃがんで転倒を防止し，頭部を保護する．

b 物品

ヘルメット，長袖や膝あて・肘あて，安全靴など防御機能のある防御具物品が用意されている場合には，それらの物品を使用し自己防衛を行う．地震後であれば，不用意に危険地域には入らない．肌が露出する服装やサンダル履きは危険を伴うため，避けるべきである．

上記は地震の場合だが，火災の場合にはまず火災現場から離れ，自分自身の身を守る必要がある．

2 Scene—現場の安全

まず，病棟や，その他の現場の安全が確保できているかどうか周囲を観察する．患者の状態や状況の確認を行い，継続看護の必要性を判断する．

ライフラインの状況，壁の落下や壁からの金属片などの落下物，漏電・爆発・火災・有毒ガスの発生の有無などを確認し，さまざまな危険から身を守らなければならない．

a 落下物から身を守る／被害状況の確認

以下の状況を把握し，現場の危険から身を守る．
・倒壊の危険があるため，棚の近くを避ける．床頭台や冷蔵庫が固定されているかどうかを確認する．
・窓ガラスによる負傷の危険性を考え，窓から離れる．
・壁が落下する可能性があるため，壁の破損があるかを確認する．壁の落下や壁からの金属片や電線などから身を守る．
・爆発の危険性を考え，ガス管の破損，においなどの異常はないかを確認する．
・漏電の危険性を考え，水漏れはないかを確認する．
・火災の有無はないかを確認する．

b ライフラインの確認

ライフラインに関しては，以下の危険性が考えられる．
・爆発の危険があるため，医療ガスの元栓を閉める．
・水漏れがある場合には，漏電の危険がある．
・火災の有無の確認をする．

c 火災を発見した場合の対応

まず，大声で火災の発生を周囲に伝える．各施設の役割担当に従い，消火器や消火栓を用いて初期消火活動を行う．引火性のある薬品は，安全な場所に移動する．

3 Survivor—生存者（患者・被災者）の安全

患者の安否確認を行う．看護師は，各部屋を回り患者の在室と安全の確認を行う．この

とき，検査やリハビリテーション，手術を行っている場合などを含め，患者が不在の場合には師長やリーダーなどの担当者に報告する．また，追って安否の確認を行う．

負傷者を発見した場合には，病棟単位でのトリアージとその場で最小限の救急処置を行う．この場合，その状況を必ずメモや記録に残しておくことが重要となる．

まとめ

本項ではCSCATTTを基本とし，そのなかの「Safety（安全）」を3つの側面からとらえて解説した．

3Sについては，災害規模や被災地の状況，病院や施設によってさまざまな考え方や対処方法があるだろう．災害時には基本対応をもとにしながら，そのとき・その場に合わせた柔軟な対応を行うことが重要となる．とくに「Safety（安全）」では，自分自身の安全を確保しなければ先に進むこともできず，他者を守ることができなくなる．

本項は災害看護における内容であるため，救援・救護で現場へ赴く場合とは異なる点もある．救援・救護で現場へ赴く場合は，災害モードに切り替え，別途，その災害（地震・火災・津波など）に合わせたCSCATTTを理解する必要がある．

参考文献
1) 日本集団災害医学会監：標準多数傷病者対応MCLSテキスト．ぱーそん書房，2014．

Step 2-1-2 学習の振り返り

- 「CSCATTT」のなかの「Safety（安全）」について説明してみよう．
- 安全に関する「3つのS（3S）」について説明してみよう．
- 3Sについて，それぞれどのような行動をとるべきかを説明してみよう．

CSCATTT
情報伝達
Communication

Step 2-1-3 学習目標
- 災害情報の種類を理解する．
- 災害時に情報通信が果たす役割と課題を理解する．
- 災害情報の課題と対策を理解する．
- 災害情報システムや情報源としてのマニュアル類について理解する．

災害情報

1 災害情報とは

　災害情報は，災害対策のさまざまな段階で重要な役割を果たしている．各段階で必要となる情報は，**表1**のとおりである[1]．

　静穏期（平常時）には，予防対策として住民には防災や減災のための啓発情報が，組織には被害想定や防災計画，具体的に発災時に何をどのようにすべきかというマニュアルなどが必要となる．

　警戒期には，避難などの準備のために住民には予報や警報および災害因情報が，組織には災害因，被害予測や災害対応のための要員招集情報が必要となる．

　発災期には，応急対応として住民には災害因および被害情報を伝えるとともに行動指示を行い，安否情報を発信する．組織には被害情報の収集・伝達を行うとともに，災害対応要員の招集および職員の安否を確認し，他機関への応援要請や他機関との活動調整を行う．

　復旧・復興期には，復旧・復興の対策として住民には生活情報や行政の災害対応の情報が，組織にはライフラインなどの復旧情報や対応策の広報が必要となる．

2 災害情報学研究

　災害の被害を軽減するために不可欠な分野として，「災害情報学」があげられる．災害情報学とは，防災・減災のために必要とされる情報について，その内容・送り手・受け手・伝達方法・情報伝達システムなどについて研究するものである．

　その研究対象は，平常時（静穏期）から発災期，復旧・復興期まで，ソフトからハードに至るまで，さらに行政機関から報道機関・事業所や個人まで，すべてを包含した社会全体である．

　情報化が急速に進行しつつある現在，情報伝達技術は日進月歩であり，それを適切に利用すれば，効果・効率的に防災・減災を実現することが可能となる．一方で，観測・監視技術の向上によって，提供可能な災害関連情

表1　災害の段階と必要な情報

災害の段階	平常時	警戒期	発災期	復旧・復興期
対策・目的	予防対策	準備	応急対応	復旧・復興対策
必要な情報　住民	啓発情報	予報・警報，災害因	災害因，行動指示，被害情報，安否	生活情報，行政の災害対応
必要な情報　組織	被害想定，防災計画，マニュアル	災害因，被害予測，要員招集	被害情報の収集・伝達，要員招集，職員の安否，他機関への応援要請，他機関との活動調整	ライフライン等の復旧情報，対応策の広報

中村功：災害社会学入門（大矢根淳ほか編），p.109，弘文堂，2007より一部改変

報もその種類・質・スピードにおいて大きく発展しつつある[2]．

3　災害における情報通信が果たす役割と課題

a　「情報空白域」を最小化する取り組み

　災害において情報通信の果たすべき役割は大きい．総務省によれば，阪神・淡路大震災では，電話や交通機関が途絶し，ドーナツのように被災地中心部の情報が空白になった[3]．このとき，情報発信は主に新聞，ラジオ，テレビなどのマスメディア（mass media）を通して行われ，発災直後の情報はマスメディアを通じて報道され，インターネットは主に救出・救護期以降に使われた．

　東日本大震災においては，通信インフラに対する被害も甚大であったため，発災直後は情報伝達の空白域が広範囲であったが，このようななか，「情報空白域」を最小化しようとする取り組みが行われた．また，東日本大震災においては被害が広域的かつ甚大であったことから，マスメディアだけでは限界があり，きめ細やかな情報を送ることが可能なソーシャルメディアなどの新たなメディアも用いられた．さらに，インターネットなどを活用して震災直後からさまざまな情報発信が行われた．

　一方で，災害時におけるインターネットの利活用については，通信の途絶の課題や，いわゆるデマ情報やチェーンメールへの対処など，さまざまな課題も浮かび上がっている．

b　情報の信憑性に対する課題

　情報の信憑性の視点から課題になっているのが，X（旧ツイッター）やフェイスブック（Facebook）などのソーシャルネットワーキングサービス（social networking service：SNS）である．SNSは簡単な操作で情報を発信したり受け取ったりすることができ，誰でも，いつでも，どこでもできるというメリットがある．

　一方で，その情報に基づくなんらかの行動を期待する場合，情報発信者はその情報に「拡散希望」などを付け加えることができるが，もしその情報が間違っていたりデマ情報であったりすると，誤った情報がどんどん広がり混乱を引き起こすことになる．

　情報を受け取った側が情報の真偽を確認するのはなかなか難しいことであるが，Xの場合，発信元が「認証済みアカウント」かどうかが1つの目安となる．また，受け取った情報のなかに情報源が記されているかどうかも重要な見分け方の1つである．たとえば，自

治体や気象庁，報道機関など情報の引用元となるホームページアドレスが記されている場合は，信憑性が高いといえる．

なお近年，生成AIによる災害偽動画も投稿されるようになり，信憑性の判断がさらに難しくなっており，注意が必要である．

4 災害情報の生産と発信

a 情報の整理

災害時に必要な情報は前述のとおりであるが，これは枠組みであり，具体的にはその枠組みに格納された情報の内容が重要である．情報は，必要とする人には価値があるが，必要としない人には価値はない．必要な情報を具体的に整理するためには，情報を，「災害時に普遍的に必要な情報」と，「災害状況によって必要となる特化した情報」の2つに分けて考える必要がある．

前者によって大枠を整理し，後者のどの情報を利用するのかを，利用者の必要性に応じて判断することが肝要である．これらの情報を効率的に利用するには，とくに後者の整理が重要であり，必要な人が必要な情報を探し出しやすいように提供できることが大切である．

b データマイニング

さまざまなデータから必要なデータを探し出すデータ収集法として，「データマイニング」がある．データマイニングは，「明示されておらず今まで知られていなかったが，役立つ可能性があり，かつ自明でない情報をデータから抽出すること」とされており，データの巨大集合やデータベースから有用な情報を抽出する技術体系である．

災害に関する情報は，大きな枠組みで「災害情報」としてくくられており，そこから被災者や災害支援者が必要とする情報を探し出す必要がある．まさに，データマイニングを行うことになる．そのためには，被災者や支援者自身が，何のためにどのような情報が必要なのかを整理しておく必要がある．

5 緊急情報発信の手段

緊急情報の伝達手段として，旗，サイレン，広報車，屋外表示板，防災行政無線，ラジオ（AM／FM），テレビ，有線放送，緊急速報メール，SNSなどが利用されているが，現在はマスメディアの発達により，テレビやラジオ，携帯電話やスマートフォンによる緊急情報の発信が確立している．

その代表的なものとして，「緊急地震速報」がある．地震の発生直後に各地での強い揺れの到達時刻や震度を予測し，可能な限りすばやく知らせる情報のことであり，強い揺れの前に自らの身を守ったり，列車のスピードを落としたり，あるいは工場などで機械制御を行うなどの活用がなされている．

しかし，緊急地震速報が発表されてから強い揺れが到達するまでの時間は，数秒から長くても数十秒程度ときわめて短く，震源に近いところでは速報が間に合わないこともある．また，ごく短時間のデータだけを使った速報であることから，予測された震度に誤差を伴うこともある．しかし，誤報であってもその結果はすぐに判明するため，身を守るための情報としては重要である．

旗などは古くさいイメージがあるが，通信が途絶した集落から旗を振ったり，石などでSOSのサインをつくったりすることで救助要請を行うこともあり，被災地の状況によって情報発信手段を工夫する必要がある．

情報

1 情報とは

　情報とは，広辞苑によると，「ある事柄についてのしらせ．判断を下したり行動を起こしたりするために必要な，種々の媒体を介しての知識」[4]とある．今まで知らなかったことが種々の媒体（メディア）によって知らされ，それによって受け手は種々の判断をすることになる．また，村上[5]によると，「一定の体系の下で整理された知識」が「情報」とされている．情報をどのような体系で整理するかが重要であり，前述した災害情報の整理の視点が必要となる．

　データとは，事象や概念などの現象や性質を一定の条件のもとで整理し，文字や数値といった形式で表現したものである．情報とは，データのうち意思決定に用いられるものや，知識体系への事実追加あるいは修正に役立つものである．

　知識とは，概念や手法などのように特定の用途に役立つよう体系的に組み立てられた情報の集合体であり，知恵とは，知識を実践で昇華させた仮説または知識によって得られる物事を理解する能力である．

　人が情報によって行動する際，正しい情報を得て正しく判断できればよいが，正しい情報を得ても正しく判断できなかったり，正しくない情報を得て間違った行動をとってしまったりすることもある．その場合，いかに正しい情報を得ることができるか，そしてその情報を用いていかに正しい行動をとることができるかが重要となる．言い換えれば，「情報は人を制御する」といえる．

2 コミュニケーション

　コミュニケーションとは，人間が互いに意思や感情・思考を伝達し合うことであり，言語・文字・身振り・画像などの物質的記号を媒介手段として行われる．マス・コミュニケーションにおいてメディアの効果は大きく，パーソナル・コミュニケーションにおいても影響を与えている[6]．

3 情報とコミュニケーション

　情報行動とは，北村[7]によると，「行動主体がその行動のために環境から引き出すもの」であり，「情報伝達行動」と「情報取得行動」に二分され，さらに情報取得行動を「情報捜し」と「情報受容」に分類できるとされている．情報行動とは，コミュニケーションやメディアの利用など人間が情報とかかわる行為全般であり，人間が日常的に行っているさまざまな行為をさす．

　また，橋元[8]によると，情報行動は「いわゆる情報メディアを媒介として情報を授受・加工・生産・蓄積するメディア利用行動」および「主に言語信号を授受する直接的コミュニケーション行動」とされている．

4 リスクコミュニケーション

　リスクコミュニケーションとは，社会を取り巻くリスクに関する正確な情報を，行政・市民・専門家などの関係主体間で共有し，相互に意思疎通を図ることであり，合意形成の1つである．

　災害時においては，上手にリスクとつき

あっていくことが重要であり，そのためには地域の行政や住民と災害リスクに関する情報を共有し，リスクに関するコミュニケーションを行うことが必要である．コミュニケーションの方法は，地域の状況に応じてさまざまであり一定の方法があるわけではないが，いずれの方法をとるにせよ，行政と地域住民との信頼関係が築きあげられていることがリスクコミュニケーションを円滑に進めるための前提となる．

リスクコミュニケーションの一例としては，「土砂災害ハザードマップ」を行政と地域住民が協力して作成し，避難訓練を行うことなどがある．「土砂災害ハザードマップ」は以下の手順を経て作成される．
①地域の自治会で，土砂災害が起こりそうな場所などの現状を把握する．
②現状をふまえて，どのようにしたいかという目的や目標を設定する．
③行政などのリスクコミュニケーションの相手を選定する．
④専門家も含め，行政と土砂災害ハザードマップを協働して作成する．
⑤行政も含め地域住民でハザードマップを共有し，どの程度の雨量でどこに避難するかを検討する．
⑥ハザードマップを用いて，避難訓練を実施する．
⑦リスクコミュニケーションの評価をする．

5 メディア

メディアとは，情報の記録・伝達・保管などに用いられる物や装置などの媒体のことである．マスメディアとは，マス・コミュニケーションの媒体のことであり，新聞・雑誌・ラジオ放送・テレビ放送などをさす．

マスメディアは，媒体の違いによって以下のように分類される．
・電波を媒体とするマスメディア：テレビ，ラジオ，携帯電話，スマートフォン
・紙を媒体とするマスメディア：新聞，雑誌，フリーペーパー
・そのほかのマスメディア：インターネット放送，ニュースサイト，動画共有サービス，電子掲示板，ブログなど

災害情報は，これらマスメディアを活用して伝達される．

災害情報の課題と対策

まずは，災害情報が正しいことが大前提となる．また，いつでも，どこでも，誰とでも，災害情報をやりとりし，共有できるいわゆるユビキタスな災害情報システムが理想である．

その要件としては，①切れない通信網（頑丈，多重系／冗長性，衛星・無線・有線の融合），②すぐにつながる通信網，③欲しい情報が正確に，そして確実に得られる通信，④現場の状況がありのままに見える（ヘリコプター，ドローン等），などである．

田中[9]によると，防災情報の真偽は図1に示したとおりである．予測したことが実際に起これば，正確な情報だったということになる．また，予測されずに実際にも起こらなければ，その予測されていないことは正しかったことになる．

一方，予測したことが起こらなかったり，予測していなかったことが起こったりすると，誤情報ということになる．予測どおりには起こらなかった場合は「空振り」であり，予測できなかった場合は「見逃し」である．

このような災害情報の課題と対策として，

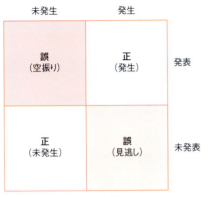

図1 防災情報の真偽
田中淳：災害情報論入門（田中淳ほか編）．p.52，弘文堂，2008より引用

次の3点があげられる．

1 災害情報の精度と，空振りと見逃しのジレンマ

災害予測情報などが抱える最も大きな課題は，予測精度が十分ではないことである．東日本大震災では，巨大地震の発生を事前に予測することの難しさが露呈し，地震発生直後に発表した大津波警報も十分ではなかった．

このような状況から，その結果，見逃しを避けようと被害が発生する前に積極的に避難指示などを出すようにすれば空振りが増え，空振りを避けようとすれば今度は見逃しが増えるというジレンマに陥ってしまう．

2 メディアの有効な組み合わせ

災害情報を正確に伝達するには，送り手側と受け手側の共通理解が必要になるが，それが十分ではない場合が少なくない．

メディアの必要な機能としては，①危険が迫っているときには利用者が直接情報を取りに行かなくてもすぐに知らせてくれる，②被災が予測される地域にいる，あらゆる年代だけでなく，障害のある人・外国人などのいわゆる災害時の要配慮者に対しても情報を伝えられる，③災害が切迫しているなどの異常事態発生と的確な対応に関する情報をすぐに理解できるように提供できる，などが求められる．

3 空振りと受容

災害情報が的確そして迅速に伝達されたとしても，住民などによる行動にうまく結びつかなければ意味がない．しかし，前述のとおり情報の信憑性の課題などもあり，情報が十分に活用されない場合もある．

このような場合，必要な情報を関係主体間で共有し，相互に意思疎通を図って合意形成する前述のリスクコミュニケーションが有効である．仮に空振りであっても，この合意には関係するすべての人々が参加しており，自ら最良の判断を行っているはずである．

自分たちが整理した事前情報に基づき，空振り覚悟で積極的に避難などの命を守る対応を行うことができる．

パニック防止対策

パニック防止対策の類型は，**表2**のとおりである[3]．平常時・緊急時およびソフト・ハード対策の掛け合わせで，4つに分類することができる．とくに，情報にかかわるところは緊急時のソフト対策であり，緊急時に必要な情報を的確に提供することでパニックの防止につながるとしている．

また，リスクコミュニケーションの視点からは，事前すなわち平常時にソフト対策およびハード対策を実施しておくと，パニックの防止につながることがわかる．

表2　パニック防止対策の類型

	ソフト対策	ハード対策
平常時	・情報伝達体制の整備 ・避難誘導マニュアルの整備 ・定期的な避難誘導訓練の実施 ・避難場所，避難順路の表示	・都市施設の耐震，耐火性改善 ・十分な脱出路の確保 ・停電，排気対策(自家発電装置など) ・一時避難場用のオープンスペース確保
緊急時	・適切な避難指示の迅速な伝達 ・救援情報の提供 ・脱出可能性についての情報提供 ・その他の安心情報の提供	・避難誘導 ・非常用出口の開放 ・非常用照明の活用 ・流入規制による群集過密化の防止

三上俊治：パニック対象のあり方. 災害情報と社会心理 (廣井脩編著). p.72, 北樹出版, 2004 より引用

災害情報システム

1　災害情報システムとは

主な災害情報システムのなかで，公的なシステムには以下のようなものがある．

a　全国瞬時警報システム (J-アラート)

総務省の「全国瞬時警報システム (J-アラート)」は，国民保護法に基づく国民保護体制を運用面から支えるものとされている．対処に時間的余裕がない大規模な自然災害や弾道ミサイル攻撃などについての情報を，国から住民へ直接瞬時に伝達することができるという点がJ-アラートの最大の特長である．

とくに弾道ミサイル攻撃やゲリラ・特殊部隊による攻撃が発生した場合は，事態は一刻を争うことから，国民保護サイレンによって国民に対して警報をすみやかに伝達し，できる限り多くの住民や外出中の人を屋内退避や避難に導くことが定められている．

J-アラートは，国から発令された警報について，人工衛星を介して各自治体の無線を自動的に起動し，防災行政無線や有線放送電話を利用して音声で各地住民に通達するものであり，公立学校や病院などでも受信可能である．

b　災害情報共有システム (Lアラート)

総務省の「災害情報共有システム (Lアラート)」は，災害における安心・安全にかかわる公的情報など，住民が必要とする情報を迅速かつ正確に伝えることを目的とした情報基盤である[10]．地方自治体，ライフライン関連事業者など公的な情報を発信する「情報発信者」と，放送事業者，新聞社，通信事業者などのその情報を住民に伝える「情報伝達者」とが，この情報基盤を共通して利用することによって，効率的な情報伝達が実現できる．

全国の情報発信者が発信した情報を，地域にかかわらず全国の情報伝達者に一斉に配信できるため，住民はテレビ，ラジオ，携帯電話，ポータルサイトなどのさまざまなメディアを通じて情報を入手することが可能になる．

c　統合災害情報システム (DiMAPS)

国土交通省の「統合災害情報システム (Integrated Disaster Information Mapping System：DiMAPS)」は，地震や風水害などの自然災害発生時に，いち早く現場から災害情報を収集してインフラや交通関連などの災

害情報を地図上にわかりやすく表示することができる，これまでにないシステムとして構築された[11]．

なお，DiMAPSのシステム整備は国土地理院が行い，運用は国土交通省水管理・国土保全局が実施している．

d 広域災害救急医療情報システム（EMIS）

厚生労働省の「広域災害救急医療情報システム（emergency medical information system：EMIS）」は，災害時に被災した都道府県を越えて医療機関の稼働状況など災害医療にかかわる情報を共有し，被災地域での迅速かつ適切な医療・救護にかかわる各種情報を集約・提供することを目的としており，以下の特徴を有している[12]．

・各都道府県システムにおける全国共通の災害医療情報の収集
・医療機関の災害医療情報を収集，災害時の患者搬送などの医療体制の確保
・東西2センターによる信頼性の高いネットワーク構成
・平常時・災害時を問わず，災害救急医療のポータルサイトの役割

なお，このシステムの機能を利用するには，インターネットの回線が必要となる．

e キキクル

気象庁のキキクル（警報の危険度分布）は，防災気象情報の1つで，大雨による土砂災害・浸水害・洪水災害の危険度の高まりを地図上で確認できるシステムである．気象庁ホームページ[13]で閲覧できるほか，テレビの気象情報，スマートフォンのアプリなどから届く「危険度通知」にも使用されている．

キキクルは，災害の危険度を5段階で色分けして（**表3**），リアルタイムに表示する．

表3　災害の危険度表示

色	色がもつ意味	住民のとるべき行動
黒	災害切迫	命の危険．ただちに安全確保
紫	危険	全員避難
赤	警戒	高齢者などは避難
黄	注意	避難行動確認
白	今後の情報等に留意	災害への心構えを高める

情報源としてのマニュアル類

1 マニュアルとは

避難指示情報などを考えると，マニュアルとは情報の取り扱い方を規定する情報を集積したものといえる[14]．

一般的に，マニュアルとは手引き，便覧，機械等の取り扱い／使用説明書，手順をまとめた（小）冊子などとされている．災害におけるマニュアルとして最も適当な説明は，手順をまとめた（小）冊子ということになる．

2 マニュアル類のデメリット

マニュアル類には，マニュアルさえ作成していればなんとかなるという過信が大きな課題としてある．完璧なマニュアルは存在しない．マニュアルにばかり頼りすぎていると，マニュアルに記載のない状況が発生した場合に，対応できなくなってしまう．

マニュアルをどこまで具体的にわかりやすくし，そしてどこまで抽象的に理解の自由度をもたせるか，というバランシングも大きな課題である．

3 典型的なマニュアル

防災マニュアル作成にあたっての留意点は，非常時における職員の行動指針や役割分担をあらかじめ決めておくことである．そして，全職員が常日頃からその内容を十分に理解し，リスクコミュニケーションができていなければならない．

また，防災マニュアルの目的は，大きく人命や施設等資産の保護と業務・施設の回復とに分けられる．作成の視点からは，防災マニュアルはいざというときに役立つものでなければ意味がないため，全職員が内容を把握しやすいようにできるだけ文章を短くし，要点が簡潔で明瞭に整理されていることが重要となる．

典型的なマニュアルの章立てを，**表4**に示す．

4 事業継続計画

事業継続計画（business continuity plan：BCP）は，災害などが発生した場合に組織の損害を最小限に抑え，事業の継続や復旧を図るための計画で，すなわち組織が基幹事業を継続したり，早期に事業を再開したりするために策定する行動計画である．

近年，事業継続計画の策定が盛んになり，BCPが災害対策マニュアルの一部として取り扱われるようになってきた．災害などが発生した場合の対応策を事前にまとめ，それらを

表4　防災マニュアルの章立て

第1章	マニュアルの位置づけ，考え方など
第2章	想定される災害
第3章	防災・減災を図るための日頃の備え
第4章	災害時の対策・体制
第5章	復旧・復興
第6章	防災・減災教育・訓練

関係者で共有すると考えれば，リスクコミュニケーションとしてもとらえることができる．

引用文献
1) 中村功：災害社会学入門（大矢根淳ほか編）．p.109，弘文堂，2007．
2) 日本災害情報学会：災害情報学研究とは http://www.jasdis.gr.jp/09annnai/index5.html より2025年1月6日検索
3) 三上俊治：パニック対象のあり方．災害情報と社会心理（廣井脩編著）．p.72，北樹出版，2004．
4) 新村出編：広辞苑．第七版，p.1455，岩波書店，2018．
5) 村上泰亮：反古典の政治経済学（上）進歩史観の黄昏．中央公論社，1992．
6) 茨木正治ほか編著：情報社会とコミュニケーション．ミネルヴァ書房，2010．
7) 北村日出夫：情報行動論―人間にとって情報とは何か．誠文堂新光社，1970．
8) 橋元良明編著：情報行動と社会心理．北樹出版，1999．
9) 田中淳：災害情報論入門（田中淳ほか編）．p.52，弘文堂，2008．
10) 総務省：Lアラート（災害情報共有システム）の普及促進．http://www.soumu.go.jp/menu_seisaku/ictseisaku/ictriyou/02ryutsu06_03000032.html より2025年1月6日検索
11) 国土交通省：統合災害情報システム（DiMAPS）．https://dimaps.mlit.go.jp/dimaps/index.html より2025年1月6日検索
12) 厚生労働省：広域災害救急医療情報システム（EMIS）．https://www.wds.emis.go.jp/ より2025年1月6日検索
13) 気象庁：キキクル（危険度分布）．https://www.jma.go.jp/bosai/risk より2025年1月6日検索
14) 矢守克也：巨大災害のリスク・コミュニケーション．ミネルヴァ書房，2015．

Step 2-1-3 学習の振り返り
- 災害情報の種類を説明してみよう．
- 災害時に情報通信が果たす役割と課題について説明してみよう．
- 災害情報の課題と対策について説明してみよう．
- 災害情報システムや情報源としてのマニュアル類について説明してみよう．

CSC**A**TTT
アセスメント（分析・評価）
Assessment

Step 2-1-4 学習目標
- 急性期・慢性期のアセスメントについて理解する．
- 医療機関・避難所におけるアセスメントについて理解する．

アセスメントとは

アセスメント（assessment）とは，一般的には「評価」や「査定」といった意味で用いられ，看護過程においても，患者情報の分析や，看護ケアの方向性や優先順位を判断するために行われる．大規模災害における体系的対応の基本原則である CSCATTT の A も「アセスメント」を意味する．

災害時のアセスメントの特徴

災害時のアセスメントとは，収集した情報をもとに，個人や組織・地域が災害によって被った影響を分析・評価することである．その結果から以降の戦略や計画を導き出すことが，アセスメントの目的の1つとなる．本項では，災害サイクル各期におけるアセスメントの特徴について述べていく．

1 急性期

a 急速なニーズ変化への対応

急性期の現場の状況は目まぐるしく変わり，それに伴ってニーズも変化する．急速な変化への対応が求められる場合が多いため，すべての情報が手元にそろってからアセスメントをするのではなく，情報が更新されるごとに繰り返しアセスメントを行い，災害対応の方向性や計画を修正する必要がある．急性期は，TTT（トリアージ・治療・搬送）が医療活動の大きな柱となる．TTT の遂行には CSCA の確立が前提となるため，被災者の安全を守るためには的確なアセスメントが肝要となる．

b 情報の正確性

災害の規模が大きくなるほど，情報収集は困難となる．的確なアセスメントを行っていくためには，Step 2-1-3「情報伝達」（p.112 参照）でも述べられているように，さまざまな手段を用いることになる．その一方で，SNS

表1　急性期におけるアセスメントの一例

場所	情報	アセスメント
医療機関	●患者・面会者の状況（災害発生による負傷の有無など） ●病院職員の状況	●搬送や転院の必要性はあるか ●職員の緊急招集や勤務調整を判断
医療機関	●建物損壊の有無 ●ライフライン（電気・ガス・水道）の被害状況 ●通信インフラの状態 ●医療機器の被害状況 ●医薬品の被害状況や在庫の状況	●診療の継続が可能か ●患者や職員を院外へ避難させる必要性はあるか ●救急患者の受け入れは可能か
医療機関	●病院周辺の被害状況	●安全な避難が可能か ●差し迫った危険はないか
避難所	●避難者の人数や内訳 ●運営体制の状況	●運営体制はこのままで可能か（支援の必要はないか）
避難所	●食事の提供状況や備蓄 ●睡眠に関する設備や状況 ●トイレの設置個数や備蓄 ●感染症対策や衛生環境	●物資や備蓄について，新たな補充の必要性はないか ●集団生活への対応は十分か ●健康を損なう因子はないか
避難所	●周辺地域の在宅避難者や車中泊の有無 ●在宅避難者に対する支援の状況（食事の配布などができているかなど）	●避難所以外の被災者に対する支援は必要か

などの普及によって，情報源が不確かな内容が含まれていることにも注意しなければならない．情報の出所や正確性を見極めながら行うことが，災害時のアセスメントの特徴でもある．

c　情報発信がない場合の視点

近年はEMIS（Step 2-1-3「情報伝達」p.112参照）をはじめとするさまざまな情報ツールが災害時に活用されており，情報の集約や可視化ができるようになっている．ただし，これらは通信手段が確保されていることが前提ともなるため，情報入力や発信がなされていない場所については，その原因も評価しなければならない．とくに急性期の混乱が顕著な時期は，ライフラインの寸断で自ら情報発信できず孤立している場合も考えられるため，情報が「ない」という状態についても，その原因をアセスメントしていく必要がある．

*

急性期におけるアセスメントの例を**表1**に示す．

2　慢性期

a　環境変化への適応

災害サイクルが慢性期に入ってくると，被災者の住まいが避難所から仮設住宅や復興住宅に移行するなど，生活環境の変化が生じる．新たな住環境へ適応できているか，継続的に評価・介入していく必要がある．また，災害後のストレスフルな状態に環境変化という新たな因子が加わることになるため，精神面の

表2　慢性期におけるアセスメントの一例

情報	アセスメント
●健康状態（基礎疾患の状況など） ●ADL ●自宅内の状況 ●同居者の有無と関係性 ●近隣住民との交流の有無 ●現在受けている支援の有無と種類 ●通学や通勤の状況	●受診や内服が継続できているか ●睡眠状況や飲酒量の変化など，ストレスの高まりが疑われる徴候はないか ●仮設住宅など住環境の変化に適応できているか ●家事を行ううえでの困難や，それに伴う支援の必要性はあるか ●周辺コミュニティ（近隣住民や職場，学校なども含む）との関係性は保たれているか

状態や生活習慣なども鑑みたアセスメントが求められる．

b　ライフサイクルによる視点の違い

住環境の変化によって，地域コミュニティにも変化が生じ，それまで構築されていた人間関係などに大きな影響を及ぼす．とくに災害発生前から近隣の交流が密であった地方型の災害の場合は，高齢者などがその影響を受けやすく，孤立に陥っていないかなどの視点も重要である．

学童期から青年期の人の場合，「学校」がコミュニティの機能も持ち合わせる．被災した影響で転校や進路変更を余儀なくされる可能性もあり，子どものコミュニティが変化した影響についても目を向けなければならない．

慢性期には，地域コミュニティを対象としたアセスメントの視点と介入が，個人の健康問題への対策ともなりうる．

＊

慢性期におけるアセスメントの例を**表2**に示す．

機関別のアセスメント

1　医療機関におけるアセスメント

医療機関が自然災害によって被災した場合，各組織における指揮命令系統のもと（C；Step 2-1-1「指揮命令・統制」p.102参照），安全管理（S；Step 2-1-2「安全」p.107参照）や情報収集がなされる．集まった情報をもとに，患者や職員，建物などが受けた被害を評価し，必要なマンパワーや物資の調達を行い，病院だけで補いきれない場合は外部に支援要請を行う必要がある．具体的な方向性は病院の規模や機能によっても異なる．たとえば，災害拠点病院など地域の災害医療の中核を担う機関は，対応できる職員の確保や，入院可能なベッドを拡充するといった対応を迅速に行うことになる．

各病棟では，患者の安全も担保しながら，迅速な情報収集とアセスメントを行わなければならないため，施設によって被害状況のチェックリストや，その項目に応じた判断基準を設けている．

一方で，重大な建物被害やライフラインの

ステップ **2** 災害時に必須の技術を学ぶ

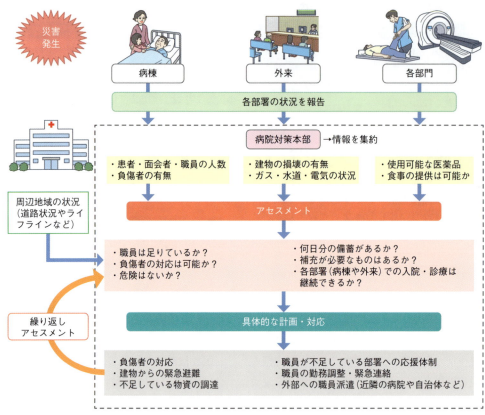

図1　災害急性期の病院におけるアセスメントの一例

復旧が困難であると見込まれるときには，患者や職員を迅速に避難させるといった判断をしなければならない．実際の対応は被害の場所や規模によっても異なり，病院外の機関とも連携をすることになる．そのため，平時からの訓練や関係機関の調整を行っていく必要がある．

災害急性期の病院におけるアセスメントの例を**図1**に示す．

2　避難所におけるアセスメント

自治体ごとに指定されている，いわゆる「指定避難所」で実施されるアセスメントは，被災者や周辺地域，避難所の環境全体がその対象となる．日本の避難所は学校をはじめとした公共施設が指定されていることが多いため，日常生活のための物資などは災害が発生してから設置される．したがって，日常生活を営む環境が整えられているか確認し，不足している場合には支援を行う．同時に，被災者の健康状態についても，避難所での生活が継続可能な状態なのか留意しなくてはならない．災害急性期の避難所におけるアセスメントの例を**図2**に示す．

近年の自然災害発生時には，「施設・避難所等ラピッドアセスメントシート」（**図3**）[1]を用い，統一した規格・内容に基づいたアセスメントがなされている．これは，災害急性期には被災地内外から派遣された多様な支援

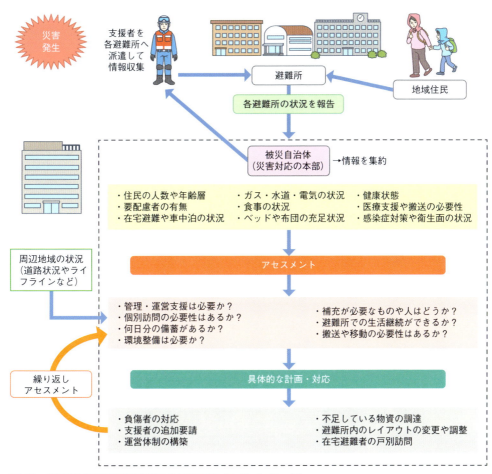

図2 災害急性期の避難所におけるアセスメントの一例

者がアセスメントを担うケースがあるため，支援者が代わっても同じようにアセスメントができるよう用いられる．シートには，避難者の人数やライフラインの状況，食事に関する項目などが記載されるようになっており，避難所での生活に関するアセスメントを行う．また，これらはデジタル化され，自治体や地域の管理を担う本部とも共有される．それにより，地域全体の被災状況についてのアセスメントにも用いられている．

引用文献
1) 厚生労働省：災害時健康危機管理支援チームについて.（別添2）「施設・避難所等ラピッドアセスメントシート」．https://www.mhlw.go.jp/content/10900000/001004544.docx より2024年12月18日検索

Step 2-1-4　学習の振り返り

- 災害時のアセスメントの目的について説明してみよう．
- 急性期・慢性期のアセスメントに必要な視点について，説明してみよう．
- 医療機関や避難所におけるアセスメントに必要な視点について，説明してみよう．

施設・避難所等ラピッドアセスメントシート（OCR 対応様式）

ver.20210907

□の欄は、使用可能・該当・対応済であれば、✓を入れてください

＊ A: 充足　B: 改善の余地あり　C: 不足　D: 不全

避難所コード	

調査日	2 0	年		月		日
	AM	PM		時		分

#A-D 選択式の項目が全て A 評価になるまで連日記入

人数は概算可

調査者氏名		調査者所属	
電話連絡先			

施設名		固定電話	
所在地		携帯電話	
		FAX	

避難所運営組織	□	代表者名	

避難者数（人）（A）		内訳 男性（人）		内訳 女性（人）	
食事提供人数（B）		避難所以外の避難者数（推計）※食事提供数（B）－避難者数（A）			

避難者数（再掲）	昼間人数（人）		夜間人数（人）		車中泊人数（人）	
	75 歳以上（人）		未就学児（人）		乳児（人）	

ライフライン / 通信	飲料水	A～D	食事	A～D	使用可能トイレ	A～D		
	電気	A～D	ガス	A～D	生活用水	A～D		
	固定電話	□	携帯電話	□	衛星電話	□	データ通信	□
医療支援	救護所設置	□	医療チームの巡回	□				

避難所の環境	過密度	A～D	毛布等寝具	A～D	室温度管理	A～D	手洗い環境	A～D				
	トイレ掃除	□	土足禁止	□	下水	□	ごみ集積場所	□	館内禁煙	□	ペット収容所	□
	男女別更衣室	□	男女別トイレ	□	男女別居住スペース	□	授乳室等母子専用スペース	□	障害者用トイレ	□		
	感染予防・清掃用物品	□	パーティションによる区切り	□	段ボールベッド	□						

伝達事項	

図 3　施設・避難所等ラピッドアセスメントシート

厚生労働省ホームページ：「施設・避難所等ラピッドアセスメントシート」.

column 災害時保健医療福祉活動支援システム（D24H）

近年，災害支援に必要な情報を，職種を横断して収集・管理するためのシステムが開発されている．その1つが「災害時保健医療福祉活動支援システム（D24H）」である．

これまでは，保健・医療・福祉などで異なる災害派遣チームの情報を共有するシステムはなく，支援対象となる避難所では，さまざまな支援者が訪れて同じことを尋ねるといった状況が起こった．また，ライフラインや道路状況など，被災地への移動に関する情報も支援者が各々で調べて向かうことがほとんどであり，安全に移動するための準備体制は脆弱であった．

このような問題を解決するために，厚生労働省では令和6年の能登半島地震より「D24H」の本格運用を開始した．これは，各チームが収集した災害情報を整理・統合し，分析ができるシステムとなっている．加えて，情報をリアルタイムに共有し，異なる機関とも意思疎通が可能である．

このシステムの活用により，活動の意思決定が的確に行えるようになると期待されている．今後は，被災地で活動する支援チームへのシステムの教育・トレーニングが課題になると思われる．

職種の垣根を越えて協力し，被災者のために支援が提供できる体制づくりが望まれる．

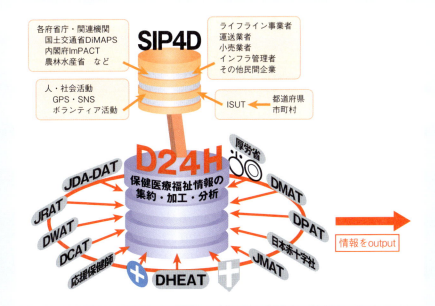

図　D24HがつなぐALL JAPAN保健医療福祉システム連携イメージ
芝浦工業大学システム理工学部環境システム学科市川研究室：災害時保健医療福祉活動 情報支援システム-D24H- パンフレットより引用．

CSCA**T**TT
トリアージ
Triage

Step 2-1-5 学習目標
- トリアージ区分について理解する．
- トリアージの方法（START法・PAT法）について理解する．
- トリアージ・タッグの記載について理解する．

トリアージとは

　大地震や列車・バスの事故などで多数の傷病者が発生した場合，医療スタッフ・救急隊員の数，資器材，搬送手段など，限られた人的・物的資源を最大限に活用して最大多数の傷病者に最善の医療を提供しなければならない．そのためには，救出，現場での治療，搬送など各段階における優先順位を決定する必要がある．

　トリアージとは，上述の状況において「傷病の緊急度や重症度を迅速に評価して優先順位決定を行うこと」である[1]．

トリアージ区分

　トリアージは，赤（区分Ⅰ），黄（区分Ⅱ），緑（区分Ⅲ），黒（区分0），の4段階に区分される（**表1**）[2]．

1 赤（区分Ⅰ）

　気道，呼吸，循環，意識などの生理学的評価に異常があり，生命の危険が高く，迅速な救命処置が必要である．

2 黄（区分Ⅱ）

　赤（区分Ⅰ）のあとの外科的処置や救急処置が許容され，赤を優先して治療が遅れても生命に危険がなく，原則として生理学的評価に異常がない．

3 緑（区分Ⅲ）

　赤（区分Ⅰ）や黄（区分Ⅱ）のあとの処置が許容され，軽微な傷病で必ずしも専門医の治療を必要とせず，処置が不要な場合もある．

4 黒（区分0）

　呼吸停止または心停止で，救命が困難という意味である．医師による「死亡確認」がな

表1 トリアージ区分

識別色	区分		傷病の状態の目安
赤	I	最優先治療群 即時（immediate） 緊急治療群	迅速な救命処置が必要
黄	II	待機的治療群 緊急（urgent） 非緊急治療群	外科的処置や救急処置が必要だが，赤（区分I）の対応後まで許容できる
緑	III	保留群 猶予（delayed） 軽傷群 処置不要群	赤（区分I）および黄（区分II）のあとの処置が許容され，軽微な処置または処置不要で赤（区分I）および黄（区分II）の対応後まで許容できる
黒	0	無呼吸群 救命不能（unsalvageable または non-salvageable） 救命困難	呼吸停止

日本集団災害医学会監修：DMAT標準テキスト．改訂第2版，p.52，へるす出版，2015をもとに作成

されている，または「社会死*」の場合は死亡となる．

「死亡（dead）」と表現されることがあるが，必ずしも死亡を意味するものではない．

トリアージの重要なポイント

トリアージは，繰り返し実施する必要がある．たとえば，災害発生現場で実施されるトリアージによって救出救助の優先順位が判断される．傷病者集積場所では現場救護所への搬送の優先順位が判断され，現場救護所では救急処置や救急車搭乗エリアへの搬送の優先順位が判断される．救急車搭乗エリアでは搬送の優先順位や搬送先医療機関の選定の判断がなされ，医療機関のトリアージエリアでは診療の優先順位が判断される．

このように，状況によってトリアージの目的は異なり，また，時間経過や救急処置によりトリアージ区分が変化する可能性がある．トリアージは，状況に合わせて繰り返し行うことが重要である．

トリアージの方法

トリアージは，「1次トリアージ」と「2次トリアージ」から構成される．

1 1次トリアージ；START法

患者の数が医療従事者数よりも圧倒的に上回る場面などで，歩行の可否や生理学的評価によって迅速に分類する方法である．主に災害現場や傷病者集積所・現場救護所で実施されることが多いが，患者が医療機関に殺到した場合には病院のトリアージエリアなどでも実施される．

わが国ではSTART（simple triage and rapid treatment）法[3]を基にしたトリアージが汎用されている．START法は，図1に示すような手順で30秒以内に迅速に行う．トリアージ区分が決定した時点で，それ以降の観察は行わない．

＊ 社会死：身体の状態から，医師の診断を仰ぐまでもなく，誰がみても死亡が明らかであること．

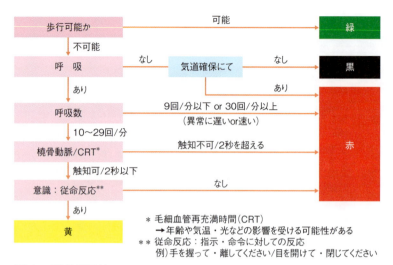

図1　START法

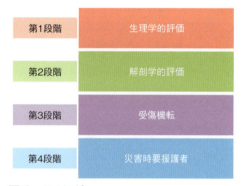

図2　PAT法

a 歩行の可否

「歩けますか？」と話しかけ，歩行の可否を確認する．歩行可能であれば，**緑（区分Ⅲ）** と判断し観察は終了となる．災害発生現場や病院の入口では，呼びかけによって緑の患者を移動させることが可能となる．

歩行不可であれば，次の観察に進む．

b 気道の評価

問いかけに対してなんらかの発語があった場合，気道開通と判断する．意識障害などで会話ができない場合は，呼吸の有無を確認する．呼吸がない場合や舌根沈下などで気道が閉塞している場合は，用手的な気道確保を行う．

気道確保後に呼吸が出現した場合は**赤（区分Ⅰ）**，呼吸がない場合は**黒（区分 0）** となる．呼吸がある場合は，次の観察に進む．

c 呼吸数の評価

呼吸数を測定し，9回/分以下または30回/分以上の場合，**赤（区分Ⅰ）** となる．呼吸数が10～29回/分の場合は，次の観察に進む．

呼吸数は「異常に遅い」または「異常に速い」かを短時間で判断する必要があるため，1分間観察する必要はない．たとえば，呼吸が2秒に1回以上あれば30回/分以上となり，10秒で1回の呼吸であれば9回/分以下となる．

d 循環の評価：橈骨動脈の触知

橈骨動脈が触知できない場合は，**赤（区分Ⅰ）** となる．また，橈骨動脈が微弱，頻脈（120

第1段階	
生理学的評価	
意識	JCS 2桁以上
呼吸	9回/分以下 または 30回/分以上
脈拍	50回/分未満 または 120回/分以上
血圧	収縮期血圧90 mmHg未満 または 200 mmHg以上
SpO₂	90％未満
その他	ショック症状 低体温（35℃以下）

第2段階
解剖学的評価
開放性頭蓋骨骨折
頭蓋底骨折
顔面・気道熱傷
緊張性気胸，気管・気道損傷
気胸・血気胸・開放性気胸・フレイルチェスト
腹腔内出血・腹部臓器損傷
骨盤骨折
両側大腿骨骨折
頸髄損傷（四肢麻痺）
デグロービング損傷
圧挫（クラッシュ）症候群
重要臓器・大血管損傷に至る穿通性外傷
専門医の治療を要する切断肢
専門医の治療を要する重症熱傷

第3段階
受傷機転*1
体幹部の挟圧
1肢以上の挟圧（4時間以上）
爆発
高所墜落
異常温度環境
有毒ガス
特殊な汚染（NBC）

第4段階
災害時要援護者*2
小児
高齢者
妊婦
基礎疾患のある傷病者
旅行者
外国人

*1 一見軽症のようであっても黄（区分Ⅱ）と判断する
*2 必要に応じて黄（区分Ⅱ）と判断する

図3 PAT法（第1〜4段階）

回/分超），皮膚の蒼白や冷汗などのショック症状が認められる場合も，**赤（区分Ⅰ）**と判断することが認められている．

循環の評価では，毛細血管再充満時間（capillary refilling time：CRT）が用いられることもある．CRTが2秒を超えると，**赤（区分Ⅰ）**となる．本来START法ではCRTが用いられているが，近年，CRTは年齢や気温・光などの影響を受ける可能性が指摘され[4]，橈骨動脈触知やショック症状が追記された．わが国で実施されているSTART法は，本来のSTART法と異なる点を理解してお

く必要がある．

循環に異常がない場合は，次の観察に進む．

e 意識の評価：指示に対する反応の有無

「手を握ってください・離してください」などの簡単な指示に従えなければ，**赤（区分Ⅰ）**となる．従うことができれば，**黄（区分Ⅱ）**と判断する．

声が聞こえない場合や頸髄損傷の場合などは反応できないことがあるため，状況に応じて筆談で指示することや開眼・閉眼の指示で評価を行う．

2　2次トリアージ；PAT法

2次トリアージは，原則1次トリアージ実施後，またはトリアージ実施時に投入可能な医療資源がある場合に実施する．多数の患者が殺到し，医療従事者や資器材などの医療資源が不足している状況では，1次トリアージを行う．現場救護所や院内の赤エリアなどで治療の優先順位をつける際に実施されることが多い．

現在，DMAT（災害派遣医療チーム）をはじめ多くの現場で，生理学的・解剖学的評価（physiological and anatomical triage：PAT）法が用いられている．PAT法は生理学的評価，解剖学的評価，受傷機転，災害時要援護者の4段階から評価する（**図2，3**）．

PAT法はJPTEC™（Japan Prehospital Trauma Evaluation and Care，外傷病院前救護ガイドライン）の観察手順などを応用したものであり，現場救護所や医療機関で使用可能な心電図モニターや血圧計，経皮的動脈血酸素飽和度（SpO$_2$）モニター，聴診器などの医療資器材の使用を前提としている．

a 第1段階：生理学的評価（図4）

生理学的評価は，意識，気道，呼吸（呼吸数・SpO$_2$），循環（脈拍・血圧・ショック症状）・体温を観察する．異常を認めれば，**赤（区分Ⅰ）**と判断する．

血圧やSpO$_2$，体温が指標になっているが，すべての患者に対して必要なわけではなく，可能な状況で実施する．

b 第2段階：解剖学的評価（図5）

解剖学的評価は，頭部から四肢までを視診・聴診・触診により観察する．異常を認めれば，**赤（区分Ⅰ）**と判断する．視診で打撲痕などが認められる場合は，健側から観察し，患側と比較する．

骨盤部の観察は，注意が必要である．腰部の強い痛みを訴える場合には骨盤骨折を疑い，触診する場合は，恥骨結合部を愛護的に触診（圧迫）する．患者が痛みを訴えた場合は，それ以上圧迫しない．痛みを訴えない場合は，腸骨稜の左右から内側に絞り込むように触診を実施する．

骨盤骨折があった場合は，骨盤の触診により悪化させる可能性があるため，明らかに骨折を認める場合は触診せず，触診する場合も必要最小限にとどめる．

なお，背面の観察は必須としていない．

c 第3段階：受傷機転

図3に該当する受傷機転があれば，一見軽症のようであっても**黄（区分Ⅱ）**の分類を考慮する．

d 第4段階：災害時要援護者

図3に該当する患者は，**黄（区分Ⅱ）**の分類を考慮してもよい．

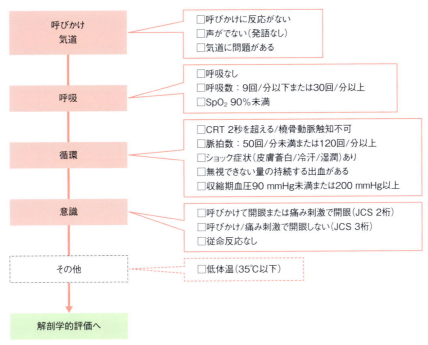

図4 PAT法（生理学的評価）
日本災害医学会セミナー資料より引用

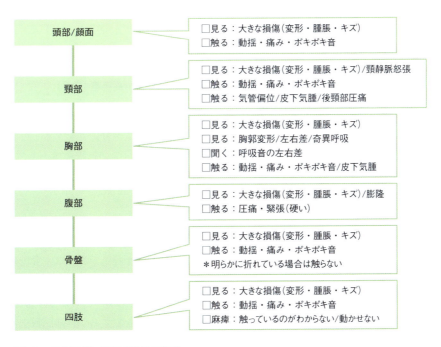

図5 PAT法（解剖学的評価）
日本災害医学会セミナー資料より引用

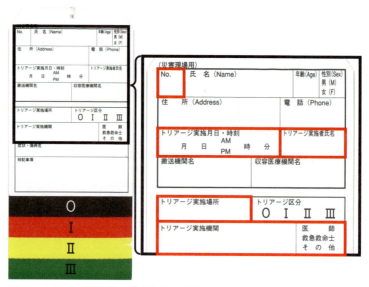

図6　トリアージ・タッグ（事前記載）

トリアージ・タッグ

トリアージ結果を記載し，優先順位の区分を視認できるよう患者に装着するのが「トリアージ・タッグ」である．トリアージ・タッグは，厚生省（現：厚生労働省）健康政策局指導課長の通知（1996年3月12日）で形式や色の配列などが統一された[5]．

タッグは3枚綴りであり，1枚目が災害現場，2枚目が搬送担当機関，3枚目が収容医療機関で保管される．

1　記載・装着の注意点

a　事前記載（図6）

使用する前に，事前に記載できる部分は記載しておく．具体的には，ナンバー（No.），トリアージ実施月日（時刻は実施時に記載する），トリアージ実施場所，トリアージ実施機関，トリアージ実施者氏名，職種である．

複数名でトリアージを行う場合，トリアージ実施者のイニシャル（例：T-1やS-1）を番号の前につけるなどの工夫をすることで，通し番号が重複しないようにすることができる．

b　トリアージ実施時（図7）

START法ではトリアージ実施時刻を記載し，トリアージ区分に丸をする．可能であれば患者氏名，区分の選択根拠（例：B［呼吸］の異常，C［循環］の異常など）を記載する．

区分に応じてトリアージ・タッグを切り取り，切れ端を保持することで，トリアージを実施した人数や付与した区分がわかる．たとえば，切れ端が緑色であれば，黄色の区分を付与したことが判別できる．

PAT法ではトリアージ実施時刻を記載し，未記入の部分をできるかぎり記載する．生理学的評価，解剖学的評価，処置内容などは裏面を有効に活用し記載する．

1 CSCATTT

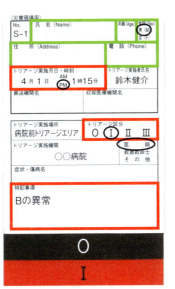

図7　トリアージ・タッグ（記載例）

c　黒タッグ

黒タッグをつける場合は，黒の根拠（例：呼吸停止）や発見時の場所や状況を記載することが提唱されている[6]．

d　装着部位

原則として右手首に装着し，右手に装着できない場合は左手，左手に装着できない場合は右足，右足に装着できない場合は左足，左足に装着できない場合は首となる．脱衣時などに紛失しないよう，衣類や靴などには装着しないようにする．

e　訂正・区分の変更

誤って記載してしまった場合，その文字を二重線で消すことで訂正となる．

緊急性が高くなった場合（例：緑→黄）は，×印をして変更区分に○をする．その後，該当する区分になるようタッグを切り取る．緊急性が低くなった場合は，古いタッグ全体に×印をして，新しいタッグに区分・時刻・実施者氏名を記載し装着する．

引用文献
1) 日本災害医学会：日本災害医学会用語集．https://jadm.or.jp/od/yougo/index.html より2025年1月7日検索
2) 日本集団災害医学会監修：DMAT標準テキスト．改訂第2版，p.52，へるす出版，2015．
3) Benson M, Koenig KL, Schultz CH : Disaster triage : START, then SAVE － a new method of dynamic triage for victims of a catastrophic earthquake. Prehosp Disaster Med 11（2）: 117-124, 1996.
4) Pickard A, Karlen W, Ansermino JM : Capillary refill time: is it still a useful clinical sign?. Anesth Analg 113（1）: 120-123, 2011.
5) 厚生省健康政策局指導課長：トリアージ・タッグの標準化について．指第15号．厚生省，1996．
6) 日本集団災害医学会 尼崎JR脱線事故特別調査委員会：JR福知山線脱線事故に対する医療救護活動について．報告書（2006年2月）．

Step 2-1-5　学習の振り返り

- トリアージ区分について説明してみよう．
- トリアージの方法（START法・PAT法）について説明してみよう．
- トリアージ・タッグの記載について説明してみよう．

CSCAT**T**T
治療・応急処置
Treatment

Step 2-1-6 学習目標
- 災害時のけがや外傷への対応について理解する．
- 災害時の急病への対応について理解する．

　災害時の看護師の役割として，負傷や健康を害した人々の手当ては重要である．発災直後であれば，緊急度や重症度に応じた応急処置が必要となる．

　発災時には外傷による負傷が多いことから，まずは外傷の応急処置の対応を身につけなければならない．さらに，災害時には非日常的な出来事によって体調を崩す人も多いため，内科的な対応も必要となってくる．

緊急度・重症度が高い場合の応急処置

　災害時の緊急度判断は，トリアージの概念をもとに行われる（Step2-1-5「トリアージ」p.128参照）．赤（トリアージ区分Ⅰ）では，緊急度・重症度ともに高い患者を看護することになるが，重症患者の看護で重要なのが，生理学的な異常をできるだけ安定化させることである．

1　ABCDの安定化

　生理学的な異常とは，「A：airway（気道）の開通」「B：breathing（呼吸）」「C：circulation（循環）」「D：dysfunction of CNS（意識障害）」の異常を意味する．

　いわゆる，バイタルサインのことであるが，このABCDが途切れず循環しなければ，生命を維持することが困難な状況であると考えられる（図1）．そのため，まず第一にABCDを安定化させる必要がある．それに加え，「E：environmental control（体温管理）」も重要な手当である．

a　A：airway（気道）

　気道が開通していなければ肺に酸素を取り入れることが困難なため，最優先の処置となる．気道が閉塞する原因には，異物による誤嚥，意識障害による舌根沈下によって引き起こされる閉塞，口腔や咽頭からの出血による閉塞，アレルギーによる咽喉頭浮腫による気道の狭窄などがある．

　異物の場合は，背部叩打法や腹部突き上げ法を試みる．出血の場合では通常は吸引を必要とするが，災害時には吸引できる環境にあるとはかぎらないため，困難を極めることになる．口腔内清拭でしのぎながら，一刻も早

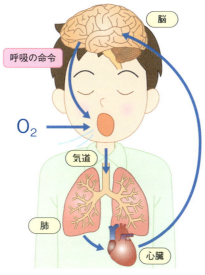

図1　生命維持サイクル

く吸引できる環境へ移送しなければならない．

物が何もないところでの気道確保には，用手的に行う頭部後屈顎先挙上法と下顎挙上法がある．意識障害による舌根沈下は，この方法で一時的に回避することが可能であるため，身につけるべき手技である．

b　B：breathing（呼吸）

呼吸が弱く呼吸障害が認められる瀕死の状態では，人工呼吸が必要になる．通常はバッグバルブマスクによる補助換気が第一選択であるが，手元にない場合はポケットマスクを用いた呼気吹き込みによる人工呼吸を実施する．

ポケットマスクもない場合は，口対口や口対鼻の人工呼吸が必要となることもある．ただし，救助者自身の感染には十分留意して実施する必要がある．

救護所内などで，酸素の使用が可能であれば酸素療法を開始する．ただし，かぎられた資源であるため，使用可能な時間や適正量の評価は平時以上に重要となる．

c　C：circulation（循環）

外傷時に循環の異常を起こす原因は，90％が出血である．そのため，循環の安定化には出血の制御が必要である．外表所見で大量の出血が認められれば，三角巾やガーゼを用いて止血を試みる．

しかし，重症外傷では，胸腔内や腹腔内に大量の出血を起こしている場合や骨盤の骨折により出血が持続している場合があり，ショックを認めた場合はただちに治療が開始できる環境への移送が必要である．

d　D：dysfunction of CNS（意識障害）

災害現場で行える意識障害への対応としては，ABCの安定化をすみやかに行うことである．頭部に外力を直接受けた頭蓋内損傷の処置を行うことは困難であるが，低酸素や低血圧，高体温など2次的に起こる障害を予防することが重要である．

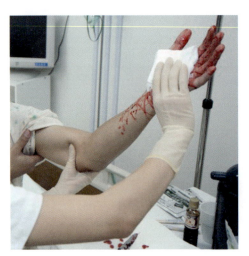

図2　圧迫止血

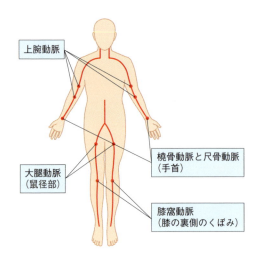

図3　止血点
田口裕紀子：もしもの時に必ず役立つ！緊急・応急処置 Q&A．第2版（三上剛人編），p.78，日本看護協会出版会，2016より引用

e　E：environmental control（体温管理）

　生命維持には，体温の調整も重要である．ショックによる熱産生低下や濡れた衣類による熱放散などによって低体温に陥りやすい．重症外傷では，保温に留意して対応することを忘れてはならない．

2　バイタルサインが安定している場合の応急処置

　循環血液量の30％の出血（約60kgの体重で約1,500mL程度）で，出血性ショックの症状が現れる．

　外出血がある場合は，それまでバイタルサインが安定していても放置すれば重篤な状況に陥る可能性がある．そのため，外出血には止血が必要となる．

a　直接圧迫止血法（図2）

●感染防止

　救助者自身の感染曝露を予防するために，可能であればプラスチックグローブを装着する．持ち合わせていなければ，できるだけ清潔なビニール袋などを使用する．

●圧迫止血と挙上

　止血の基本は，圧迫止血である．創内に異物がないことを確認し，ガーゼか清潔な布をあてて救助者の手で直接圧迫する．このとき，損傷部位への循環血液量を減らすために損傷部位は心臓より上に挙上する．

　片手で制御不能であれば，両手を使って強く圧迫を試みる．5分程度圧迫したら，包帯や三角巾をしっかりと巻く．

b　間接圧迫止血法

　直接圧迫止血法だけでは出血が止まらない場合は，出血部位よりも中枢側の動脈を圧迫して血流を減らすようにし，止血を期待する．主な止血点を図3[1]に示す．

c　止血帯またはターニケットによる止血帯止血法

　圧迫止血法では制御できない出血で，生命の危険がある場合には，止血帯止血法が適応

されている.

止血帯止血時に一定時間ごとに緩めることは出血を助長するため，最大2時間までは許容されている．また，緩めることで血圧の急激な低下などが起こるため，解除する際は原則医師による治療が可能な状況で行う．

d 部位別の応急処置

● 頭部

頭部の外傷では，表皮からの出血でも顔面に血液が流れ出てくることで，患者が不安を抱くことがある．通常は圧迫で止血されるため，圧迫後に創傷部位を被覆する．

● 肩〜上腕

転倒時に，鎖骨や上腕部の骨折をきたすことがある．その場合は，腕が肩の高さより上がらなくなり，動かすと痛む．

肩関節〜上腕が動かないように固定する．三角巾を用いて痛みの程度を見ながら提肘固定を行う（**図5**）．腕を吊るだけではなく，胸部に固定することで，より痛みを緩和できる場合がある．

● 前腕

転倒時に腕を地面に突いてしまったり，物が飛んできて直接衝撃を受けたりするなどで受傷することがある．

手首を動かせない場合などは，骨折を疑い，肘関節から手首までが動かないように添え木（なければ傘や雑誌など硬いものを代用）を用いて固定する．その後，三角巾で提肘固定を行う．必ず，末梢循環の確認ができるように指先は見えるようにしておく．

● 手

切創から切断，骨折などさまざまな損傷を起こす．出血がある場合，圧迫止血をしたのちに被覆する（**図6**）．

骨折の疑いの場合は，固定して創部の安静

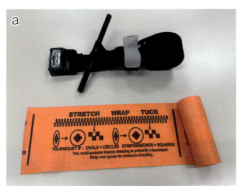
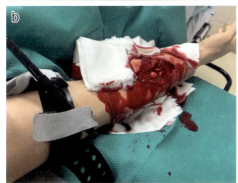
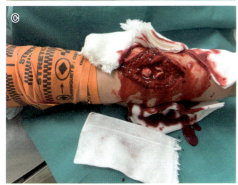

図4　ターニケットおよび止血帯
a：ターニケット（上），止血帯（下）
b：ターニケットによる止血
c：止血帯による止血

になる（**図4**）．上腕か大腿に使用し，止血帯は3cm以上の幅のものを用い，丈夫な棒などを使って出血が止まるまで十分に締め上げる．この際，止血した時間を止血帯付に必ず記載しておく．ターニケットは止血帯止血のためのツールであり，数種類のものが販売

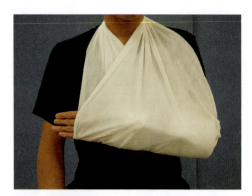

図5　提肘固定

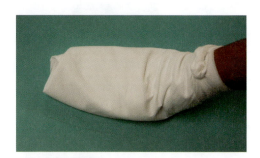

図6　手の被覆

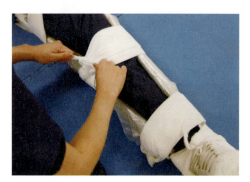

図7　傘を用いた固定（大腿骨）

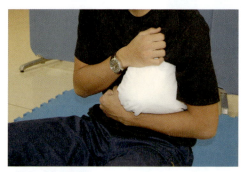

図8　胸部ピロー

を保つ．指切断の場合は，切断指が見つかればラップやビニール袋に入れて密閉し，できれば氷水の入った容器に入れる．常温で6〜8時間，冷却で24時間が再接着の限界であるため，すみやかな医療機関への移送が必要である．

● **大腿**

大腿骨骨折では，通常は歩行が困難である．触診でも痛みを訴える．添え木で固定して骨折端が動かないように安静を図る（**図7**）．傍に何もなければ，健側に患側を固定することも有用である．

高齢者の場合，転倒で容易に大腿骨頸部骨折を引き起こすため，受傷機転から予測することも必要である．この場合，座っているほ

うが楽と訴える場合があり，無理に寝かせず一番楽な体位で安静を保つようにする．

● **下腿**

足首を捻って捻挫を起こすことが多い．その場合，RICE*の原則で対応する．

● **胸部**

胸に衝撃を受けて息をするたびに痛むなど，肋骨〜肋軟骨の損傷が疑われる場合は，患側に枕などをあて，抱くように圧迫すると，痛みを軽減できることがある（**図8**）．

a　その他の応急処置

● **ガラスや釘が刺さっている場合**

小さなものならば抜いて止血するが，比較的大きなものや抜いたら出血が予測されるも

---

* RICEの法則：R（rest）安静，I（ice）冷却，C（compression）圧迫，E（elevation）挙上をさす．

表1 熱傷深度の分類

熱傷深度	傷害組織	外見	症状	治療期間
I度	表皮のみ	発赤, 紅斑	疼痛, 熱感	数日
浅達性Ⅱ度（Ⅱs）	真皮浅層まで	水疱	特に激しい疼痛, 灼熱感, 知覚鈍麻	2週間以内
深達性Ⅱ度（Ⅱd）	真皮深層まで	水疱（破れやすい）	激しい疼痛, 灼熱感, 知覚鈍麻	4週間以内, 肥厚性瘢痕形成多い
Ⅲ度	真皮全層, 皮下組織	蒼白（時に黒色調）, 羊皮紙様, 脱毛, 乾燥	無痛性	自然治癒なし, 瘢痕形成

日本熱傷学会 熱傷用語集改訂検討特別委員会 編：熱傷用語集2015改訂版．日本熱傷学会，2015をもとに作成

のは，抜かずに固定する．

●熱傷の対応

熱傷は範囲や深度によって対応が異なるため，まずは熱傷の評価が必要である（**表1**）[2]．

そのうえで，Ⅰ度の場合で範囲が広くない場合は，局所の冷却を行う．Ⅱ度以上で範囲が広い場合は，冷却すると低体温をまねくため冷やさず，逆に全身の保温を行いながら搬送を急ぐ．水疱が形成されている場合は，災害現場では破かない．

急病の応急処置

災害時には，災害のタイプ，時期（フェーズ），季節，場所等さまざまな条件によって多様な体調変化をまねくことになる．

以下に，代表的な救急症候とその対応について紹介する．

避難生活3日目．車中泊の50代男性が突然，胸痛と呼吸困難を訴えた

- 胸痛は，訴えだけで緊急度が高い状況と判断できる．心電図や経皮的動脈血酸素飽和度（SpO₂）モニターのない状況では一刻も早く医療機関の受診か，医療班の診察が必要である．顔色不良やショック徴候が認められる場合は，さらに急を要する．
- 狭い空間での臥床が続き深部静脈血栓が形成され，それが肺塞栓をまねいたことも考えられる（p.45参照）．視診で下肢の片側の腫脹，頸静脈の怒張がないかを確認する．ホーマンズ徴候（**図9**）の有無を確認する．
- 肺塞栓の場合，低酸素血症から心肺停止に陥ることもあるため，心肺蘇生の心構えをしておく必要がある．

トリアージ区分はⅢの緑で大きな外傷もみられなかったが，救護所で突然鼻血が出てきた

- 興奮状態やそのほかの要因による血圧の上昇のために，鼻出血を起こす被災者もいる．この場合，外傷による鼻出血ではなく，キーゼルバッハ部位の毛細血管破たんによる鼻出血が考えられる．
- まずは，前かがみになり鼻翼を強くつまみ，口腔内に流れてきた血液は吐き出すように伝える．10分間隔で圧迫を解除してみる（**図10**）．
- 安静を促すために椅子に座らせ，バイタル

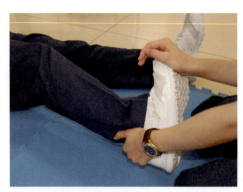

図9　ホーマンズ徴候

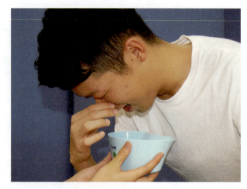

図10　鼻出血の止血

サインを測定する．可能であれば，既往歴や内服薬の有無を確認する．抗凝固薬を内服している場合は止血されにくいため，トリアージレベルを上げることを考慮する．

> インスリン使用中の糖尿病の患者が強い地震に見舞われ，昼食を食べ損ねた．手の震え，冷汗を訴えた

- 低血糖による意識障害をまねくおそれがあるため，ブドウ糖の投与が必要である．ブドウ糖を持参していれば摂取を勧めるが，なければ砂糖やブドウ糖を多く含む清涼飲料水を摂取してもよい．チョコレートは脂肪分が多いため，吸収に時間を要することを理解しておく．

> 避難所で突然の嘔吐と激しい下痢がみられた

- 集団生活で怖いのは，ノロウイルスによる感染である．ノロウイルス自体の治療法はなく，水分補給による脱水の予防が肝心である．気をつけなければならないのは，汚物による接触感染と飛沫感染で起こる強力な感染力である．そのため，汚物の処理はとても重要である．
- 救助者は，手袋・マスク・眼鏡かゴーグルを着用し，患者に接触する．非感染者は患者のそばからできるだけ離れるように指示する．
- 症状，バイタルサインを確認し，安静を促す．
- 汚物はビニールに密閉し，必ず塩素系消毒薬か家庭用漂白剤（200倍希釈）で拭き取り[3]，広範囲に消毒する．

> 家族が濁流に流され，安否が不明な状況の10代女性が息苦しさを訴えている

- 呼吸が速い場合は，心理的な不安による過換気状態が考えられる．手足のしびれや頭痛，嘔気を訴えることもある．助産師の手と呼ばれるテタニー様症状が，特徴的である（図11）．
- この場合は，SpO_2管理下で酸素化の評価が可能であれば，さまざまな再呼吸法を試みることも可能だが，災害時に酸素化の評価が十分できない場合は，再呼吸法はリスクを伴う．
- そのため，腹式呼吸への誘導や息こらえの実施を促し，支持的かつ受容的対応を心がける．寛解せず，意識消失をきたすような状態では，医療機関での薬物療法が必要であるため搬送を考慮する．

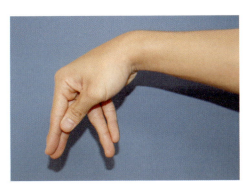

図11　助産師の手

引用文献
1) 田口裕紀子：もしもの時に必ず役立つ！緊急・応急処置Q&A. 第2版（三上剛人編），p.78, 日本看護協会出版会, 2016.
2) 日本熱傷学会 熱傷用語集改訂検討特別委員会 編：熱傷用語集 2015 改訂版. 日本熱傷学会, 2015.
3) 三上剛人編：気づいて見抜いてすぐ動く　急変対応と蘇生の技術. p.6, 南江堂, 2016.

参考文献
1) 国立感染症研究所：ノロウイルス感染症とは. https://www.niid.go.jp/niid/ja/kansennohanashi/452-norovirus-intro.html より2025年1月20日検索
2) 日本救急看護学会監修：ファーストエイド　すべての看護職のための緊急・応急処置. 改訂第2版, へるす出版, 2017.

Step 2-1-6　学習の振り返り
- 災害時のけがや外傷への対応について説明してみよう．
- 災害時の急病への対応について説明してみよう．

CSCATT**T**
搬送
Transport

Step 2-1-7 学習目標
- 災害時の搬送について理解する．
- 災害時の搬送方法について理解する．
- 搬送の優先順位について理解する．

災害時の搬送

　災害時の搬送（transportation）の原則は，「適切な患者」を「適切な医療機関」へ「可能なかぎり迅速」に搬送することである．搬送の際は，傷病者の緊急度・重症度，手段および移動距離などの搬送能力，医療施設の対応能力などを考慮しなければならない．

　災害時の搬送は，大きく①被災現場から安全な場所・救護所までの搬送，②被災地内の医療機関への搬送，③被災地外の医療機関への搬送，に分類される．日常的な患者の搬送とは異なる手段であるため，それぞれの特徴や具体的な方法について理解しておく必要がある．

搬送方法

1 被災現場から安全な場所・救護所までの搬送

　短い距離であれば，人力による搬送が行われる．また，救護所への搬送後，トリアージによって優先度を選定したのちに搬送車両などでの移動となるため，進入退出ルートの一方通行化や待機場所の確保などといった車両の動線を確保しておく必要がある．

　以下に，物品使用の有無，搬送者の人数に応じた主な搬送方法を紹介する．

a 物品を使用しない搬送方法

搬送者が1名の場合

●緊急搬送一人法（図1）
　火災で炎が迫っている場合や，崩れそうな建物から逃げ出さなければならない場合，狭所から広い場所へ傷病者を移す場合などに使われる．

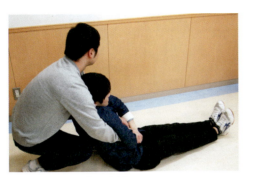

図1 緊急搬送一人法

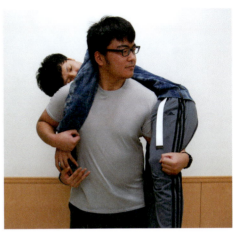

図2 ファイヤーマンズキャリー

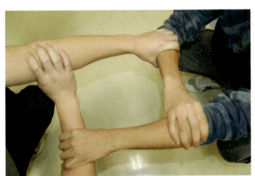

図3 四つ手組搬送

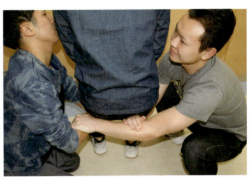

●ファイヤーマンズキャリー（図2）
　搬送者が体力に自信がある場合にかぎり，選択する．

搬送者が2名の場合

●四つ手組搬送（図3）
　傷病者の意識があり，立位になれるが歩行不能な場合に選択する．2名でペアになり，それぞれ右手で左手の手関節部分を握り，そのまま相手の右手関節を左手で握る（図3左）．その上に傷病者を乗せて運ぶ（図3右）．
●双手組搬送（図4）
　傷病者の意識がはっきりせず，自身の姿勢が保てない場合に選択する．搬送者がお互い前腕を握り，傷病者の肩付近を支え，もう片方の腕で膝付近を支える．
●前後抱き上げ（図5）
　傷病者が，立位は困難だが座位は可能な場合に選択する．1名が傷病者の背部に立ち，脇下から傷病者の腕を握り，もう1名が膝下を支え，持ち上げる．

搬送者が3名の場合

●抱き上げ（図6）
　仰向けになった傷病者を挟んで左右に位置し，傷病者の足側の膝をつき，頭側の膝を立

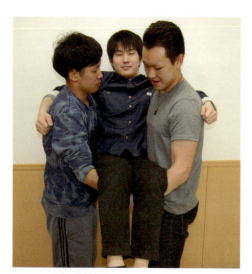

図4　双手組搬送

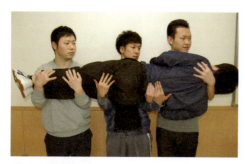

図6　抱き上げ

てて座る．それぞれの両腕を傷病者の下側に十分に挟み入れ，立ち上がる．

b 物品を使用した搬送

●毛布，布団

傷病者を寝かせ，数名の救助者で搬送する．その際，できるだけ傷病者の近くを持つことで安定する．

●スクープストレッチャー（図7左）

搬送のために傷病者を動かす際に痛みや損傷部位の悪化が予想される場合に用いる．左右2つに分離する仕組みになっており，傷病者を挟み込み，すくうように持ち上げること

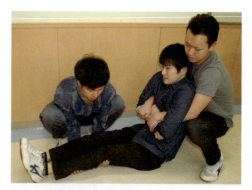

図5　前後抱き上げ

ができる．さらに，全身を固定することも可能である．

●バックボード（図7左）

主に外傷の傷病者を全身固定する際に用いる．頭部固定具とベルトを用いて，傷病者の脊柱をボードに固定し，動かないように保護することが可能である．ショートとロングのタイプがあるが，通常はロングバックボードを指す．

●各種担架

動けない傷病者を搬送するためにはさまざまな担架が開発されているが，狭い場所での搬送に用いられる布担架（図7右）や，左右2本の棒で支えられている平担架がよく用いられる．

2 被災地内の医療機関への搬送

被災地内の医療機関への搬送では，病態を考慮して根本治療が可能な病院へ搬送するが，1か所の医療機関に多数の患者が集中することのないように「分散搬送」を基本とする．

搬送には，①消防機関の救急車両，②医療機関の救急車両，③民間の救急福祉車両，④自衛隊車両を使用する．

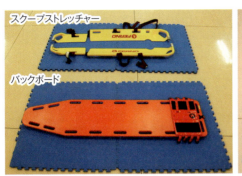
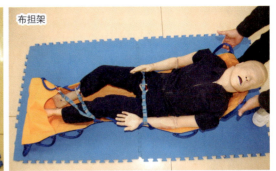

図7 搬送用の物品

3 被災地外の医療機関への搬送

大規模災害が発生した場合，被災地では多数の重症患者が発生するほか，医療施設および医療従事者の被災によって病院機能が低下しており，十分な医療を確保できないことが予想される．

そこで，重症患者の救命と被災地内の医療の負担軽減を図るために，重症患者搬送に従事する災害派遣医療チーム（DMAT）や救護班を被災地外から派遣し，重症患者を被災地外の災害拠点病院などへ搬送し，救命を目指す．

a ヘリコプターによる搬送

ヘリコプターによる患者の搬送は，短時間で長距離の患者の移動を可能にする．また，被災による道路の寸断や一般車両による混雑から陸路搬送が困難な場合にも，その影響を受けずに患者を搬送できるというメリットがある．

搬送に使用するヘリコプターとしては，ドクターヘリ，消防機関・自衛隊・海上保安庁・警察・民間のヘリコプターなどがあげられる．

b 航空機による搬送

災害規模が広範囲となった場合には，国の搬送計画や緊急災害対策本部の指示に基づいて，「広域医療搬送」と呼ばれる航空機を用いた遠隔地への搬送が行われる．この場合，災害現場や災害拠点病院の近隣に臨時の離発着場を開設するとともに，傷病者の集約と医療の継続を行うための「広域搬送拠点臨時医療施設（SCU）」*が設置される．

搬送に使用する飛行機には，航空自衛隊輸送機・民間航空機がある．搬送までには，被災都道府県から国に対する広域医療搬送の実施要請や，防衛省による航空機の運航調整等に相当の時間を要するため，緊急度の高い患者の搬送が優先される．

c 船舶による搬送

上記のほかにも，船舶による搬送などがある．搬送に使用する船舶には，民間船舶，海上保安庁・自衛隊船舶などがある．

搬送の優先順位

搬送の優先順位は，傷病者がいる災害現場

---

* 広域搬送拠点臨時医療施設（staging care unit：SCU）：大規模災害が発生した際に，傷病者を被災地外の災害拠点病院などへ搬送する広域医療搬送を行うために臨時に設置される医療施設をさす．

や救護所，医療機関などでのトリアージによって決定される．重症患者のなかでも，気道確保や外科的処置などによって病態が安定した患者は，処置後に病態の安定化が図れない患者よりも搬送の優先順位は低くなる．このような搬送の優先順位の選定を「搬送トリアージ」という．搬送トリアージでは，病態のみを優先するわけではなく，搬送先の対応能力や搬送手段，距離，時間などを考慮する必要もある．

国による広域医療搬送計画が実施された場合は，医療搬送を考慮すべき病態および不搬送基準による広域医療搬送の適応基準に従って，患者が選択される．現在までに事前計画が作成されている大規模地震には，東海地震，東南海・南海地震，首都直下地震の3つがある．

参考文献
1) 日本集団災害医学会DMAT改訂版編集委員会編：DMAT標準テキスト．改訂第2版，へるす出版，2015．
2) 勝見敦ほか編著：災害看護-災害サイクルから考える看護実践．ヌーヴェルヒロカワ，2012．
3) 浦田喜久子ほか編：系統看護学講座 統合分野 看護の統合と実践 (3) 災害看護学・国際看護学．第5版，医学書院，2024．
4) 酒井明子ほか編：ナーシング・グラフィカ 看護の統合と実践③ 災害看護．第5版，メディカ出版，2022．
5) 厚生労働省DMAT事務局：医療搬送カルテ（災害時診療情報提供書）．

Step 2-1-7 学習の振り返り

- 災害時の搬送方法について説明してみよう．
- 災害時の搬送方法を実施してみよう．
- 搬送の優先順位について説明してみよう．

2 こころのケア

Step 2-2 学習目標
- 被災者に対するこころのケアについて理解する．
- 遺族に対するこころのケアについて理解する．
- 援助者に対するこころのケアについて理解する．

はじめに

災害は，規模の大小にかかわらず人々に大きな被害をもたらす．物理的な被害のほかに，目には見えないこころの傷をも深く残していくことになる．このことは，被災者のみならず，救援活動を行う医療職者や地元の行政機関等で働く援助者など，被災地にかかわるすべての人々にいえることである．

1995年の阪神・淡路大震災以降，マスメディアの影響もあり，災害における「こころのケア」が注目されてきた．災害という非日常的な出来事が人々に引き起こす心理的反応はさまざまであるが，それらは基本的に正常な反応であることを理解することが重要である．

こころのケアの目的は，災害が人々にもたらすストレスに早期から適切に対処し，急性ストレス障害（ASD）や心的外傷後ストレス障害（PTSD）などの，より深刻なこころの状態に陥ることを防ぐことにある．

ASDは，外傷的な出来事を体験してからおおむね1か月までに起こるストレス反応で，災害による生命危機・生活環境ストレスなどで起こる（**表1**の症状参照）．発災直後の精神保健の初期対応として，被災者の心理状態などを把握し，身体所見とあわせてアセスメントする．再体験（フラッシュバック），回避・麻痺症状，覚醒亢進などに留意し，不眠，不安，抑うつ状態などを観察することが重要であり，場合によっては，災害時精神保健対応が必要となる．

被災者に対するこころのケア

災害医療は，災害サイクルという時間の流れのなかで，それぞれの時相（フェーズ）で必要とされる活動が異なる．同様に，こころのケアにおいてもフェーズごとに被災者のストレス反応は異なり，その反応に合わせたケアが必要になる（**表1**）[1]．

被災者の反応は，身体，思考（認知），感情，行動などに現れ，時間の経過とともに変わっていくといわれている．看護職として現地で活動する場合，その活動時期によって被災者の反応が変化することが予測される．し

表1 時間経過と被災者の反応

反応＼時期	急性期 発災直後から数日	反応期 1〜6週間	修復期 1か月〜半年
身体	心拍数の増加 呼吸の促迫 血圧の上昇 発汗や震え めまいや失神	頭痛 腰痛 疲労の蓄積 悪夢・睡眠障害	反応期と同じだが徐々に強度が減じていく
思考	合理的思考の困難さ 思考が狭くなる 集中力の低下 記憶力の低下 判断能力の低下	自分の置かれた状況がわかってくる	徐々に現在や将来に目を向けることができるようになってくる
感情	茫然自失 恐怖感 不安感 悲しみ 怒り イライラ	悲しみと辛さ 恐怖がしばしば蘇る 抑うつ感 喪失感 罪悪感 気分の高揚	悲しみ 淋しさ 不安
行動	落ち着きがなくなる 硬直的になる 非難がましくなる コミュニケーション能力の低下	被災現場に戻ることを恐れる アルコールや煙草の摂取量が増加する	被災現場に近づくことを避ける
主な特徴	「戦うか，逃げるか，すくむか反応」 （fight-or-flight-or-freeze response：危機的状況で生き残るための本能的な反応）	抑えていた感情が湧き出してくる	日常生活や将来について考えられるようになるが，災害の記憶が蘇り辛い思いをする

災害時のこころのケア 〜日本赤十字社の心理社会的支援〜. p.10, 日本赤十字社, 2023 より引用

たがって，それらの理解は，こころのケアの提供に必要な状況把握や環境把握の際，被災者をとらえるためのアセスメントに役立つ．

被災者の時間経過に伴う心理的変化

金らは，災害発生後の被災者の心理状態について，おおよそ3相性の段階を踏むとしている（**図1**）[2]．

1 茫然自失期

人は，被害に遭うと誰しもこころに大きなショックを受け，茫然としたり，意識を失ったりすることもある．この時期は「茫然自失期」といわれ，災害発生後数時間から数日間続く．恐怖感や怒り，悲しみなどの感情が込み上げ，身体的には血圧の上昇や心拍数の増加などの反応が起こる．どんな問いかけにも反応しないなど，まさに"もぬけの殻"のような状態である．このようなときには安全確保が重要である．衝動的に危険な行為に及ば

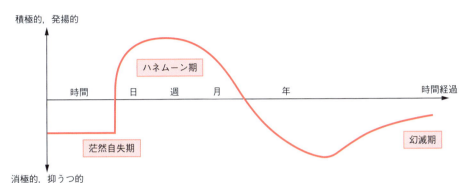

図1　被災者の心理状態：3相性の変化
岩井圭司：心的トラウマの理解とケア．第2版（金吉晴編），p.66，じほう，2006より転載

ないような手立てが必要である．

2　ハネムーン期

　災害発生数日後から数週間または数か月経過すると，「ハネムーン期」と呼ばれる時期になる．この時期は，災害発生直後の混乱が収束に向かい，被害からの回復を目指して被災地の人々が活動的になり，被災者や支援者の間に結束力や連帯感が生まれる時期である．一方，一見元気そうにみえても，避難生活による疲労によってストレスが蓄積する時期でもある．

3　幻滅期

　「幻滅期」は，災害発生数週間後から年余とされる．この時期になると，メディアが災害を報道しなくなり，支援者が撤退し，被災地外の人々の被災地への関心が薄くなってくる．このころになると，被災者は無力感・倦怠感にさいなまれるようになる．またこの時期は，本格的な災害からの復興が始まる．地域全体の復興が優先され，個人の問題はみえにくくなる．そして，被災者間で生活再建の目途が立っている人とそうでない人との状況に格差が生じ，行政などへの不満が表出されやすい可能性がある．

災害時の行動に影響するこころのはたらき

　一般市民が災害の危険性を正しく認識して適切な行動をとれるのかという点は，災害時における心理的なはたらきの重要なポイントの1つである．菊池は，東日本大震災では津波警報に対する避難行動の遅れが人命被害を拡大させたと述べている[3]．災害のような危険や脅威が迫っている状況において，人々は「大したことではない」「自分は大丈夫」などと，事態をある範囲内であればその異常性を軽視したり，都合の悪いことを受け入れずに，異常を日常的な正常の範囲内として処理しようとすることがある．このことを，社会心理学や認知心理学では「正常化の偏見」あるいは「正常性バイアス」「恒常性バイアス」などと呼ぶ．

　正常化の偏見は，異常事態に陥ったときに「大したことではない」ととらえ，こころを落ち着かせようとするこころの安定機能のよ

うなものである．日常的には不安や心配を減らす役割があると考えられるが，災害のような非日常的な緊急事態では，逃げ遅れるなど危険に巻き込まれる原因にもなりうる．

一方で，「正常化の偏見」という言葉だけが一人歩きしているケースがある．災害時や警報発表時に人々が避難しなかったり，適切な対応や行動をとらずに問題が生じると，正常化の偏見として報道で取り上げられることが増えている．そして，人々が避難しない理由を何もかも正常化の偏見として扱ったり，さらには，「避難しない」「油断する」ということの意味が，正常化の偏見ととらえられている場合もある[4]．

大切なことは，災害のような非日常的な出来事に遭遇したときに，正常化の偏見から"今の自分は危機を認識できていないかもしれない""避難が遅れているのかもしれない"という心理を意識することにある[5]．そして，正常化の偏見が災害時にはたらく可能性があることを知り，命を守る行動の妨げにならないように，普段から周囲の人たちと，この「こころのはたらき」について共有することも，防災・減災の意識を高めていくことにつながると考えられる．

ケアを提供する援助者の基本的態度

1 被災者に対する基本的態度

被災者に向き合うときには，援助する側・される側という関係ではなく，「同じ人間として何かお役に立てることがあればお手伝いする」という気持ちをもつことが大切である．

以下に，被災者に対する基本的態度を示す．

①危険からの保護および身体的救護，物質的支援の優先
②ニーズへの誠実な対応
③正確な情報提供
④プライバシー保護と倫理的配慮

援助者は，被災者自身の回復力を信じ，そのこころの痛みを受けとめることが重要である．まず，被災者の安全の確保，生活の改善のための援助を優先し，コミュニティの再建を目標に定めることである．

2 活動時に必要とされる基本的姿勢

さらに，以下に，実際の活動時に必要とされる基本的姿勢を示す．
①（共感的・支持的・肯定的・積極的態度で）しっかりと聴く．
②気持ちをありのままに受けとめ，むやみに励ますことはしない．
③自己決定を尊重し，たとえできなくても行動を強要しない．
④今までの本人の努力や対処方法を認める．
⑤助言する際は，具体的・実際的に行う．
⑥援助者は，できることとできないことを明確に返す．
⑦こころの問題ではない場合でもよく聴き，ともに考える．

3 被災者との人間関係づくりのポイント

被災者との人間関係づくりには，コミュニケーションの技術が欠かせない．通常の人間関係づくりと同様に，配慮が必要である．

以下に，人間関係づくりのポイントを示す．
①相手の顔を見て，適度に目を合わせる．早口やうわずった声にならないように気をつける．

②相手の話をしっかり聴いていることがわかるような仕草・表情を心がける．
③相手と適切な距離や位置関係になっているか配慮する．
④相手の話を自然に引き出すように心がける．

　限られた活動期間のなかで被災者とよいコミュニケーションを図り，関係を築くことは決して容易なことではない．危機的な出来事を体験した人々は，動揺や不安，混乱を隠せない状態にあるかもしれない．それゆえ，援助者は被災者の気持ちを理解し，落ち着いて受けとめる姿勢が求められる．

　そのためには，体験したことを話すように無理強いしないことである．これらの配慮が被災者に安全感や安心感をもたらし，ひいては自分が理解され，尊重されていると感じられるための助けとなる．

こころのケア活動の実際

　出発前に，できるだけ被災地の情報を得ておくことが重要であるが，状況によっては容易に情報を得られない場合もある．したがって，現地に入ってから自身で状況を把握するための行動が必要になってくる．

1　被災現場の状況把握

　災害の程度や被災者の状況，現場に入っている救援組織の活動状況など，また疾病や外傷の種類と程度，人数，被災者の心理状況についても情報収集し，アセスメントする．
　全体的に現場が混乱状況にあるのか，落ち着いているのかなどについては，先任者や現場をよく知る人からの情報収集と自分の五感を使って感じとっていくことが重要である．

---

column　心理的応急処置（サイコロジカル・ファーストエイド：PFA）

　サイコロジカル・ファーストエイド（psychological first aid：PFA）とは，災害などによる深刻な危機的状況に苦しんでいる人，助けが必要かもしれない人に行う人道的・支持的な対応をさす．
　PFAは，災害精神保健に関するさまざまな領域の専門家の知識や経験と多くの被災者・被害者の声を集めて，アメリカ国立PTSDセンター（National Center for PTSD）と，アメリカ国立子どもトラウマティックストレス・ネットワーク（National Child Traumatic Stress Network）が開発した心理的支援のマニュアルである．
　PFAは，けがをしたこころの回復を助けるための基本的な対応法を効率よく学ぶためのガイドである．精神保健の専門家はもちろん，災害や事故の現場で働く可能性のある一般の人でも学べる内容となっている．
　厚生労働省のWebサイトから入手できる（参考文献1）．

2 救護活動状況の把握

現地の災害対策本部や救護所，ボランティアセンター，そのほかさまざまな分野の専門職者で組織されるチームなどの活動状況を把握し，誰と連携すれば自分たちの活動をスムースに運ぶことができるのかを見極める．

場合によっては，活動が慌ただしい現場の状況を察し，自分で判断することが求められる．

3 避難所の状況把握

避難所での活動の際には，まず避難所の責任者に自己紹介し，活動目的や方法を伝えて了解を得る必要がある．また，保健師チームが常駐している場合には，良好なコミュニケーションをとって連携を図る．

被災者との関係づくり

こころのケア活動は，現場で初めて被災者と会うことから始まる．そのため，被災者との関係づくりが活動の鍵となる．以下に留意したいポイントを示す．

1 自己紹介

はじめに自己紹介をし，自身が看護職であることを伝えて安心してもらう．

2 看護職としての自然な交流

まず，「具合はいかがですか？」「血圧測定しましょうか？」と自然な声かけやバイタルサインの測定を行い，「こころのケアをします」などと不用意に宣言しない．場合によっては，「こころのケア」という言葉が精神疾患を連想させるような，ある種の偏見がみられることもあるため，配慮が必要である．

血圧が高い場合は「よく眠れていますか？」などの問いかけや，高血圧の原因を示していくことで，「実は，不安で眠れない」などといった訴えを聴くことができる．血圧測定をきっかけとして，被災当時のことや避難所での生活状況などを語る被災者が多く，タイミングよく傾聴したり，身体的な健康状態をアセスメントしたりして，必要な医療処置につなげることができる．

このようなやりとりが，安全・安心を確保したこころのケアへとつながっていく．

3 状況に合わせたケア

被災者の置かれている状況は，災害の規模や種類，時期によって異なる．被災者にとって今必要としていることは何なのか，また，この活動のなかで何ができるのか，活動の目的を再認識しながら行動していく必要がある．

遺族に対するこころのケア

災害では，突然に大切な人と死別したり，自身の健康や家や家財を失ったり，仕事や住環境を変えざるをえない状況になるなど，これまで大切にしてきた多くのものを一度に失ってしまうことも少なくない．

このように，かけがえのない人や物を失うことを「喪失（loss）」[6]という．こうした喪失体験は，「悲嘆（grief）」を引き起こし，精神や身体，また社会的にも強い影響をもたら

すと考えられる．したがって，死別を体験した遺族の悲嘆反応などの経過と心身の状態について，理解しておくことが重要である．

1 災害による喪失

災害による喪失として，主に以下のようなものがあげられる．
・家族，友人，身近な人の死
・自身の健康
・家や家財，思い出の品など
・仕事
・馴れ親しんできた町，地域のコミュニティ，故郷
・安心・安全な感覚，信頼感
・未来への希望

2 悲嘆反応のプロセス[7]

悲嘆反応自体は病的なものではなく，時間的経過に従って通常の生活に戻る道筋をたどるが，必ずしも順番どおりのプロセスをたどるわけではない．また，個人差があり，表れ方もさまざまであることを忘れてはならない．

その人が自分なりの悲嘆のプロセスをたどり，再適応していくことをサポートする姿勢が大切である．

悲嘆反応は，図2のようなプロセスをたどる．

3 グリーフケア（grief care）のポイント[7]

グリーフケアは，かけがえのない大切な人との死別を体験した遺族の悲嘆への援助をさす言葉である．

a 傾聴・共感する態度

さまざまな遺族の思いを共感的態度で傾聴し，遺族自身がその語りによって「ある種の

---

column　整体

損傷の激しい遺体を修復する1つの方法として「整体」と呼ばれるものがある．これは，1985年8月12日に発生した日本航空123便墜落事故で，救護活動を行った看護師が編み出した方法である．家族の希望に応えるために，その場にある資材（段ボール・新聞紙・綿など）を利用して身体の形を形成し，生前の姿にできるだけ似せて棺に納めたのである．

1999年8月12日の新聞に「日航ジャンボ機墜落事故から14年—心救う 看護婦の道」というタイトルの記事が掲載された[8]．そこには，「広いお棺のなかに，夫の腕一本だけが入っていると覚悟して開けました．なのに，夫の〝体〟があった．絶対に見せられないと思っていた娘にも，最後の別れをさせてやることができました．極限状態のなかで，どれだけ救われたか」という遺族の感謝の意が示されている．

整体という方法が，悲嘆のプロセスをたどるための一助になっていたのではないかと推測される．

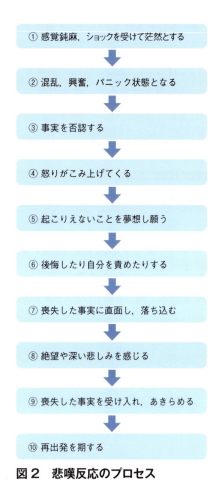

図2　悲嘆反応のプロセス

納得を得る」ことが重要であるといわれている．そっと寄り添う姿勢が必要である．

b 死亡の状況について配慮をもって説明する

遺族にとって，大切な人が放置され見捨てられたのではなく，誰かが看取っていてくれたということの意味は大きい．したがって，トリアージ・タッグに死亡時刻やそのときの状況を記載することはきわめて重要である．

c 抑圧され，遺族自身も気づかない悲嘆に注意する

遺族自身，まだ自分の悲嘆に気づかずにこころの奥底に押さえ込んでいる可能性もあるため，不用意に悲嘆に踏み込まない配慮も必要である．

d 相手のニーズに合わせる

精神的サポートにかぎらず，遺族にはさまざまな情報提供が必要である．たとえば，経済的支援や生活支援などはこれから必要になる現実的なサポートである．独りよがりなサ

---

column　災害時遺族・遺体対応派遣チーム
（disaster mortuary operational response team：DMORT）ディモート

　2005年4月25日に発生したJR福知山線脱線事故は，救急医療の観点からは重症度に応じた適切な搬送・処置が行われ，防ぎえた災害死の発生を防いだと評価されていた．しかし，遺族の無念な思いは解決されていなかった．そこで，遺族からのメッセージに応えるため，災害救急医や法医学者，警察関係者，新聞記者らによって，2006年10月にDMORT研究会（2007年12月に日本DMORT研究会と改称，2017年7月に一般社団法人日本DMORTとして法人化）が発足した．

　日本におけるDMORTの主な役割は，災害現場での遺族支援，長期的な遺族支援に向けてのネットワークづくり，トリアージにおける黒タッグやグリーフケアに関する啓発・研修活動などである[9]．

ポートは避け，遺族のニーズに合わせていくことが大切である．

e ケアする側の限界を知る

悲嘆からの回復には，時間とエネルギーがかかる．それゆえ，ケアする側にも多大なエネルギーが必要とされる．自分自身の限界を知って，必要時に専門家につなげることも重要である．

援助者に対するこころのケア

災害時の援助者は，隠れた被災者とも呼ばれる．外傷的な出来事の話を聴いたり，自らが体験したりすることによって，被災者と同様に不安，不眠，抑うつ，罪責感，無力感，PTSD（心的外傷後ストレス障害），アルコール依存症などが現れることがあるからである．

また，援助者の置かれた立場や役割，活動時期などによっても心理状態に影響を及ぼすと考えられる．

1 援助者の立場

a 自身が被災者であり，援助活動は職務である場合

自らも被災したにもかかわらず援助活動が職務である場合，被災のショックに加え家族などの安否確認も加わり，大きな葛藤を経験することになる．

一方で，地域の被災者への援助活動を職務として遂行できることは，充実感にもつながる．

b 自身が被災者であり，自発的な援助を行う場合

自らも被災者であるが自発的な援助活動を行う場合は，被災者との共感も得られやすい．しかし，何から援助活動を始めたらよいのか戸惑うことも考えられる．

c 被災せず，外部からの自発的援助を行う場合

自発的な外部からの援助活動の場合は，被災者の役に立ちたいという強い動機づけや意欲をもっている．被災者からの感謝の言葉に活動の意義を見出す反面，自分がイメージしていた活動とは異なる場合には手応えを感じることができず，落胆したり，不満感につながったりすることもある．

また，被災者に対して罪悪感を感じたり，傷心したりする可能性もある．

d 被災せず，外部からの職務・命令による援助を行う場合

職務や命令による援助活動であっても，通常の仕事を同僚に任せることに心苦しさを覚える場合がある．現地の援助活動では，使命を全うするために無理をしたり，逆に思ったほどの必要性が見出せずに失望感や虚無感を感じたりすることがある．

とくに災害時の援助経験がない場合には，職務を全うできないかもしれないという不安感も募るかもしれない．

2 援助者の受けるストレス

援助者は被災地で活動することから，少なからず日常生活で得られていた安全や安心が損なわれる危険性があるなかでの活動となる．そのため，援助者も被災者同様，大きなスト

レスにみまわれている可能性があることを忘れてはならない．

a 危機的ストレス

同僚の死や凄惨な場面に直面したり，死体の処置に携わる体験，生死にかかわる責任を負うような体験，あるいは自身が命の危険にさらされる体験をしたりすることで起こるストレスをさす．「トラウマ的ストレス」とも呼ばれている．

b 累積的ストレス

援助活動を続けることで，次第に高じるストレスをさす．終わりのみえない・十分な成果が上がらない活動，被災者のやり場のない感情と向き合わなければならない場面など，職務であるためにそこから逃れられないジレンマがストレスとして累積される．

c 基礎的ストレス

被災地での非日常的な生活と，チームの人間関係などから生じるストレスをいう．仮設テントや寄宿舎での共同生活，家族や友人などの支えがない環境，チーム内の不和，リーダーへの不満などが大きなストレスとなる．

d 2次的心的外傷ストレス

援助活動時にトラウマ的体験を負った人の話に耳を傾けることで，その人と同じようなストレス反応が生じることを意味する．症状としては，再体験・回避・覚醒亢進などのいわゆるPTSD症状，燃え尽き，世界観の変容などがあげられる．

トラウマ的体験を負った被災者の援助として，共感的・情緒的にかかわりをもつことで起こる．

3 援助者のストレス反応

一般に援助者は使命感に燃え，強い責任感をもって被災地の活動に入る．感情的にも高揚していることが多く，自分自身の疲労や変調に気づけないこともある．ストレッサーに対する生体防御のためにストレス反応が起こると考えられる．

しかし，反応が過剰で長期にわたると心身のバランスを崩し，抵抗力が低下する．そして，身体・精神・行動面に影響が現れる．いわゆる過労状態であり，放置すれば深刻な事態をまねく可能性がある．

a 「私にしかできない」状態

休みなく援助活動を続けるうちに「私にしかできない」と思い込み，仕事をほかの人に任せることができなくなる状態をさす．万能感のような高揚した気分となるが，この状態が続くと燃え尽きてしまうことがある．

b 燃え尽き症候群（バーンアウト：burnout syndrome）

ストレスが高い状況下での援助活動で極度の疲弊状態に陥り，仕事から逃避したり，酒に溺れたり，その逆に仕事に没頭したりする．また，被災者につらくあたったり，同僚に対して冷笑的になったりする．これらの反応は，援助者の能力，適応力を使い果たしたあとに起こる．

c 被災者離れ困難症

被災者の自立に伴い援助の必要性が減少しはじめると，今まで被災者から感謝されていたことへの満足感から一変して，自分は必要とされず拒否されていると感じたりする．こ

れも，援助者が感じるストレス反応ととらえることが大切である．

d 「元に戻れない」状態

援助活動が終了しても，被災者や仲間を残して帰らなければならないという気持ちから，活動を終了した気持ちになれない，日常生活に戻っても自分の居場所を喪失したような疎外感を感じることがある．

また，日常的な仕事に価値を見出せなかったり，援助者としての自分の体験が評価されていないという怒りや失望を覚えたり，苛立ちを感じることもある．

4 援助者のストレス反応への対処

被災者のために援助活動をすることは，援助者の職業的・個人的経験を豊かにし，充足感や達成感を得ることができる．その一方で，身体的・感情的に疲弊することでもある．

援助者が，援助活動の前・中・後期に考慮すべきことについて示す．

a 援助活動を始める前

自己管理のため，以下のような確認が必要になる．

- 自分の健康状態を確認する．
- 援助活動における自己の役割と責任を把握する．
- 家族と話し合う．
- 自分が援助活動に参加できる状態かどうかの率直な判断を行う．

b 援助活動中

- 過去に役に立った対処方法や強い気持ちを保つための方法について考える．
- 短時間でも食事・休息・リラックスのための時間をとるようにする．
- 疲れすぎないように，無理のない活動時間を守る．
- 自分を無力に感じたり苛立ちを覚えたりすることもある．しかし，被災者すべての問題を解決する責任はないので，自分に今できることをするという認識をもつ．
- アルコール，カフェイン，ニコチンなどの摂取を最小限に抑え，緊張を解く体操，入浴，呼吸法，音楽鑑賞などの気分転換を心がける．
- 仲間どうしで声をかけ合い，仲間の様子を確認し，自分の状態もチェックしてもらい，援助者どうしで支え合う方法を考える．
- 友人や信頼できる人と話し，相談に乗ってもらう機会をつくる．
- 自分や他人に過大な期待をかけない．

c 援助活動後

- 援助活動の経験をリーダーや仲間，そのほかの信頼できる人に話す．
- 活動でうまくいったこと，うまくいかなかったことなど，その状況で活動することの限界について振り返り，受け入れる．
- 報告会や体験記録など，言葉や文字にする機会を活用し，経験を整理する．
- 援助者にとって周囲とのつながりを回復する一助となるため，留守を守ってくれていた家族や職場の人の話を聞く．
- 元の仕事や日常生活を再開する前に，休息とリラックスする時間をとる．
- ストレス反応が長引く場合には，専門家の援助を求める．

引用文献
1）災害時のこころのケア ～日本赤十字社の心理社会的支援～. p.10, 日本赤十字社, 2023.
2）岩井圭司：心的トラウマの理解とケア. 第2版（金吉晴編）, p.66, じほう, 2006.

3) 菊池聡：災害における認知バイアスをどうとらえるか −認知心理学の知見を防災減災に応用する−．日本地すべり学会誌 55 (6)：286-292, 2018.
4) 日本災害情報学会編：災害情報学事典. p.260, 朝倉書店, 2016.
5) 日本赤十字社：知ってほしい避難の妨げになる「正常性バイアス・同調性バイアス」．ACTION！防災・減災 −命のために今うごく−，2021年9月号．
https://www.jrc.or.jp/about/publication/news/20210901_020612.html より2024年12月18日検索
6) 災害グリーフサポートプロジェクト：喪失とは．災害で大切な人をなくされた方を支援するためのウェブサイト．
https://jdgs.net/grief01/ より2024年12月18日検索
7) 日本赤十字社：こころのケア研修マニュアル（救護員指導用）．改訂版，p.35-36, 日本赤十字社, 2012.
8) 大和田恭子：救護は「心」．看護管理 10(5)：422-425, 2000.
9) 村上典子ほか：災害時の遺族ケア─日本DMORT研究会の活動から─．日本災害看護学会誌 12(3)：58-65, 2011.
10) 日本赤十字社：新型コロナウイルスの3つの顔を知ろう！〜負のスパイラルを断ち切るために〜〈2020年3月26日〉．
https://www.jrc.or.jp/saigai/news/pdf/211841aef10ec4c3614a0f659d2f1e2037c5268c.pdf より2024年12月18日検索

参考文献
1) 世界保健機関，戦争トラウマ財団，ワールド・ビジョン・インターナショナル：心理的応急処置（サイコロジカル・ファーストエイド：PFA）フィールド・ガイド，2011（国立精神・神経医療研究センター，ケア・宮城，プラン・ジャパン訳），p.23-50, 世界保健機関，2012．
https://www.mhlw.go.jp/content/000805675.pdf より2025年1月9日検索
2) アメリカ国立子どもトラウマティックストレス・ネットワーク，アメリカ国立PTSDセンター：災害時のこころのケア サイコロジカルファーストエイド実施の手引き．原書第2版（兵庫県こころのケアセンター訳），p.130-137, 医学書院，2011.
3) 金吉晴編：心的トラウマの理解とケア．第2版, p.121-131, じほう，2006.
4) 藤森和美ほか：心のケアと災害心理学─悲しみを癒すために．p.26-116, 芸文社，1995.
5) 金田和子：看護師金田和子と日赤救護班 日赤救護班とともに歩んだ四十年．p.61-71, インターメディカ，2008.
6) 加藤寛ほか：心のケア─阪神・淡路大震災から東北へ．p.43-132, 講談社現代新書，2011.
7) 勝見敦ほか編：災害救護─災害サイクルから考える看護実践．p.82-98, ヌーヴェルヒロカワ，2012.
8) 酒井明夫ほか監：災害時のメンタルヘルス．p.1-20, 医学書院，2016.
9) 酒井明子ほか編：ナーシング・グラフィカ看護の統合と実践③ 災害看護．第5版，p.150-164, メディカ出版，2022.
10) 小原真理子：災害看護学・国際看護学─基本的知識と現場の情報．p.199-213, 放送大学教育振興会，2014.
11) 小原真理子ほか監：災害看護─心得ておきたい基本的な知識．改訂3版，p.180-186, 南山堂，2019.
12) 奥寺敬ほか監：災害時のヘルスプロモーション② 減災に向けた施設内教育研修・訓練プログラム．p.264-265, 荘道社，2010.
13) 大和田恭子ほか：「整体」破損のひどい遺体を整復する1方法．看護管理 10(7)：587-591, 2000.
14) 酒井明子ほか編：災害看護─看護の専門知識を統合して実践につなげる─．改訂第4版，p.103-115, 南江堂，2023.
15) 竹下喜久子編：被災者特性に応じた災害看護の展開．災害看護学・国際看護学 看護の統合と実践③．第4版，p.143-170, 医学書院，2019.
16) 山本保博監：災害時のヘルスプロモーション─こころと身体のよりよい健康をめざして．p.45-60, 荘道社，2007.
17) 矢守克也ほか編：災害・危機と人間．p.149-156, 新曜社，2013.
18) 日本看護協会出版会編集部編：ナースたちの現場レポート．p.543-547, 日本看護協会出版会，2021.

■ 事例　熊本地震における援助者支援

2016年4月に発生した熊本地震において，日本赤十字社はこころのケア活動を行った．筆者は熊本県益城町から役場職員のこころのケアを依頼された．そこで，役場内の一角にあった部屋を片付けて，益城町の風景写真を飾り，置いてあったソファを利用し，「リフレッシュルーム」と名付けた部屋を開設した（**図1～3**）．

毎日数名の職員が訪れた．心安まる音楽が流れるなかで，お茶を出したりハンドマッサージなどを行ったりし，訪れた人が休息できる空間を提供した．

役場職員は，自分自身も被災しているにもかかわらず，公共サービスを優先しなければならない立場にある．そのため，休息をとらずに激務に耐え疲弊していることが多い．また，どんなに頑張ってもまだ足りていないと自分を追い込む傾向があった．「リフレッシュルーム」を訪れて語る人，仮眠をとる人，涙する人など，さまざまな反応がみられた．

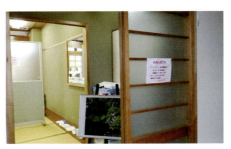

図1　益城町役場に開設した「リフレッシュルーム」正面入口（筆者撮影）

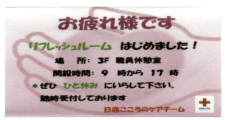

図2　名刺大の大きさで作成した広報用チラシ（筆者撮影）

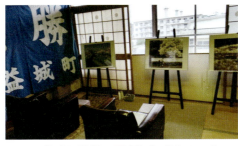
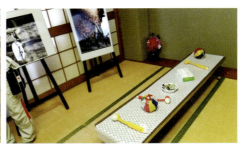

図3　益城町役場に開設した「リフレッシュルーム」の内部（筆者撮影）

Step 2-2 学習の振り返り
- 被災者に対するこころのケアについて説明してみよう．
- 遺族に対するこころのケアについて説明してみよう．
- 援助者に対するこころのケアについて説明してみよう．

column 援助者に対する差別や偏見をなくす取り組み

2020年4月下旬,民間障害者支援施設で入所者および職員に新型コロナウイルスの感染が確認された.知的障害のある入所者が入院生活を送ることは困難だと判断され,重症者以外は施設にとどまることになった.これを受け,北海道の北見赤十字病院は,近隣の赤十字病院とともに医療チームを結成し,施設への往診の形で,診療活動や医学的管理を実施した.このような状況のなか,筆者は施設職員への「こころのケア」を目的として派遣された.

施設職員は,利用者に温かく寄り添い,新型コロナウイルス感染症という未知の世界で,使命感をもちながら頑張っていた.一方で,「世間の目を気にしながらコンビニに行っている」や「新聞配達が来ない」といった職員の発言に愕然とした.施設職員の「これで死んでも構わない」という覚悟は世間には伝わらず,風評被害だけが独り歩きしていたのだ.

＊

日本赤十字社では,新型コロナウイルス感染症関連の業務に従事する職員・家族に対する差別や偏見を軽減する啓発活動を行っている.その1つが「コロナ3つの顔」ガイドで,ホームページ[10]で一般公開している.コロナウイルスが怖いのは,「病気そのもの」である"第1の感染症"だけでなく,「不安と恐れ」「嫌悪・偏見・差別」という"第2・第3の感染症"があり,この"3つの顔"が負のスパイラルを引き起こすことである.この3つの感染症を防ぎ,負の連鎖を断ち切るため,正しい理解と冷静な対応が大切である.

新型コロナウイルス感染症は終息したわけではない.今後も援助者の「こころのケア」となるように,このガイドを活用し,普及させていくことが重要である.

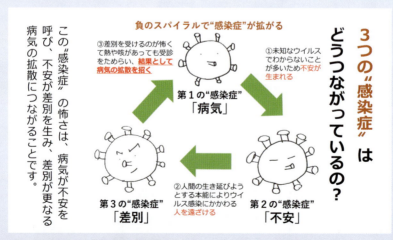

図 「コロナ3つの顔」ガイド
日本赤十字社:新型コロナウイルスの3つの顔を知ろう!〜負のスパイラルを断ち切るために〜〈2020年3月26日〉より引用.

3 CBRNE 災害とマスギャザリング

Step 2-3 学習目標
- CBRNE 災害の特徴について理解する.
- CBRNE 災害発生時の対応について理解する.
- 傷病者への対応について理解する.
- マスギャザリングについて理解する.

CBRNE 災害の特徴

CBRNE（シーバーン）災害とは，Chemical（化学），Biological（生物），Radiological（放射線），Nuclear（核），Explosive（爆発）による特殊災害のことである．これらは，化学工場や化学物質運搬中の事故，原子力発電所事故，大規模林野火災からテロリズムまでの幅広い事象が含まれる．

原因や曝露物質が一見不明であることから，発災初期にCBRNEなどの特殊災害であることは認識されにくい．同一の場所・時期で原因不明の多数傷病者発生時には，CBRNE災害を疑い，情報が未確定の場合は最悪の状況を想定した方針を立て，正確な情報収集とリスクコミュニケーションを行うことで，パニックや2次災害の防止につながる．

また，特殊資機材（防護・検知・ゾーニング・除染）が必要になること，安全対策上除染行為が優先されることもあるなど，CBRNE災害の対応には，そのための知識や装備が必要となる．

1 化学剤による災害（C）

化学剤による災害とは，化学物質に起因する非意図的または偶発的に起こったもの（化学工場災害，輸送中の事故，自然災害など）および意図的に起こされたもの（松本サリン事件，地下鉄サリン事件，和歌山毒物カレー事件など）の事故・事件の総称である．日本における化学災害は，産業事故が大部分を占める．自然災害に伴う事例では，2019年の台風19号による阿武隈川（宮城県・福島県）氾濫により工場から化学物質の漏洩があった．

化学剤には，致死的化学剤と非致死的化学剤がある（**表1**）[1]．化学剤は種類が多く，それによって人体に生じる症状や所見は異なる．粘膜刺激症状に始まり，けいれんや呼吸停止に至るものまで多種多様である．

2 生物剤による災害（B）

生物剤による災害とは，病原微生物や寄生

表 1　化学剤の種類と症状

致死的化学剤		症状
神経剤	サリン，タブン，ソマン，VX	呼吸麻痺，全身けいれん
血液剤	シアン化水素，塩化シアン	循環器系・呼吸器系を侵す
びらん剤	マスタード，ルイサイト，ナイトロジェンマスタード，ホスゲンオキシーム	皮膚のびらん，目や肺を侵す
窒息剤	ホスゲン，ジホスゲン，塩素，クロルピクリン	肺炎，気管支炎
非致死的化学剤		**症状**
催涙剤	クロロアセトフェノン，オルトクロロベンジリデンマロノニトリル，ブロモベンジルシアニド，ジベンゾオキサゼピン，カプサイシン	目や皮膚の刺激症状，流涙，気管支けいれん，咳嗽，息切れ，肺水腫，目や皮膚の疼痛など
催吐剤	アダムサイト	頭痛，胸痛，咳嗽，嘔吐，くしゃみ，鼻汁など
無力化剤	キヌクリジルベンザレート	流涙，流涎，鼻汁流出，咳嗽，呼吸苦，嘔気，皮膚の灼熱感
くしゃみ剤	ジフェニルシアノアルシン，ジフェニルクロロアルシン	くしゃみ，咳嗽，嘔吐，呼吸困難など

小井土雄一ほか：マスギャザリング時の化学テロへの備え．医学のあゆみ 269（11）：839-844，2019 をもとに作成

虫などに起因する非意図的または偶発的に起こったものおよび意図的に起こされたものの事故・事件の総称である．2002～2003 年に流行した SARS コロナウイルスによる重症急性呼吸器症候群（severe acute respiratory syndrome：SARS）では，8,098 人が感染し，774 人が死亡した[2]．人畜共通感染症としては，鳥インフルエンザがあげられ，人への感染力は弱いが，感染者の死亡率は 60～70％と高い．また，2019 年に発生した新型コロナウイルス感染症（COVID-19）は，急速に世界中に拡散しパンデミックを引き起こした．ほかに，細菌による災害として，1996 年の病原性大腸菌 O157 集団食中毒事件，2000 年の雪印乳業食中毒事件，2001 年の米国での炭疽菌事件がある．

症状は，使用された生物剤によって異なり，発熱・倦怠感，頭痛，呼吸器症状，消化器症状，筋肉痛などさまざまである．

3　放射線による災害（R・N）

放射線災害とは，放射線物質による災害を指す．放射線物質は，医療，工業，農業などさまざまな分野で利用されており，放射線災害はどこでも発生するリスクがある．

日本では，1999 年茨城県東海村のウラン加工施設 JCO 東海事業所における臨界事故，2011 年東日本大震災の巨大津波によって引き起こされた福島第一原子力発電所事故を経験しており，世界的にも旧ソ連のチョルノービリ原子力発電所事故をはじめとして，米国のスリーマイル島原子力発電所事故など，原子力関連災害は起こっている．

全身に 1Gy（グレイ）以上の放射線を一度に受けた場合，さまざまな臓器や組織に障害が生じ，

表2 急性放射線症候群の病期

病期	症状
前駆期（被ばく〜48時間）	嘔気・嘔吐（1Gy以上） 頭痛（4Gy以上） 下痢（6Gy以上） 発熱（6Gy以上） 意識障害（8Gy以上）
潜伏期（0〜3週間）	無症状
発症期	造血器障害（感染・出血） 消化管障害
回復期（あるいは死亡）	皮膚障害 神経・血管障害

被ばく線量 小 → 大

原子力安全研究協会：緊急被ばく医療研修テキスト「放射線の基礎知識」をもとに作成

複雑な臨床経過をたどる．この一連の臓器障害を急性放射線症候群と呼ぶ（**表2**）[3]．

4 爆発物による災害（E）

爆発は，物質が急激な化学変化または物理変化を起こし，体積が一瞬に著しく増大して，音や破裂作用を伴う現象をいい，ガス・粉塵・火薬などの化学的爆発，ボイラー・火山などの物理的爆発，核分裂による核爆発がある．爆発物による災害とは，意図的な爆発や爆発事故による災害を指す．意図的な爆発は，犯罪やテロリズム，戦争などにより発生している．また，化学工場，食料品製造業，金属製品業や工事現場など多種多様な場所において，ガス，水蒸気，粉じん，火薬などにより爆発事故が発生している．2013年の米国ボストンマラソンにおける爆発テロ事件では，圧力鍋を用いた即席爆弾で，釘やベアリング球を詰めることで殺傷力を高めたものが使用された．

爆傷は，4つに分類され，外傷や熱傷，骨折，内臓損傷のほか，有毒ガスや放射線に伴う症状も生じる（**表3**）．現場での負傷者に対する初期対応には，プレホスピタルケアの要点として「MARCH」（**図1**）がある．これは，M：大量出血の制御，A：気道の確保，R：緊張性気胸の介助と呼吸の管理，C：静脈確保とショックの治療，H：低酸素や低血圧などによる頭部外傷の悪化と回避／低体温の治療と回避，を表す．「MARCH」が優先順位であり，世界基準となっている[4]．

CBRNE災害への対応

原因物質ごとに異なる医療体制が必要になると，初動時の混乱が生じうるため，できるだけ共通した方法としてオールハザード・アプローチ[*1]をとる．

ここでは，CBRNE災害のなかのN（R）BC災害について解説する．N（R）BC災害の特

---

*1 オールハザード・アプローチ：多様な危機に実効性をもって機能しうるよう，組織の整備や人員の育成をより重視する考え方である．それには，多様な危機に対してまんべんなく対応可能な体制を整備し，一本化した方法で対応する．
「危機（ハザード）」には，地震や台風などの自然災害，原子力発電所事故や交通機関事故などの大規模災害，犯罪やテロリズム，戦争，情報流出，ネット炎上，感染症パンデミックなど，大規模で非日常的な事象から小規模で日常的な事象まである．現代は，これらの多様な「危機（ハザード）」が存在する「リスク社会」である．こうした背景から，オールハザード・アプローチが重視されるようになった．

表3 爆傷の分類

爆傷形態		損傷ほか
1次爆傷	爆発の衝撃により生じる損傷	鼓膜破裂，爆傷肺，腸管や眼球の損傷
2次爆傷	飛翔物により生じる損傷	爆破物などの破片により鋭的・鈍的損傷をきたす．一撃で致命傷となりうる
3次爆傷	爆発により吹き飛ばされた結果により生じる損傷	鈍的外傷をきたす．頭部外傷，脊椎・脊髄損傷，胸腹部骨盤外傷，四肢の骨折など
4次爆傷	一次爆傷から三次爆傷以外の爆発に関連した損傷	熱傷，瓦礫による圧挫，煙・粉塵による呼吸器症状や有毒ガス，放射線などの影響(dirty bomb*)，爆発に遭遇したことによって発症した急性冠症候群や高血圧症など

* dirty bomb：放射性物質を含んだ爆弾．爆弾による傷病者は，爆傷のほか放射性物質にも汚染される．救援者は，高線量の線源が飛散していること，傷病者が汚染されていることを念頭に，必要な防護対策を講じて対応することとなる．

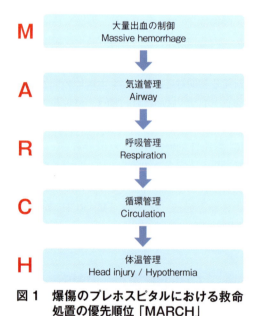

図1 爆傷のプレホスピタルにおける救命処置の優先順位「MARCH」

徴と差異について**表4**に示す[5]．

1 防護対策の重要性

化学物質や放射性物質，病原体などの有害物質にさらされた汚染傷病者への対応は，認知→トリアージ→蘇生→除染→根本治療，となる．

原因となる化学物質や放射性物質，病原体は，目に見えずにおいもないことから，一見しただけではわからないことがしばしばあるため，とくにファーストレスポンダー[*2]は対応に注意を要する．有害物質は，主に気道・呼吸器と皮膚や粘膜（眼）を通して体内に吸収されるため，防護の対象は主に呼吸器と皮膚・粘膜である．直接的接触を回避するための防護具を装着する必要があり，全身を覆う個人防護具（personal protective equipment：PPE）（**図2**）を装着する．

2 安全確保のための防護技術

a 検知と測定

外的因子によって起こるN(R)BC災害では，その原因となる因子を確定し，量や濃度を測定する必要がある．病歴聴取によってN(R)BC災害に関連する可能性のある特異的な症状や所見をとらえ，専用の検知手段・検査手段を用いる．これらの原因因子の種類と

[*2] ファーストレスポンダー：災害発生時に最初に現場に対応する消防士，警察官，救急隊員などの緊急対応要員を指す．現場の状況把握，傷病者の発見・救助，救護を実施する．

表4 N（R）BC災害の特徴と差異

	N（R）（核および放射線）	B（生物）	C（化学）
原因因子	原子力関連の物質やそのほかの放射性物質；および放射性物質または機器からの放射線	人に感染する病原体またはそれらの産生物（毒素）	化学物質：既存の工業利用品も含む
類型	放射性物質が体表面に付着／体内取込（内部被ばく）／放射線による外部被ばく	病原体が患者に感染／病原体の産生する毒素が原因となる中毒	経気道的吸入／経消化管的吸収／経皮的吸収；化学物質による全身症状と，皮膚や粘膜に対する直接損傷
症状発現までの時間	大量被ばくの前駆症状が早期にあるが，本格的症状は数日以上経ってから	感染の場合，それぞれの病原体によって異なる潜伏期がある	通常早期：直後から数時間
日常臨床での小規模事例	頻度は少ない	あり	あり
過去の災害事例	大きな原子力事故が2例，そのほかに放射性物質による大規模事故もあり	西アフリカで発生したエボラ出血熱大規模流行事例，インフルエンザパンデミックなどの事例や炭疽菌テロ事例がある	多数あり：オウム真理教によるサリン事件等のテロ事例もあり

立崎英夫ほか：CBRNEへの対応．Basic & Practice 災害看護．p.149, Gakken, 2018 より引用

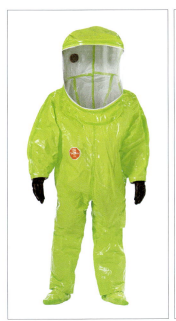

レベルA：最大限の防護が必要な現場．ホットゾーン

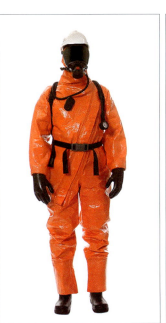

レベルB：ウォームゾーン

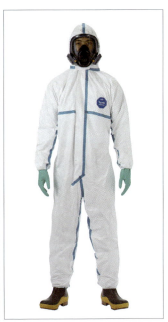

レベルC：コールドゾーン

図2　PPE

左：デュポン™ タイケム®10000，中：Dräger CPS 5800，右：デュポン™ タイベック®ソフトウェアⅢ型
画像提供：旭・デュポン フラッシュスパン プロダクツ株式会社（左・右），ドレーゲルジャパン株式会社（中）

表5　放射線測定装置

	NaIシンチレーション検出器	GM管式サーベイメーター	個人線量計
主な測定対象	γ線	β線	γ線
使用目的	空間（場所）の放射線量	物や人の表面汚染	活動中の被ばく量
表記	μSv／hr	cpm (counts per minute)	Sv

画像提供：富士電機株式会社

表6　放射線を表す単位

	単位	内容
線源	Bq（ベクレル）	放射能（放射線を出す能力）の単位．1秒あたりに崩壊する原子核の数を表す
吸収線量	Gy（グレイ）	物質や人体に吸収された放射線量．1Gyは物質1kgあたり1ジュールのエネルギーが吸収されること
等価線量	Sv（シーベルト）	人体が受けた放射線による影響の度合いを示す

量や濃度によって，その後の対応や治療方針が決まる．

● 核および放射線（N［R］）

1Gyを超す急性被ばくを全身に受けると，さまざまな臓器や組織に障害が生じる．被ばく後48時間以内に嘔気・嘔吐，頭痛，下痢，発熱，意識障害が起こる（**表2**）．これらは前駆症状と呼ばれ，出現時期が被ばく線量と相関しており，重要な所見となる．

測定には，空間線量率を測定するもの（NaIシンチレーション）と，体表面に付着した放射性物質を測定するもの（GM管式サーベイメーター），活動中の被ばく量を測定するもの（個人線量計），そして内部被ばくを測定するものがある（**表5**）．放射線の種類によって適切な機器を選択する必要がある．これらの測定器は一般に感度が高く，患者自身あるいは看護にあたる医療従事者に影響を与えるレベルの放射線量も検知可能である．ここで，放射線を表す単位を**表6**に示す．

放射線は，それぞれ性質が異なり，体内での透過力も違うため（**図3**）[6]，性質に応じた防護対策が必要である．

● 生物剤（B）

感染が発症するまでに潜伏期があることから，認知が遅れることがある．普段認められないような感染症患者が発生した場合などは，生物剤による災害も疑い，早期に保健所などへ通報する．早期検知による原因病原体同定とその対策実施が重要となる．

病原因子を含んだ検体を，PCR検査や酵素免疫測定法（enzyme immunoassay：EIA）によって病原体や毒素を検出したり，電子顕微鏡を用いて病原体の形態を観察したりする

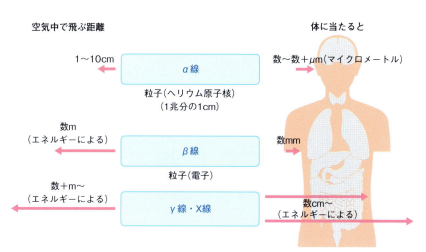

図3　放射線の体内での透過力
環境省：放射線による健康影響等に関する統一的な基礎資料, 2017 より引用

必要がある．確定診断については，保健所に相談し，各都道府県衛生研究所または国立感染症研究所へ検体を送って行うこととなり，時間を要する．

● 化学剤（C）

化学剤を特定する方法には，化学的検知と患者の症状から推定する方法（トキシドローム）がある．縮瞳，涙・鼻汁などの分泌亢進のような特徴的な症状を呈する場合には神経剤が疑われ，化学的検知よりも早く原因物質が推定されるとともに治療開始が可能となることから，傷病者の身体所見は非常に重要である．

b　ゾーニング（場の区画／災害現場）

ゾーニングは，特定の目的のために区域を設定することである．N(R)BC災害対応では，汚染の拡大と2次災害を防止し，より多くの命を救うために被災者の動線を整理し，救護活動を効率的に行う目的で実施される（図4）．

なお，除染処置では傷病者の脱衣を行うため，男性用・女性用エリアを設けるなど，プライバシーへの配慮が必要となる．

● ホットゾーン（危険区域）

医療行為は困難であり，特別なPPEを装着した警察・消防・自衛隊の対処部隊により，危険物の除去および被災者の搬出が行われる．テロなどの人為的要因による災害の際には，救助隊をねらった2次攻撃の危険性も考慮する必要がある．

● ウォームゾーン（除染区域）

危険物は存在しないが，汚染された人または物が存在する区域である．特別なPPEを装着した警察・消防・自衛隊の対処部隊のほか，訓練を受けた災害派遣医療チームがトリアージや除染・応急処置を実施する．

● コールドゾーン（警戒区域）

危険物やその汚染から隔離された区域である．ウォームゾーンで除染が行われていることから，通常の病院と同様の標準予防装備を講じる．

c　自己防護策／防護装備

N(R)BC災害に対応する際には，自分自身を含む医療従事者を防護し，2次被害を防

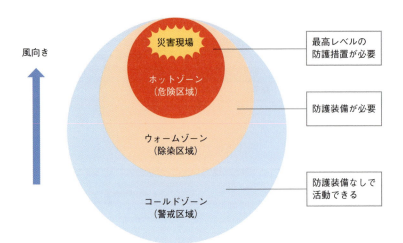

図4 CBRNE災害発生時に現場の区域を分ける「ゾーニング」のイメージ

ぐ必要がある．

現場のゾーニングに応じたPPEを装着しなければ，そのゾーンに入らない．ゾーニングに応じたPPEは，ホットゾーンがレベルAまたはB，ウォームゾーンがレベルBまたはC，コールドゾーンでは必要に応じてレベルCまたは標準予防策と同様のものを装着する．放射線に対しては，γ線や中性子に対する防護服の効果は乏しいため，個人線量計を装着し線量を測定したうえで，内部被ばくを防ぐ目的で防じん効果をもつ防護服を用いる．

3 除染

除染とは，環境，設備，生体から危険物質を除去または中和することである．体外からの汚染では，主に衣服に化学剤や生物剤，放射線などが付着するため，脱衣は有効な除染方法である．汚染の90％は脱衣で可能だといわれている．

発生場所が屋外の場合は，風向きなどを考慮したうえで，汚染拡大を防止できる場所に除染所を設置する．

脱衣[*3]は，曝露後10分以内を目指して，可能な限り早く脱衣させる．自力で脱衣ができる傷病者には，服の表面が顔や体表に付着しない・吸い込まないように留意し脱衣してもらう．自力で脱衣できない傷病者に対しては，ハサミを使用して服を切断し，中表になるように丸めて除去する．

自身で脱衣が可能な傷病者に残る頭髪や上肢などの体表汚染に対しては，乾的除染を実施する．乾的除染は，ティッシュペーパー，ペーパータオル，おしぼり，布など使用できるもので「拭き取り」を行う．その後，必要に応じて水除染，専門除染を実施する．

傷病者への対応

1 除染後トリアージ

CBRNE災害においては，自力で歩行できる傷病者（START法［Step 2-1-5「トリアー

[*3] 脱衣を含め除染については，プライバシーの配慮が必要である．男女別に設置するほか，一時的に着用する衣類を用意しておく．

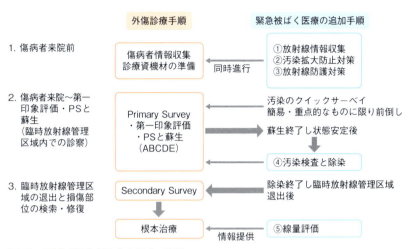

図5　緊急被ばく医療の追加手順
日本救急医学会監,日本救急医学会指導医・専門医制度委員会ほか編:救急診療指針 下巻. 改訂第6版,p.1262,へるす出版,2024 を参考に作成

ジ」p.128 参照］において「区分Ⅲ（緑）」に該当する）でも，原因や曝露状況によって状態が急激に悪化する可能性がある．そのため，自覚症状および他覚所見を確認する必要がある．CBRNEによる症状を認めた場合は，原則「区分Ⅱ（黄）」とし，容態変化に速やかに対応できるようにする．

また，爆発災害においては，鼓膜損傷による難聴を生じている場合があるため，コミュニケーション方法に留意する．

化学剤による呼吸停止については，迅速かつ適切な蘇生処置と拮抗薬の投与によって状態が改善する可能性がある．そのため，原因が化学剤によるもので，かつ呼吸停止からさほど時間が経過していない（例：発見時点で生命兆候があり救助中に呼吸停止した）場合は，「区分Ⅰ（赤）」として対応する．

2　医療機関での受け入れ

CBRNE災害が疑われる原因物質に合わせ，受け入れる病院も，場の養生，医療者の防護と除染，および治療の準備を行う．

ここでは，放射線災害を例に緊急被ばく医療について説明する．一般の救急診療に以下の a ～ e を追加し，診療を進める（**図5**）[7]．放射線被ばくの場合，被ばくしたためにただちに生命の危機に陥ることはなく，高線量被ばくが生命に危機をもたらすのは早くて24～48時間以後とされている[8]．生命を脅かす危険な状態である場合は，検査や除染よりも蘇生を優先する．

a　放射線情報収集

傷病者の状態とともに，放射線情報を収集する．

● **傷病者**
・被ばくの有無と程度
・汚染の有無と程度，部位

● **作業環境**
・空間の放射線線量率
・環境の放射性物質量
・推定される放射性物質の種類（放射線の種類［α・β・γ線］，核種［具体的な核

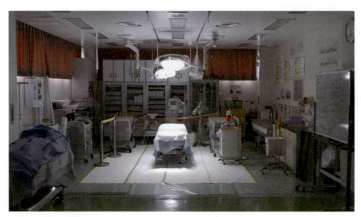

図6 場の養生

種名]）

b 汚染拡大防止対策

●施設

臨時放射線管理区域の設定および医療資機材の養生を行う（図6）．

●医療者

医療者の体表面に放射性物質が付着しないよう，防護衣（タイベックスーツなど）とマスク，フェイスシールド，手袋（2枚重ねる）を装着する．手袋は処置ごとに外側の1枚を交換する．

c 放射線防護対策

「距離」「時間」「遮蔽」の放射線防護三原則に従う．医療者は，個人線量計を装着し，被ばく線量を許容範囲内に管理する．医療チームの診療放射線技師は，診療エリアの空間放射線量率（μSv/hr），表面汚染密度（Bq/cm^2）のバックグラウンドを傷病者来院前に測定しておき，傷病者来院後の計測値と比較してモニタリングを行う．

d 汚染検査と除染

プライマリーサーベイ後，バイタルサインが安定した状態で行う．サーベイメーターを用いて全身スクリーニングを行う．この際，線量評価の材料として，血液，汚染創，健常皮膚，鼻，口角などからスワブを使用し，サンプルを採取する．

サーベイの結果，施設の基準値を超える汚染を認めた場合，除染を行う．内部汚染を回避するため，創傷部位，口や鼻，健常皮膚の順に除染する．除染は，①付着物除去（脱衣を含む），②拭き取り，③洗浄の順に選択する．2回以上洗浄しても表面汚染の計測値が下がらない場合，それ以上の除染は困難と考え，汚染部の上から被覆し，汚染拡大を防止する．

e 線量評価

前駆症状が出現するまでの時間から推定するとともに，専門機関に採取したサンプルを提出し，線量評価を依頼する．

CBRNE 災害による
被災者への看護

　CBRNE 災害に関しては，原因因子がすぐにわからないこともあり，被災者は身体的・精神的に大きな苦痛を受ける．医療者が PPE を装着し対応することによって，被災者は自身の状態に対し不安を抱く．看護職は，被災者に対し正確な情報提供，苦痛の緩和，心理的支援を実施していく．

　避難誘導の際には，要配慮者や避難行動要支援者の避難行動に伴う 2 次被害を被る危険性に留意する．

　長期的には，風評被害も伴い社会的にもつらい状況が続く可能性があることを念頭に置き，被災者を援助していく．

マスギャザリング

　マスギャザリングとは，世界保健機関（WHO）は「一定期間に特定の場所に特定の目的で集まった一定数以上の集団で，開催国のコミュニティ，都市，国の保健計画と対応能力に負担をかける可能性のあるもの」[9]と定義している．イベント規模については 1,000 人以上から 25,000 人以上とあり一定ではない[10]．

　代表的なイベントとして，ハッジ（Hajj）[*4]などの宗教イベント，ワールドカップやオリンピックなどの国際スポーツイベントがあげられ，わが国では全国各地で花火大会や初詣，屋内・屋外コンサートや，マラソン大会などの国内スポーツイベントのほか，地方博覧会などがあり，1,000 人を超える規模のイベントが開催されている．実際に失神，熱中症，食中毒，群衆雪崩（2001 年明石花火大会の歩道橋事故），銃撃事件，爆弾事件（2013 年ボストンマラソン爆発テロ事件）などが発生している．

　国際的なマスギャザリングは，テロリズムの標的となることがあり，CBRNE 災害と関連する．

1 マスギャザリング医療の必要性

　地域の救急医療体制を維持するためにマスギャザリングへの医療支援は，救急医療・災害医療において重要な位置にある．

　大規模イベントおける傷病者の発生は，開催地域の救急医療体制に大きな負担を強いることが懸念される．イベント中に過剰な医療供給を必要とした場合は，地域の医療破綻や救急対応の欠如を生み，一次的な医療崩壊となる可能性がある[11]．

　このことから，マスギャザリング医療はイベント開催前から準備を行う必要がある．事前準備の 1 つとして，過去のイベントや類似したイベントの記録や報告，リスクファクターから，イベントによる疾病分類や傷病者発生数，重症度や搬送率などを予測し検討することで，ある程度の対策が可能である．

2 マスギャザリングのリスク因子

　マスギャザリングは，イベントタイプや開催時期・開催期間が異なり，参加者の特徴も多様である．

　マスギャザリングのリスク因子には，気象条件などの環境的因子，会場へのアクセスなどの物理的因子，参加者の背景など社会的

＊4　ハッジ（Hajj）：イスラム教の大巡礼で，ヒジュラ歴（イスラム歴）第 12 月 8 日から始まる．サウジアラビアの聖地メッカに例年およそ 200 万人が集まる．

表7 マスギャザリングのリスク因子の分類

分類	リスク因子
環境的因子	天候，気温・湿度，屋外／屋内
物理的因子	開催時期・期間，イベントタイプ，イベントの規模・密度，イベント会場の状況（着席／移動），イベント会場の地形（地域・場所）
社会的因子	参加者の年齢層・性別，興奮度・熱狂度，アルコールの有無，飲料水の有無，ドラッグの入手可能性
公衆衛生学的因子	感染症の有無，インバウンド

表8 マスギャザリング・イベントに対する救護医療体制のプランに必要な15項目

- 医師による医療監督
- 事前調査
- イベント医療班との交渉
- 診療レベル
- 人員確保
- 医療資機材
- 診療整備
- 搬送手段
- 公衆衛生
- アクセス
- 緊急手術対応
- 通信体制
- 指揮命令系統
- 記録
- 質向上努力の継続

小井土雄一ほか：マスギャザリングに対する災害・救急医療体制. 国立医療学会誌：医療 64（11）：740-745, 2010 より引用

因子，感染症などの公衆衛生学的因子の多様な組み合わせが加わり（**表7**），状況を複雑化させている[10]．このことから，イベントごとに異なる背景に応じた対策を行うことで，イベントの開催における危機管理が必要である．

リスク因子には，イベント開催計画の段階から把握できる情報から予測可能な状況と予測不可能な事態を想定する体制を整える必要がある．イベントの種類，場所，期間，観客数に関する情報などは予測可能であり，感染症やテロリズムなどは予測不可能である．

3 マスギャザリングの医療体制

マスギャザリングにおける医療体制は，現場救護所での医療体制の構築と，組織作りが重要である．組織のなかにはイベント主催者，消防，警察，行政などが含まれ，連携体制の構築，指揮命令系統の確立と医療班の位置づけを明確にする必要がある．

マスギャザリングに対して救急医療体制を準備する際に，必要な検討項目として15項目があげられている（**表8**）[12]．マスギャザリング医療にかかわるスタッフは，救急医療に対応する能力のほか，公衆衛生学や災害医療の知識が求められる．また，開催会場および傷病者を受け入れる医療機関は，多数傷病者に対する初期対応の訓練が必要となる．

マスギャザリング医療体制構築のために，統一した診療記録や報告様式などの整備をし，マスギャザリング医療の評価・分析を行っていく必要がある．

引用文献
1) 小井土雄一ほか：マスギャザリング時の化学テロへの備え．医学のあゆみ 269（11）：839-844, 2019.
2) 厚生労働省：国別のSARS症例サマリーテーブル（2002年11月1日～2003年7月31日）．
https://www.mhlw.go.jp/bunya/kenkou/kekkaku-kansenshou05/06-02.html より2025年1月16日検索
3) 原子力安全研究協会：緊急被ばく医療研修テキスト「放射線の基礎知識」
4) 日本外傷学会監，日本外傷学会外傷専門診療ガイドライン改訂版第2版編集委員会編：爆傷．外傷専門診療ガイドラインJETEC．改訂第2版，p.285-291, へるす出版, 2018.
5) 立﨑英夫ほか：CBRNEへの対応．Basic & Practice 災害看護．p.149, Gakken, 2018.
6) 環境省：放射線による健康影響等に関する統一的な基礎資料, 2017.
https://www.env.go.jp/chemi/rhm/h29kisoshiryo/h29kiso-01-03-09.html より2025年1月16日検索
7) 日本救急医学会監，日本救急医学会指導医・専門医制度委員会ほか編：救急診療指針 下巻．改訂第6版, p.1262, へるす出版, 2024.
8) Mettler FA Jr et al：Major radiation exposure--what to expect and how to respond. N Engl J Med 346（20）：1554-1561, 2002.
9) World Health Organization：Public health for mass gatherings: key considerations.
https://iris.who.int/bitstream/handle/10665/162109/WHO_HSE_GCR_2015.5_eng.pdf?sequence=1 より2025年1月16日検索
10) Arbon P：The development of conceptual models for mass-gathering health. Prehosp Disaster Med 19（3）：208-212, 2004.
11) Sanders AB et al：An analysis of medical care at mass gatherings. Ann Emerg Med 15（5）：515-519, 1986.
12) 小井土雄一ほか：マスギャザリングに対する災害・救急医療体制．国立医療学会誌：医療 64（11）：740-745, 2010.

Step 2-3 学習の振り返り

- CBRNE災害による被害の特徴について，原因別に説明してみよう．
- CBRNE災害による傷病者を医療機関で受け入れる際の対策について，説明してみよう．
- マスギャザリングへの医療支援に必要な医療体制について，考えてみよう．

災害発生時に展開される看護の実際を学ぶ

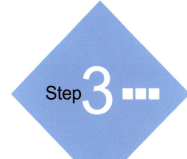

1. 災害各期の看護支援
   1. 医療機関
   2. 医療救護所
   3. 一般避難所
   4. 福祉避難所
   5. 避難所での感染症への対応
   6. 応急仮設住宅・恒久(復興)住宅
   7. 自宅

2. 支援と受援
   1. 支援の受け入れ
   2. 海外の被災地への支援

3. 災害への備え

Step 3 1-1 災害各期の看護支援
医療機関

Step 3-1-1 学習目標
- 災害時の医療機関の役割を理解する．
- 医療機関が被災した場合の看護部長，看護師長，看護師の役割を理解する．
- 自施設の被害はなく，被災地域の傷病者を受け入れる場合の看護部長，看護師長，看護師の役割を理解する．

はじめに

医療機関は，減災のための備えや訓練を災害サイクルにおける静穏期・準備期に行うことが重要であり，災害マニュアルの整備や災害訓練，資器材準備などが必要である．

しかし，減災の対応を行っていても震災の与える影響は大きく，建物の老朽化や耐震設備の限界から，ときには医療機関そのものが被災し，診療の制限や病院避難を余儀なくされることも少なくない．

東日本大震災では，岩手・宮城・福島の3県で計380の医療機関のうち，全壊は10施設，一部損壊は290施設にも及び，災害拠点病院でも3県33施設のうち31施設が一部損壊，診療機能の制限は21施設と，被災直後に外来患者の受け入れの制限を余儀なくされた．また，入院加療の継続が困難であると判断され，およそ1,600名以上の入院患者の転院搬送が行われた[1]．

医療機関は，被災後にまず院内の指揮命令系統（CSCA）（Step 2-1-1「指揮命令・統制」p.102 参照）を確立したうえで，医療機関そのものを評価する必要がある．

被災状況（職員・ライフラインなどの設備・入院患者）を把握し，医療機関としての機能が残存していて傷病者の受け入れを行うのか，避難をしなければならないのかについて，院内の災害対策本部で判断しなければならない．そのためにも，患者に最も近い立場で活動する看護部は，とくに組織的で安全かつ正確に情報を収集し判断しなければならない．

本項では，医療機関が被災した場合，および自施設は被災していないが災害拠点病院など近隣被災地域の傷病者の受け入れを行う場合における発災後の看護部内の各役割から，災害時に展開される看護について解説する．

医療機関が被災した場合

1 被災した医療機関におけるダメージコントロール

医療機関における被害は，災害の程度や耐震性など，さまざまな背景によって変化する．

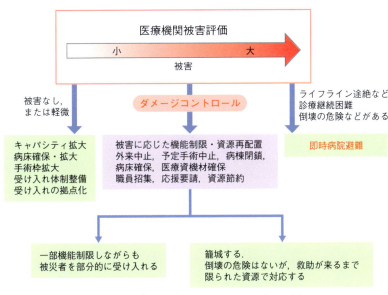

図1 医療機関におけるダメージコントロールのイメージ

医療機関の被害状況を把握し，倒壊の危険性があれば病院避難を行う必要がある．また，施設の被害に応じて，一般外来・予定手術の中止や制限，病棟閉鎖などを行う可能性もある．反対に，被害があっても新設部門を設置し，被災者を受け入れる可能性もある．まったく被害がない，あるいは被害が少ない医療機関では，病床数や手術枠などの受け入れ体制を拡大し，対応することも考えられる．

このように，医療機関の被害状況から，医療機関の受けたダメージをコントロールし，被災により制限しなければならない場合には制限する．反対に，人員確保や新設部門設置による被災患者受け入れなど，医療機関としての対応を強化することもある（**図1**）．マンパワーや資源を再配置して，ダメージをコントロールすることが医療機関として重要である．

2 看護部長の役割

災害発生直後の混乱を避け組織的に活動するため，医療機関幹部で院内の災害対策本部を設置し，院内の災害体制の整備（CSCATTT［Step 2-1参照］の確立）を行う．

看護部長は，まず各病棟責任者から安全に関する情報（職員の被害・ライフラインや配管・医療機器などの設備・既存入院患者）の報告を受け，医療機関全体の被災状況を把握する．

報告はマニュアルで定めた方法で行うが，ライフラインが途絶することもふまえ，トランシーバーやPHSだけでなく，報告用紙などを用いて短時間に正確に情報を収集することが望ましい．災害対策本部の設置場所や報告方法は，被災状況に応じて職員へ通達する．職員の参集状況に応じて非常招集をかけるなど，のちにマンパワーを確保する必要がある．

被災状況の報告を受けたうえで，災害対策本部の一員として医療機関の方針を決定する．病院避難が必要な場合は，職員・患者を安全な場所へ移動させるよう指示する．また，災害対策本部より医療圏を管轄する行政機関

A

地震発生時 看護師長用
確認事項チェックリスト
- ☐ 安全確認
- ☐ 被災状況の把握
- ☐ 災害対応システムの起動
- ☐ 患者への放送・対応指示
- ☐ 被災状況報告書作成・報告

災害レベル確認後
- ☐ エマレジスター入力確認
- ☐ 被災患者受け入れの指示・整備
- ☐ 職員招集・応援職員指示
- ☐ 新設部門立ち上げの指示

B

看護師長用
安全確認（最優先事項）
- ☐ メンバーの安全確認(Self)
  - ☐ トランシーバーをとってくる
- ☐ 災害対応システムの起動
  - ☐ トランシーバーON
  - ☐ チャンネル5になっているか確認
- ☐ 設備の安全確認(Scene)
  - ☐ 医療ガス確認
  - ☐ 設備確認
- ☐ 患者の安全確認(Survivor)
  - ☐ 外来患者の確認
  - ☐ 外来患者救護

①Self→②Scene→③Survivor
の順番で確認すること（同時でも可）

C

看護師長用
入院患者への放送・対応指示
「現在地震が発生し安全を確認しております．患者様は安全のためその場を動かずにお待ちください」

看護師長（不在時は代行）

患者の所在を把握
- ☐ 病棟で確認した患者
- ☐ 検査中で不在患者を把握し，検査・リハビリ室への確認を指示

被災状況報告書の作成・報告
災害対応グッズ（カウンター下）にある災害対応物品の中にある報告書へ記入．ヘルメットを装着し3階対策本部へ報告する．
（夜勤帯の場合は事務当直の暫定対策本部へ報告）

D

病棟チームリーダー用
- ☐ 自分の身の安全確保
- ☐ ナースステーションにてメンバーの安全確認
- ☐ 安全確認後，師長へ報告

自分・スタッフの安全を確認し，師長へ報告後，ベッドマップまたは病棟地図にて，設備・患者の安全が確認できるように準備する

ベッドマップまたは病棟地図を使用し
- ☐ 患者の安全確認
- ☐ 設備の破損状況
- ☐ 医療ガスの使用状況をメンバーより報告を受ける
- ☐ 確認後，師長へ報告（第1報用）

E

病棟チームリーダー用

ベッドマップまたは病棟地図を使用
受け持ちより報告を受ける
- ☐ 各部屋の設備と患者が無事か確認
- ☐ チームの不在患者がいる場合は，師長へ報告し，所在確認を職員へ指示
  →手術，リハビリ，検査中の確認
- ☐ ライフライン（水道，排水，電気）が使用可能か確認
- ☐ 窓，天井，壁の破損がないか
- ☐ 避難経路がふさがれていないか
- ☐ 酸素・吸引・医療ガスが使用可能か
- ☐ 家族，面会人の名前，被災状況を確認
- ☐ 確認されていない所があれば，メンバーへ指示
- ☐ 確認後，師長へ報告（第2報用）
- ☐ 災害レベルを確認し，レベルにそって準備を開始

F

病棟メンバー用

設備・患者の安全確認
- ☐ 受け持ちの部屋の設備と患者が無事か確認する
- ☐ ライフライン（水道，排水，電気）が使用可能か確認する
- ☐ ナースコールが使用可能か
- ☐ 窓，天井，壁の破損がないか
- ☐ 避難経路がふさがれていないか
- ☐ 酸素・吸引・医療ガスが使用可能か
- ☐ 家族，面会人の名前，被災状況を確認する
→確認後，ナースステーションへ戻り，リーダーへ報告

図2　アクションカードの例
A〜C：看護師長用
D・E：病棟チームリーダー用
F：病棟メンバー用

の災害対策本部へ，病院避難が必要であるSOS発信を行う．

SOS発信の方法はさまざまであるが，たとえば広域災害・救急医療情報システム（EMIS）(p.26参照) への入力を本部要員へ指示するなどがある．また，病院避難ではほかからの医療支援や自治体の協力が必要であり，支援を受け入れる準備も災害対策本部内で進めなければならない．

3 看護師長の役割

病棟では，発災直後，職員と患者の安全確認を行うため看護師長は指揮命令を行い，冷静かつ安全に指示を出さなければならない．入院患者の避難誘導や館内放送などで患者や職員が不安やパニックにならないよう，災害看護活動を円滑に指示する必要がある．まずは，災害対応システムの起動として，入院患者への放送，協力依頼を行う．

職員の安全確保では，自身の安全確保に加え各職員の安全確保を呼びかける．被災した職員がいた場合は，すみやかに応急処置を指示する．次に病棟の設備を確認し，ライフラインの状態，壁の崩落や火災の有無，倒壊の危険性を確認する．また，自身の安全に留意して患者確認を行うよう指示する．既存入院患者の確認では，外傷の有無だけではなく使用している機器やアラームについても確認する．また，リハビリテーションなどで病棟外に出ている患者の安全確認も必ず行う．

続いて，被害状況報告書を作成し，すみやかに災害対策本部へ報告する．第1報は確認中も含め15分以内に行うなど，短時間で報告することも急性期では重要である．避難が必要な場合は，応援要請も含め災害対策本部へ要請する必要がある（図2A～C）．

4 病棟・手術室看護師の役割

病棟・手術室看護師においては，医療機関の被災状況に応じて対応が変わるだけでなく，患者の安全確保から応急処置・避難誘導・継続看護の実施を行うなど，その役割は医療機関内において最も重要であるといえる．

災害時に混乱せずに組織的に活動するためには，チームリーダー・メンバーの役割を明確にし，全員が共通認識をもっておく必要がある．

a 役割

●チームリーダー

自身も含め管轄するチームメンバーの安全確認を行い，看護師長へ報告する．災害対応となることをメンバーへ通達し，安全に留意しながらライフラインなどの設備，患者の安全確認をメンバーへ指示する（図2D・E）．

応急処置や避難が必要な場合は，すみやかに看護師長への報告，メンバーへの指示，主治医への報告を行う．

●メンバー

発災直後は自身の安全確保を行い，チームリーダーへ報告する．その後，安全に留意しながら，ライフラインや受け持ち患者の安全確認を行い，チームリーダーへ報告する（図2F）．

手術中であれば，患者の安全を確保し，転落防止や生命維持装置（麻酔器や人工呼吸器，輸液ポンプなど）の確認を行う．

b 看護のポイント

●設備・ライフラインの確認

壁が損壊している，ゆがんでいるなど建物の倒壊の危険がある場所には近寄らない．ま

た，火災が発生している場合には，すみやかに報告し，初期消火を行う．爆発や天井まで火災が広がっている場合は，即時避難し安全を確保する．

また，ライフラインの確認は，大きな損傷（異音や漏れなど）がないかを確認する．

●患者の安全確認・看護

既存患者の安全確認としては，外傷の有無だけでなく，使用しているME機器（人工呼吸器・透析器・モニター・輸液ポンプ・手術機器など）や配管の異常がないかを再度確認する．

いずれにおいても，トラブルが生じている場合は対処するとともに，チームリーダー，担当医へ報告する必要がある．患者が不安にならないよう，声かけを行いながらバイタルサインを確認する．

患者が災害により受傷している場合には，外傷初期看護ガイドラインJNTEC™（Japan Nursing for Trauma Evaluation and Care：外傷初期看護セミナー）に準じた全身観察と応急処置が必要となる．また，緊急避難や移送が必要な場合は，独歩・護送・担送，さらに治療器具装着の有無によって移送の方法が変化するため，搬送によって状態が悪化しないように，搬送のためのチューブの固定や必要最低限の治療への変更（パッケージング）が必要である．

さらに移動時にカルテ（または患者サマリー）を紙ベースで出力しておくことが望ましい．

●人工呼吸器を使用している患者の看護

日頃から，無停電コンセントを使用しているかを確認する．避難に必要となる補助換気物品や酸素ボンベなどを準備する．自発呼吸の有無に応じて，人工鼻やジャクソンリース（またはバッグバルブマスク），簡易型人工呼吸器を準備する．

簡易式経皮的動脈血酸素飽和度（SpO_2）モニターで適宜呼吸状態を観察する．モニターがない場合には自発呼吸の有無やチアノーゼの出現がないかなどを継続的に観察する．喀痰による気道の閉塞などに十分注意し，ポータブル吸引器などで喀痰吸引を行う．

●酸素療法中の患者の看護

すみやかにベッドや車椅子へ酸素ボンベを取り付け，必要最低限の酸素を投与する．呼吸状態やチアノーゼの有無，酸素ボンベの残量を適宜確認する．

●点滴中の患者の看護

可能なかぎり，生理食塩液などでロックする．昇圧薬・降圧薬・強心薬・血栓溶解薬などを持続投与している場合は，シリンジポンプや輸液ポンプを非常用電源へ切り替える．

避難する場合も考慮し，日頃からバッテリーの残量を確認しておくことが望ましい．

●ドレーン挿入中の患者の看護

歩行可能な患者は排液バッグを含め持参し，移送を誘導する．歩行できない場合は，ベッドへ乗せて移送する．

逆流による弊害が考慮される場合は，移動時のみ一時クランプすることも検討する．移送後はすみやかにドレーンを観察し，チューブ内の液体の流動性，閉塞の有無を確認する．

●清潔の保持

水道やガスが止まった場合は，湯の使用が困難となる．カセットコンロやウエットティッシュなどを使用し，必要最低限の湯の使用にとどめるよう工夫する．

とくに，陰部洗浄は尿路感染症や褥瘡の発生要因ともなりうるため，少量のぬるま湯で皮膚を観察しながら実施する．ドライシャンプーの使用やウエットティッシュを温めるな

ど，湯を使用しないケアも考慮する．

このように，被災の状況，マンパワーに応じて，必要最低限のケア（ケアレベル）を決定しておくことが望ましい．

● **食事**

非常食を使用することとなるが，食事形態も患者ごとに異なるため，軟食・全粥食への工夫や調理などを栄養士やボランティアと協力して行う．ガスコンロやペットボトルなどの水を使用し，高齢者では形態調整剤（トロミ剤）を使用すると誤嚥の予防となる．

● **排泄介助**

水道が使用できない場合，2次感染症の蔓延や排泄環境を気にして水分を摂取しない患者も出るため，注意が必要である．

職員や患者の手指消毒は，速乾式手指消毒薬を使用する．下痢や嘔吐などの患者がいる場合は，アルコール消毒ではなく次亜塩素酸ナトリウムを使用する．吐物や便はビニール袋を使用し処理する．

排便はポータブルトイレを使用し，ビニール袋で1回ずつ廃棄し，便座は使用ごとに消毒するなど，2次感染を予防する．オムツの使用もかぎられているため，可能なかぎり尿便器を使用する．

c 避難の方法

避難には，主に以下の方法がある．

● **水平避難**

同一階で病棟が東西南北の2区画以上に分かれている場合，地震，火災などでは比較的短時間で実施できる水平避難が選択される．

● **上下方向避難**

地震に伴う火災など，当該階での対応が危険であると予測される場合，階下へ避難する．

● **全棟避難**

医療機関倒壊の危険性が高い場合では，医療機関外へ一時的に搬出し，他院への転院搬送を行う避難方法が選択される．

d 災害により受傷（外傷）した患者の応急処置・看護

前述の外傷初期看護ガイドラインJNTECに準じて，ABCDECrアプローチを実施し（p.185参照），生理学的・解剖学的に全身状態を評価する．必要な蘇生行為・応急処置を実施し，対応する．

e 既存患者の継続看護

さらなる余震や2次被害によって，急に避難が必要となる場合も考えられる．また，ライフラインや医療資器材，対応する人員にも制限が生じ，通常の医療の提供は困難となることも考えられる．とくに看護においては，呼吸・循環管理だけでなく，食事・清潔保持・排泄介助などライフラインの制限に応じてさまざまな工夫が必要となる．

治療機器が装着されている患者の看護では，人工呼吸器・透析器・補助心肺装置・輸液ポンプ・シリンジポンプ・酸素発生器[*]などが生命の維持に必要な場合は，医療ガスや電気を常時必要とするため，予備電源や資材の残量も含めて把握したうえで対応しなければならない．モニタリングシステムが使用できない場合は，看護師が呼吸状態やバイタルサインを観察し，対応しなければならない．

自施設の被害はなく，被災地域の傷病者を受け入れる場合

1996年以降，災害拠点病院（基幹災害拠

---

[*] 在宅酸素療法（home oxygen therapy：HOT）に使用する．

点病院及び地域災害拠点病院）の整備が進められ，2024年4月1日現在，全国で776施設（基幹災害拠点病院63施設，地域災害拠点病院713施設）が指定されている[2]．

災害拠点病院は，災害による被災患者の高度な救命医療を含む診療機能を有し，被災地域における患者の受け入れと広域医療搬送にかかわる対応を行う．また，地域における災害拠点連携病院においては，主に中等症や容態の安定した重傷者の収容や治療を行い，災害医療支援病院では，専門医療，慢性疾患患者の対応，区市町村の地域防災計画に基づいた医療救護活動を行う．このように，平時の病院機能に合わせた各医療機関の役割を発揮して対応しなければならない．

災害発生後，自施設の被害が少なく診療機能を有する医療機関については，系統的な対応（CSCATTT）を確立し，被災患者の受け入れ体制の整備，災害拠点病院の拠点化を行う．

1 看護部長の役割

災害対策本部として，被災患者受け入れの宣言を本部長より職員へ通達する．被災患者受け入れのための新設部門設置，立ち上げの指示を行う．

看護部長は各病棟での被災患者受け入れ体制の整備を，看護師長へ指示する．夜間や看護部長不在時は看護師長代行となる夜勤当直看護師長などが，その役割を暫定的に担う．

a 職員招集，職員の家族を含む安全確認

勤務中の職員を含め職員家族の安否確認や災害発生時の自主登院基準については，事前に取り決めておくことが望ましい．新設部門の設置や継続看護のためには，職員の招集や勤務調整が必要となる．職員が不足している場合には，職員招集だけでなく外部支援も考慮する．

b 医療班派遣のための派遣看護師の人選

災害拠点病院では，必要時に医療班の派遣も行うこととされており，派遣メンバーの人選，必要物品の準備，調整などを指示する．

c 外部からの医療支援（DMATなどの医療機関支援）の受け入れ体制の確保

医療機関内での災害対策本部支援，新設部門対応や既存患者対応の職員支援，または専門加療が必要な患者，他院への搬送が望ましい患者などの医療搬送支援が必要な場合などに対応するため，外部からの医療チームを受け入れる部門を本部内に設置する．

2 看護師長の役割

a 病床管理

まずは受け入れるためのベッドを確保する．退院可能な患者の退院，ベッド移動を行う．

情報の混乱を避けるため，既存患者と被災患者を可能なかぎり分けて管理する．受け入れ体制が整い次第，災害対策本部へ受け入れ可能の連絡を行う．

b 新設部門設置のための指示

医療機関で受け入れるためには，トリアージ部門や治療エリアの設置，家族対応など新設部門の設置が必要となる．各部門で決められた新設部門立ち上げの指示，人員配置を行う．

c 職員の勤務調整，休憩，休息の確保

被災患者を受け入れるにあたり，看護職員

の負担は増加する．既存患者の継続看護に加え，被災患者の観察・治療・看護が必要となる．また，災害の種類にもよるが，地震による道路被害や交通機関の麻痺，水害などによる通行困難・交通規制などのため，必ずしも職員が登院できるとはかぎらない．看護師長は職員のシフトを含め，安否確認・登院時間なども把握しなければならない．

そのためには，通常から災害時の連絡体制について検討しておく必要がある．

3 病棟看護師の役割

被災患者は医療機関正面または救急口でトリアージを受け，院内外の各治療エリアへ搬送される．トリアージの方法はさまざまであるが，「1次トリアージ（ふるい分け）」と「2次トリアージ（並び替え／順位付け）」が繰り返し行われる．

急性期の症状では，災害の種類にもよるが，地震であれば外傷（頭部・胸部・腹部・四肢）による損傷，圧挫症候群（クラッシュ症候群），心肺停止状態などがある．

さらに，津波や火災による津波肺や気道熱傷，全身熱傷，一酸化炭素中毒，呼吸器障害などがあげられる．

災害拠点病院では，外傷，広範囲熱傷，圧挫症候群など，これらの多発する重篤外傷の救命医療を行う診療機能を有することとされている．そのため，看護師はその治療を理解するとともに，全身を生理学的・解剖学的に観察できなければならない．

a 看護のポイント

●モニタリングと観察

医療機関の被害が少ないとしても，水道・電気・医療ガスなどの使用は限られたものとなる．とくにモニタリングなどに使用する医療機器は，使用する患者を慎重に選ぶ必要がある．

通常であれば持続的にモニタリングする患者でも，予備電源や停電など電気が一部制限されている場合では，内蔵バッテリーも考慮したうえで必要最小限の使用にとどめなければならない．被災患者の観察も，モニタリングに頼る観察ではなく，フィジカルアセスメントを十分に活用し観察する．

●限られた資器材の把握

医療ガスでは，酸素ボンベや手術に使用する滅菌器材なども限られている．重症患者の搬送や治療には欠かせない医療資源であり，とくに酸素ボンベは搬送中も使用するため，残数の把握だけでなく，使用量に応じた残り時間にも注意して使用しなければならない．

●救命処置に伴う蘇生行為

傷病者が意識障害，呼吸停止，心停止などをきたした場合，呼吸や循環を補助する救命処置を行う．気道確保，補助換気，胸骨圧迫などの基本的処置を行う．

b 外傷初期診療に準じたABCDECrアプローチと評価，安定化のための処置介助

ABCDECrアプローチとは，生命徴候であるABCDEを系統的に観察するために用いるものである．ABCDEに加え，災害時に見逃してはならない圧挫症候群の"Cr（crush syndrome）"を加えている．

気道，呼吸，循環，体温，四肢の挟まれの有無を観察し，それらに対しバイタルサインを安定化させるための治療であるアプローチ法を表1に示す[3)4)]．ABCDECrから患者の容態を把握し，適切に安定化治療へとつなげることが，被災者を的確に救うこととなる．

表1 ABCDECr アプローチ

ABCDECr アプローチと評価	安定化処置
A：気道評価・確保と頸椎保護 気道閉塞の有無	異物除去，用手気道確保 気道確保（気管挿管，外科的気道確保）
B：呼吸評価と致命的な胸部外傷の処置 呼吸数，呼吸様式，SpO₂，胸郭動揺，皮下気腫など	酸素投与，換気，吸引，胸腔ドレナージ，気管挿管（陽圧換気のため）
C：循環評価及び蘇生と止血 皮膚の性状，超音波検査，腹膜刺激徴候，皮膚湿潤，橈骨触知不良，バイタルサイン	止血（圧迫，緊縛止血等止血帯使用），骨盤固定（シーツラッピング），静脈路確保，輸液，薬剤投与
D：生命を脅かす中枢神経の評価 グラスゴー・コーマ・スケール（GCS）8点以下（切迫するD），瞳孔所見，片麻痺の有無	二次性脳損傷回避のための気管挿管と人工呼吸，酸素投与，薬剤投与
E：脱衣と体温管理 脱衣後の全身観察と保温	保温，体温管理，室内温度管理
Cr：圧挫症候群（クラッシュ症候群） 受傷部位の運動知覚麻痺，褐色尿，モニター波形（不整脈，T波増高）	持続モニタリング，大量輸液，炭酸水素ナトリウムの投与，高カリウム血症への対応

日本集団災害医学会監：DMAT標準テキスト．改訂第2版，p.95，へるす出版，2015・高以良仁：応急処置・治療．ナーシング・グラフィカ　看護の統合と実践③災害看護．第5版．p.113，メディカ出版，2022 を参考に作成

引用文献

1) 厚生労働省：東日本大震災における災害拠点病院の被害状況〈平成23年7月1日現在〉．http://www.mhlw.go.jp/stf/shingi/2r9852000001uo3f-att/2r9852000001uo7y.pdf より2025年1月6日検索
2) 厚生労働省：災害拠点病院一覧〈令和6年4月1日現在〉．https://www.mhlw.go.jp/content/10800000/001257546.pdf より2025年1月6日検索
3) 日本集団災害医学会監：DMAT標準テキスト．改訂第2版，p.95，へるす出版，2015.
4) 高以良仁：応急処置・治療．ナーシング・グラフィカ　看護の統合と実践③災害看護．第5版．p.113，メディカ出版，2022.

Step 3-1-1 学習の振り返り

- 災害時の医療機関の役割を説明してみよう．
- 医療機関が被災した場合の看護部長，看護師長，看護師の役割を説明してみよう．
- 自施設の被害がなく，被災地域の傷病者を受け入れる場合の看護部長，看護師長，看護師の役割を説明してみよう．

Step 3 1-2 災害各期の看護支援
医療救護所

Step 3-1-2 学習目標
- 医療救護所の種類と設置する場所を理解する.
- 医療救護所の種類に応じた被災者への対応を理解する.
- 医療救護所における看護師の役割を理解する.

医療救護所の種類

災害が発生した場合,被災地内では多数の傷病者が発生する可能性が高く,医療機関の機能は大きく低下する.膨れ上がる医療ニーズとしての"需要"に対して,医療を提供する"供給"が追いつかない状況が発生する.このように災害サイクルにおける急性期において,被災地内の医療施設だけでは対応が困難な状況が想定されるため,災害現場や避難所に医療救護所が設置される.医療救護所は設置される場所によって名称が異なる(**表1**)[1].

表1 医療救護所の種類

名称	設置される場所
病院前医療救護所	病院の前
避難所医療救護所	避難者数が多い避難所,医療ニーズがある避難所
拠点医療救護所	行政や医療などの拠点となる場所
現場救護所	災害現場

医療救護所の運営

医療救護所は,原則,災害時に仮の診療機能を有するものとして市町村が開設を指示する.実質的な運営は,現地に出動している医療救護班となる.医療救護班には,災害派遣医療チーム(DMAT),日本赤十字社医療救護班,自衛隊などがあり,複数のチームが協働して運営することも少なくない.そのため,医療救護所内における指揮命令系統を確立するため,指揮者としてのリーダー(医師が担うことが多い)を中心に役割分担を明確にする.ここでも,CSCATTT(Step 2-1参照)にのっとり,運営していくことが重要である.とくに,災害の種別,傷病者数,設置目的によってレイアウトをはじめとする機能が異なるため,情報収集から分析を行い,医療救護所を管轄する災害対策本部と連携した運営が必要不可欠である.

現場救護所としては,通常初期対応を実施する消防が救護所を設置することが多い.ここでは,安全面の確保が重要であり,医療救

護班として現場救護所で活動する際には，消防や警察の指示に従って行動する必要がある．

医療救護所における被災者への対応

医療救護所で対応が必要な被災者の傷病は多岐にわたる．軽度の擦過傷から重度の外傷，慢性疾患の急性増悪などさまざまな状況が想定される．また，災害の種別だけではなく，医療救護所の種類によっても来所する傷病の種類は大きく異なる．そのため，医療救護者は，開設する際に種類に応じて備えていく必要がある．

1 病院前医療救護所

病院の前に設置する医療救護所は，多くは被災地内にある．したがって，被災者自身で来院するケースも少なくない．擦過傷や慢性疾患の薬不足など軽症者も多く，通常の医療として対応できるだけの体制を被災地内では整えることが難しい．さらに，被災現場から救急車などで多くの傷病者が搬送されてくることもあり，病院前医療救護所には軽症から重症の傷病者が来所することが想定される．

被災地内の病院では，多数の傷病者に対応するだけの人的・物的資源が十分ではないため，できる限り軽症な傷病者は病院前医療救護所で対応し，中等症以上の傷病者を病院内で対応する体制を構築することで，病院の負担軽減にもなる[2]．そのため，医療救護所では緊急度を判断（トリアージ）し，治療の優先順位をつけることが重要となる．そして，病院のキャパシティをふまえて必要な傷病者を治療できるように搬送する．

2 避難所医療救護所

避難所は被災地内において，自宅での生活が難しく避難してきた被災者の生活の場である．そのため，近隣地域から傷病者が多く搬送されてくるという状況ではなく，避難所に避難している人，避難所付近の自宅で生活している人などで体調不良などが生じた際に来所する場合が多い．そのため，外傷などよりは災害フェーズに応じた傷病として上気道感染，消化器症状，そして慢性疾患の増悪などへの対応が中心的である．

生活の場である避難所では，日常的に起こりうる擦過傷や打撲などへの対応も想定されるため，内因性疾患が多く想定される医療救護所でも軽度の創傷処置に対応できる準備は必要である．そして，避難所の衛生環境にも影響を受けるが，感染症への対応も必要となるため，必要に応じて隔離できる診療スペースなども含めて対応する．生活様式によっては深部静脈血栓症などの危険性もあり，災害関連の2次被害を被災状況から評価していく．常備薬が不足する被災者もいるため，薬剤師と連携して服薬への対応も必要である．このように，生活の場としてとらえる避難所にある医療救護所では，被災者の生活状況をふまえて対応する．

3 現場救護所

現場救護所は災害現場に設置され，災害種別によって対応がさまざまである．共通して，まず傷病者の初期対応が必要ということである．地震などの災害では，外傷による傷病者が多く想定される．原子力災害や化学災害であれば，特有の病態が想定されるため，傷病

表2　医療救護所としての役割

- 傷病者の緊急度・重症度を判断できる場所，人を決める
- 実際に治療の優先順位を決定する（トリアージ）
- 初期治療後，治療前の傷病者も含めて搬送の優先順位を決定する
- 搬送手段，搬送先医療機関を調整する
- 実際に優先順位に従って傷病者を搬出する
- 医療救護所で対応可能な軽症者の応急処置を実施する

に対応できるための準備が重要である．

　多数の傷病者がいる場合，治療の優先順位を判断するトリアージ，必要最小限の治療，搬送を迅速に行わなければならない．安全が確保された状況において，現場での医療ニーズを把握し，集結した医療従事者および医療資機材から人的資源および物的資源を適切に配置し，救護所での役割を明確にして運営する（**表2**）．それでも，医療救護所では最終的な治療まで実施するまでの人材や資源はないため，原則として傷病者を医療機関に搬送しなくてはならない．そのため，必要最低限の治療で安定化を図り，搬送する優先順位を決めて対応していく必要がある．また，医療資機材は各医療救護班が持参したものを共有して管理することで，現場救護所でどこまで対応が可能かを判断する材料となる．

　現場救護所で被災者へ対応するためには，被災状況や傷病者などの災害に関する情報，集結した医療救護班や医療資機材に関する情報，搬送可能な医療機関に関する情報をマネジメントすることが必要である．

医療救護所における看護師の役割

　医療救護所における看護師は医療救護班として派遣されている．まず，そこの医療救護所の役割機能を把握し，医療救護班としての指揮命令系統，役割分担を前提に看護師としての役割を理解し，実践しなくてはならない．

1　医療救護所の設営，準備

　医療救護所が設置される状況によるが，現場救護所では消防がテントを設営していることが多い．医療救護班は診療に必要な資機材の準備，医療救護所内のレイアウトなどを決めて準備する．これも災害の種別や医療救護所の設置目的に合わせて検討しなくてはならない．たとえば，現場救護所のように，被災地で救出された傷病者の初期対応を目的としていれば，トリアージ，応急処置などの初期対応を安全に実施できるような環境調整が求められる．また，避難所医療救護所の場合，避難所に避難してくる傷病者もしくは避難所にいる傷病者のなかで医療を必要とする人を対象とするため，一定程度の医薬品や資機材で対応できる環境を準備する．

2　物品管理

　医療救護所における医療資機材は看護師が管理することが多い．DMATが医療救護班である場合，ロジスティックス隊員が情報管理とともに資機材を管理してくれることもある．しかし，治療に必要な物品や医薬品，医療機器については専門的な知識が必要であり，看護師も参画すると管理が円滑になる．

　医療資機材は，医療救護班が携帯したものを使用する．持参する資機材は，災害の種別によって多少の違いはあるが，原則としてはオスカルバッグ，心電図モニターや人工呼吸器などの医療資機材を持参する．これは平時

から有事に備えて準備しておくものである．各医療救護班が持参した物品類は共有して管理することが望ましい．医療資機材の使用状況もモニタリングし，不足する物品は追加で依頼できるように情報管理担当者と連携する[2]．いまある資源を有効活用することは円滑な傷病者対応につながるが，最終的に撤収する場合，どこの医療救護班が所有するものかと判別が難しくなる場合も少なくない．共有する可能性をふまえ，所有する施設名が入っているかなど，看護師の細やかな管理が円滑な医療提供を支える．

3 チームブリーフィング

医療救護所内にいるチーム全体で活動方針などのブリーフィング（事前確認，打ち合せ）を実施する．災害支援の経験は有していても医療救護所での活動が初めてというスタッフもいるかもしれない．災害支援時におけるブリーフィングは，具体的な活動を共有してイメージすることができ，十分な準備から看護活動に役立つことが報告されている[3]．

このように，ブリーフィングはその状況における役割機能に応じた活動内容を共有し，チームとしての活動方針を個々が理解できるようにするために重要なことである．

4 医療救護所内のレイアウト調整

医療救護所は医療機関と異なり，テント以外は自分たちでレイアウトを決定して設営しなくてはならない（**図1**）．前述したように，状況（人的資源，物的資源など）に応じた役割を最大限に発揮できるように環境を調整する．また，医療救護所の役割機能に合わせて決定する必要があることは理解しておかなくてはならない．

5 看護実践活動

医療救護所においては，複数の医療救護班が活動することが多く，指揮命令系統の確立，人員の管理を徹底し，「人・情報・医療資機材」のマネジメントが重要である[2]．チームブリーフィングによる活動方針の理解から，各人員が担当する役割を担うことができるように，看護師リーダーを中心に診療の補助を円滑に進めていく．

医療救護所内の本部では，被災状況など災害対策本部との連絡，情報を整理し，現場でも情報を共有できるようにホワイトボードや「どこでもシート」（壁や窓ガラスなどの平面に静電気で接着させて使えるホワイトボードシート）などを活用して可視化するとよい．医療資機材は限りある資源であるため，在庫管理を含めて有効に活用できるように調整（必要に応じて調達）する．

このように，看護師はトリアージの実施や応急処置の補助という役割のほかに，人，情報，そして医療資機材のマネジメントを実施する役割を担うこともある．また，指揮命令系統におけるマネジメント活動において，看護師は多職種やほかの役割を担うスタッフと調整が必要な場面が多い．調整という業務は，看護師が平時から実践している役割であり，有事においても状況に合わせてさまざまなことを調整することで，看護師は医療チームの円滑な機能に寄与することができる．したがって，災害時に必要な体制，環境などに関する理解，マネジメントや調整などを適切に実施できるように，平時から訓練していることが重要である．

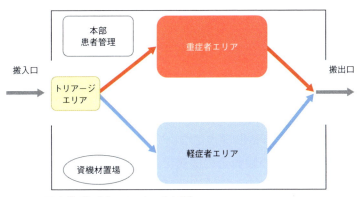

図1　医療救護所内のレイアウト例

被災者への配慮

医療救護所において，医療救護班として活動するにあたり対応する相手は被災者である．急性期における被災者対応は，応急処置など身体的な支援が優先されるケースも少なくない．しかし，被災者は地震により健康生活もコントロールすることが困難な状況であることを理解しなくてはならない[4]．医療救護所という非日常的な環境において，被災という大きなストレスを受けた状況をふまえ，傷病者の身体的だけではなく心理的・社会的な側面に対する影響をアセスメントし，低下した健康レベルに応じた看護実践が求められている．

おわりに

医療救護所は，その設置目的と場所によって役割機能が異なる．被災地における医療ニーズによって設置されるものであるため，被災状況など状況に合わせた役割機能を理解し，設営，運営していく必要がある．どのような場合においても，被災者の状況をふまえ，限りある資源で最大限の効果が発揮できるように医療救護班チームが協働して活動することが重要である．

参考文献
1) 小井土雄一ほか編：第1章Ⅴ．災害時に設置される様々な施設．看護の統合と実践②災害看護学．第3版，p.37-44，メヂカルフレンド社，2020．
2) 酒井明子ほか編：災害初期から中長期における看護活動．ナーシング・グラフィカ 看護の統合と実践③災害看護．第5版，p.130-164，メディカ出版，2022．
3) 伊藤尚子ほか：災害支援に派遣される看護職へのブリーフィング─「平成28年（2016年）熊本地震」発生時の千葉大学大学院看護学研究科における試み─．千葉大学大学院看護学研究科紀要 39：59-63，2017．
4) 日本赤十字社事業局看護部：災害サイクルに応じた看護現場別の災害看護．系統看護学講座 統合分野 災害看護学・国際看護学．第2版，p.63-112，医学書院，2013．

Step 3-1-2 学習の振り返り
- 医療救護所の種類と設置する場所について説明してみよう．
- 医療救護所の種類に応じた被災者への対応について説明してみよう．
- 医療救護所における看護師の役割について説明してみよう．

Step 3 1-3 災害各期の看護支援
一般避難所

Step 3-1-3 学習目標
- 避難所の現状や問題点について理解する．
- 避難所生活が被災者の健康に及ぼす影響と，その対策や看護について理解する．

　避難所とは，災害などから身を守り，自宅で生活できない人が一時的に生活する場である．被災者は日常生活が一変し，避難所での生活は心身の健康にさまざまな影響を及ぼす．ここでは，避難所で尊厳のある生活を送るための看護について述べる．

避難所の種類

1 指定避難所

　指定避難所とは，災害の危険性があり避難した住民などを災害の危険性がなくなるまで必要な期間滞在させ，または災害により家に戻れなくなった住民などを一時的に滞在させることを目的とした施設であり，市町村が指定するものである（災害対策基本法第49条の7）．小学校の体育館や公民館，保育施設などが指定避難所として指定されている．

2 自主避難所

　自主避難所は，次のような避難所を意味する．
① 市町村が開設する自主避難所は，風水害の発生の危険が高まっている際，市町村が避難情報を発令する前に自分の判断で避難する人のために一時的に開放する避難所．
② 災害発生後，指定避難所のスペース不足や，道路の寸断などで指定避難所にたどり着けない被災者が自主的に別の場所に避難し滞在している避難所．

避難所の現状

　指定避難所の開設は市町村が決定し，施設の管理者や委託を受けている住民が開錠する．多くの災害では災害発生から3日程度で避難者数がピーク[1]となり，多くの避難者が避難所に押し寄せる．災害の規模が大きいほど避難者が増えるため，指定避難所ではスペース

が不足することや過密な状態での集団生活となることから，車中泊や在宅避難，住民主体の自主避難所が開設されることも多い．

災害発生直後は停電や断水，通信の遮断などのライフラインの途絶も起こりやすく，被災者は急激な生活の変化や今後のストレスなどから，住民間のトラブルも発生しやすく，身体的ストレスや精神的ストレスを抱えやすい．また，復興庁の東日本大震災における災害関連死の報告によると，災害関連死の原因は「避難所等における生活の肉体・精神的疲労」が約3割，「避難所等への移動中の肉体・精神的疲労」が約2割と，避難所に関連するものが約5割を占めている[2]．さらに，災害救助法では，避難所の設置期間は原則7日間以内とされているが，阪神・淡路大震災では最大9か月，東日本大震災では最大2年数か月，能登半島地震では災害発生後1年経過してもすべての避難所が閉鎖されていない状況であり，規定を大きく超え長期化している現状がある．

避難所開設後の看護

現在の日本の避難所環境は少しずつ改良されてはいるが，大変過酷であり，予備能の低い高齢者や子どもへの影響は計り知れない．災害関連死を少しでも減らすためには，避難所での生活環境を整えることが重要である．そのためには，地域のなかでの避難所の状況を大きくとらえる必要があり，**表1**の視点でのアセスメントが重要である．

1 生活を整える

a 食事

避難所での食事は，災害救助法で規定された金額の範囲内で，自治体が事前に提携を結んだ業者などから，お弁当やおにぎり，パンやジュースが届けられる．災害発生直後は，長期保存が可能なパンやおにぎりなどの炭水化物が主で，1日1食となることもあり，栄養バランスの偏りや摂取エネルギーの不足が問題となる．炊き出しなどの支援が始まると，温かい食事の提供が可能となるが，自治体から届けられる食事に追加されることとなり，摂取エネルギーや塩分過多となることもある．

なお，食事療法が必要な人や抗がん剤治療などで食欲が低下している人など，身体の状

表1 避難所におけるアセスメント内容

① 避難所のある地域の人口動態（高齢化率や世帯人数など）
② 避難所運営に行政がかかわっているか，避難所の存在が行政に伝わっているか
③ 被災者に必要な情報が伝わる体制ができているか
④ 電気や水道，通信などのライフラインの状況
⑤ インフルエンザや新型コロナウイルス感染症（COVID-19），下痢や嘔吐などの感染症の有無
⑥ 慢性疾患などの治療が継続できているか
⑦ トイレや手洗い場などの水まわり，体育館など居室の衛生環境
⑧ 適切な食事や飲料水が提供されているか
⑨ 適切な室温や湿度であるか
⑩ 要配慮者が適切な支援を受けられているか

態に合った食事の提供は難しく，必要に応じて保健師や栄養士に相談する．また，食物アレルギーにも配慮が必要であり，お弁当やパンなども可能な限り原材料を明記することが重要である．

b 排泄

災害発生後は，上下水道の破損などでトイレが使えなくなることが多い．トイレが不足すると，トイレの使用回数を減らすために水分摂取や食事摂取を控え，脱水症や深部静脈血栓症，感染症の発症リスクが高まり，心身機能の低下にもつながる．

災害用のトイレには「携帯トイレ」「簡易トイレ」「仮設トイレ」などがあり，避難所の設備に応じて避難所責任者とともにトイレの確保に取り組む．しかし，災害の規模や状況によってはトイレ物資の確保が難しいこともあり，その場合には，バケツや段ボールにビニール袋をかぶせて新聞紙を入れたり，土に穴を掘って囲いをするなどの自作トイレを工夫して，トイレ物資の到着までしのぐこともできる．

避難所での集団生活では，トイレも汚れやすく，清潔を保つことが重要である．トイレ清掃を避難者自身が行うことは，避難者の自立やコミュニティの形成・維持のためにも重要であるが，手袋の装着や清掃後の手指衛生など，感染予防を意識した清掃方法の徹底が必要である．

c 睡眠

避難所生活では睡眠環境も大きく変化する．ベッドや布団，枕，照明など睡眠環境の好みは多様であり，被災前の生活に合わせることは難しい．避難所では限られたスペースとなることや，プライバシーの問題，ほかの避難者の足音などの物理的環境，大切な人や家の喪失，先の生活の不安などの精神的な側面も重なり，睡眠に問題を抱える避難者も多い．

段ボールベッドの使用，通路を確保することや居住スペースとトイレの位置を考慮するなど，支援物資や避難所内のレイアウトの工夫で解決することもあるため，状況に応じて対処する．

d 清潔

避難所生活では口腔内の清潔が保ちにくいため，虫歯や歯周病，高齢者では誤嚥性肺炎のリスクが高まる．ハンカチやティッシュで歯を拭ったり，義歯は毎食後外してウェットティッシュで汚れをふき取るなど，手に入るものでできるかぎり口腔内を清潔に保つようにする．

e 環境整備

夏期は風水害が多く，避難所内が常に30℃を超えることも多い．冬期に地震が発生した場合，避難所内も氷点下近くになり，乾燥による感染症の流行も発生しやすい．しかしながら，ライフラインの途絶や空調の設備が整っていない避難所もあり，避難者の健康を守るためには室温と湿度の管理が重要となる．また，災害発生時は下水が混ざった土や重油など，靴底に汚染物質が付着していることが多い．そのため，避難所では土足厳禁とし，汚染された泥やほこりによる呼吸器疾患や感染症を予防することが重要である．ゴミの集積場所の確保やその周知など，ゴミの管理も衛生的な環境を維持するために必要となる．

2 健康管理

災害発生後は，内服薬を入手できず，もと

もともっている慢性疾患が悪化したり，過酷な避難生活のなかで新たな疾患に罹患することもある．糖尿病や高血圧，心疾患などの慢性疾患の薬の内服が継続できているか，薬が手元にあるか確認するとともに，不眠や食欲低下など，新たな症状が出ていないかを確認する．高血圧などの慢性疾患では，薬を中断していても自覚症状が現れない場合や，いつもどおりに内服していても食生活などの変化で疾患が悪化している場合もあり，自覚症状に変化がなくても血圧や脈拍などバイタルサインを測定し，アセスメントすることが重要である．また，透析治療や抗がん剤治療を受けている人，ストーマ造設者など，特殊な治療や装具を必要としている人が支援を求められずにいる場合もある．避難所では困っている様子や具合が悪そうな様子がないか観察し，必要時には救護所や医療機関につなげる．

3 要配慮者のケア

a 高齢者・障害者など

配慮が必要な人は原則，福祉避難所に避難することになっているが，道路の寸断など被害の状況によっては，歩行に杖が必要な人や車椅子利用者，視覚障害者や聴覚障害者など，避難所にはさまざまな人が避難してくる．和式トイレが使用しにくいことや，トイレまでの動線や距離，段差の解消などに配慮が必要な場合があり，配慮が必要な内容や状況について，家族や本人から情報を収集し，ニーズを把握する．近隣の福祉避難所の開設状況も確認し，必要に応じて移動も検討する．

b 女性・子ども

女性や子どもも安心できる避難所環境にするためには，男女別の更衣室や休養スペース，授乳室やキッズスペースを確保することが重要となる．子どもの発育・発達に遊びは欠かせないが，避難所では子どもとの接触による高齢者の転倒リスクや，子どもが騒ぐことによる親のストレスなどの問題も発生するため，子どもが自由に遊べるスペースを確保する．また，生理用品の不足について，男性の避難所管理者や運営者には伝えにくいため，物資に生理用品が含まれているか確認することも必要である．子どもや女性の視点で環境を整えるためにも，女性リーダーが避難所運営に参画することも重要である．

4 安心と安全

a 防犯

被災地では，窃盗や女性・子どもに対する性犯罪が少なからず発生する．警察への巡回要請や，消防団・自警団などによる地域での見守り体制を構築する．仮設トイレや入浴施設の設置場所は昼夜を問わず安心して使用できる場所にすることや，照明の設置・施錠，女性専用の更衣室や洗濯物干し場を確保するなど，防犯対策を強化する．また，避難者同士での見守りや防犯意識を高めることについての注意喚起が必要である．

b ペット

飼い主にとってペットは家族同然の存在であること，動物が苦手な人やアレルギーをもつ人がいることの両者の視点から配慮が必要になる．ペットの滞在場所を確保し，決められた場所以外ではペットを飼育しないなど，ペットの滞在ルールを決め，周知させる．

5 車中泊避難

余震の恐怖や避難所のスペース不足，乳幼児やペット連れなどの理由で，車中泊避難を選択する被災者もいる．車中泊ではプライバシーの確保やペットの世話などができる反面，健康面から注意が必要な点も多い．車中泊避難では避難所以上にトイレや物資の確保が難しく，水分摂取などを控えることや，車内では常に座位となるため下肢の血流がうっ滞することにより，エコノミークラス症候群を発症しやすい．

車中泊避難者には，こまめに足指や足首を動かしたり車を降りて歩くこと，適度に水分摂取すること，長時間同じ姿勢にならないよう足の下に荷物を置くなどして下肢を挙上することなど，エコノミークラス症候群の予防法を伝える．また，体調不良者の発見が遅れることや支援物資が届きにくいことから，車中泊避難者を適宜巡回する体制をつくり，食糧や飲料水などの物資が不足していないか，こまめに身体を動かせているか，下肢浮腫や息苦しさなどの症状がないか観察し，少しでも異常があれば救護所や医療機関への受診を促す．

行政を含めた検討が必要であるが，車中泊を行うための駐車スペースを確保することで，車中泊避難者にも目が届きやすくなり，避難者の健康状況なども把握しやすくなる．

6 在宅避難

在宅避難者とは，単に災害時に自宅などで生活を行っている人を広く指すものではなく，災害によるガスや水道といったインフラの途絶や物流網の途絶，家屋への被害などのため，自らの備蓄を利用し，あるいは何らかの支援を受けて避難生活を送る人[3]である．車中泊避難と同様に，避難所のスペース不足，疾患や心身の状態により避難所での集団生活や慣れない場所での生活が難しいことなどが理由で，在宅避難をすることも多い．

適切な支援を行うためには，在宅避難の実態を把握することが重要であり，地域の保健師などと連携し，どこにどのような人たちが在宅避難をしているかの実態とニーズの把握に努める．

震災時は自宅が余震で倒壊する危険もあり，在宅避難が安全かどうかの見極めも重要となる．

在宅避難者にも避難所での避難者と同等の支援を受けられるようにする必要があり，災害発生直後は水や食料，トイレなどの支援を行う．ライフラインが途絶している状況下では，カセットコンロやボンベ，飲料水などの在宅生活に不足する物資の支援を行うとよい．また，在宅避難では，人工呼吸器や酸素ボンベなど特殊な医療機器を必要とする被災者や視覚障害者などが避難所に行けずに自宅で避難生活を送っている場合があり，生命維持に必要な機器が確保できているか，健康状態に異常がないか心身の状態を観察し，アセスメントする．

新型コロナウイルス感染症拡大以降，ホテルや旅館を含めた多様な施設に避難する分散避難の推奨や，大規模災害時の避難所不足対策としての在宅避難も検討され始めている．在宅避難は状況が把握されにくく支援者の目が届きにくい課題があるが，支援物資や生活相談，在宅避難者のための炊き出しを行うなど，在宅避難者の支援拠点を設置する取り組みが始まっている．

7　避難所の解消

　避難所の解消は，地域のライフラインの復旧が1つの目安となる．避難所での生活はプライバシーが守りにくく不便な側面もあるが，災害発生直後の危機的状況をともに支えあって乗り越えてきた人たちの存在が身近にあり，安心感もある．避難所解消の時期は避難者にとって，今後の生活の拠点を決めることなどさまざまな決断を迫られ，今後の生活の不安や慣れ親しんだ環境から離れる不安など，精神的な不安定さにつながりやすい．避難者の引っ越し先の決定状況なども避難所管理者と情報共有し，避難所での生活状況や睡眠状況などに注意する．

8　避難所の課題と今後のあり方

　「避難所における良好な生活環境の確保に向けた取組指針」が2022年に改定され，避難所環境改善に向けた取り組みがなされているものの，いまだ避難所の環境には設置期間の長期化を含め，さまざまな課題がある．避難所運営には被災者の自立を妨げない視点が重要となるが，そのためにも避難所での生活が少しでも被災前の生活に近づくこと，少しでも早く避難所生活を終了し元の生活に戻れるよう，国や行政，国民全員での平常時からの備えが欠かせない．

引用文献
1) 復興庁：避難所生活者・避難所の推移（東日本大震災，阪神・淡路大震災及び中越地震の比較）．2011．
https://www.reconstruction.go.jp/topics/hikaku2.pdf より2025年1月8日検索
2) 復興庁：東日本大震災における震災関連死に関する報告．2012．
https://www.reconstruction.go.jp/topics/20120821_shinsaikanrenshihoukoku.pdf より2025年1月8日検索
3) 内閣府（防災担当）：在宅・車中泊避難者等の支援の手引き．2024．
https://www.bousai.go.jp/taisaku/shien/pdf/tebiki.pdf より2025年1月8日検索

Step 3-1-3　学習の振り返り

- 避難所におけるアセスメントのポイントについて説明してみよう．
- 避難所生活が被災者の健康に与える影響や問題について説明してみよう．
- 避難所生活に必要な看護について説明してみよう．

Step 3 1-4 災害各期の看護支援
福祉避難所

Step 3-1-4 学習目標
- 福祉避難所の定義を理解できる．
- 福祉避難所を利用できる対象者を理解する．
- 福祉避難所の設置・運営や健康の課題について考えることができる．
- 看護職の役割と多職種との連携について考えることができる．

　地震などの災害が発生した場合や風水害が予測される場合，市町村は公共施設などを避難所として一時的に開設し，避難者を受け入れ保護する．避難者のなかでも，一般の避難所では生活が困難であり，特別な配慮を必要とする要配慮者（高齢者，障害者，乳幼児など）を対象に，福祉避難所が開設される．看護職は，行政職員や福祉分野の職員などの多職種と連携をとり，被災者が安心・安全に避難生活ができるよう，支援活動を行う．

　本項では，被災地の支援活動をふまえ，福祉避難所の設置・運営および看護活動について説明する．

福祉避難所とは

　福祉避難所には2種類ある（**図1**）．ひとつは，高齢者施設と協定を結び開設する福祉避難所である．支援が必要な要配慮者は，ま

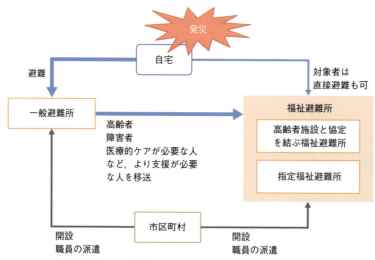

図1　福祉避難所への避難の流れ

ず一般の避難所に避難する．そして，自治体の職員が施設側に状況を確認するとともに，避難所にいる人のなかからより支援が必要な人を選び，2次避難所として施設に避難を促す．その場合には通常数日以上かかる．もうひとつが，指定福祉避難所である．あらかじめ要支援者のなかで受け入れる対象の人が決められていて，事前に指定福祉避難所がどの施設なのか公表されている．

指定福祉避難所は，個別の避難計画などをもとに，対象者は家族などとともに直接避難することができる．災害により自宅などで生活できない要配慮者が一定期間生活をするための役割を担う．また，災害対策基本法による避難所の指定基準の1つとして，以下のように規定されている．

「主として高齢者，障害者，乳幼児その他の特に配慮を要する者（以下：要配慮者という）を滞在させることが想定されるものにあっては，要配慮者の円滑な利用の確保，要配慮者が相談し，又は助言その他の支援を受けることができる体制の整備その他の要配慮者の良好な生活環境の確保に資する事項について内閣府令で定める基準に適合するものであること」

内閣府令で定める基準とは，次のとおりである（災害対策基本法施行規則第1条の9）．
・要配慮者の円滑な利用を確保するための措置が講じられていること
・災害が発生した場合において要配慮者が相談し，または助言その他の支援を受けることができる体制が整備されること

福祉避難所は，「バリアフリー」「支援者をより確保しやすい施設」を主眼において市町村が指定することになっており，一般の避難所となっている施設（小・中学校，公民館など），老人保健施設（デイサービスセンター，小規模多機能施設，老人福祉施設および保育所など，保健センター，特別支援学校，宿泊施設（公共・民間）などが指定されている[1]．

2023年10月時点で指定されている全国の福祉避難所の施設数は以下のとおりである[2]．

column **医療的ケア児のニーズを活かした個別避難計画と訓練**

2019年に発生した令和元年東日本台風（第19号）にて，被災地域の医療的ケア児と家族は，人工呼吸器などの電源の確保や，移動や物品搬出のための支援者，安全に過ごせる避難所の確保に困ったことが明らかになった[5]．

この教訓を活かし，行政担当者や保健師などが中心となり，医療的ケア児に関する個別避難計画が作成された．避難先は直接避難できる指定福祉避難所となり，また避難訓練も行っている．このことにより，支援者はもちろん，医療的ケア児と家族の具体的な課題が明確になり，指定福祉避難所において安全で快適に過ごせるような環境づくりにつながった．

個別避難計画は作成したことで安心してしまうのではなく，対象者のニーズをふまえ，訓練を実施し，移動手段および避難先の環境を検討して見直しをすることが，より有効な個別避難計画になる．

①指定避難所：82,911か所のうち，指定一般避難所：73,513か所（88.7％），指定福祉避難所：9,398か所（11.3％）
②指定福祉避難所（9,398か所）のうち，受け入れ対象者を特定している指定福祉避難所：8,777か所（93.4％）

福祉避難所開設の経緯と課題

次に，福祉避難所の開設の経緯について説明する[3]．

1995年の阪神・淡路大震災における取り組みや課題をふまえ，旧厚生省が災害救助研究会を設置し，同年「大規模災害における応急救助のあり方」において「福祉避難所の事前指定」の必要性を報告した．しかしそれ以降，福祉避難所の事前指定への取り組みは，地域でばらつきがあった．

2007年の能登半島地震および新潟県中越沖地震の際には，福祉避難所が開設された．しかし，災害時要配慮者支援に貢献した事例もあったが，全体としては十分な機能が発揮できなかった．その後も福祉避難所の役割について十分に検討されなかった．

2011年の東日本大震災においても，要配慮者の支援の課題が残った．①福祉避難所を支える支援者の確保が不十分であった，②広域に避難することを余儀なくされ，交通手段・燃料の確保が困難であった，③スクリーニングの課題があったことが指摘された[3]．このように福祉避難所が不足していた状況では，一般避難所において福祉機能の強化が重要になる．

2016年の熊本地震においては，避難先で介護事業者間の連携がとれず，サービスが継続できなかったことや，住民の多くが福祉避難所の場所を知らなかったため，要配慮者が福祉避難所を利用できなかったことが課題に挙がった．

これらの課題をふまえて同年，内閣府より「福祉避難所の確保・運営ガイドライン」が提示された．その後，令和元年東日本台風などをふまえた高齢者などの避難のあり方を検討し，事前調整のうえで受け入れ対象者が直接避難できるよう，2021年5月に同ガイドラインが改定された．

福祉避難所を利用する対象となる者

福祉避難所利用の対象者は，身体などの状況が特別養護老人ホームまたは老人短期入所施設などへ入所するには至らない程度の人であって，避難所での生活において，特別な配慮を要する人である[4]．すなわち，高齢者，障害者，妊産婦，乳幼児，病気を抱えた人や，さらにその家族まで含める．なお，特別養護老人ホームや老人短期入所施設に入所している人は，原則として福祉避難所利用の対象者には該当せず，それぞれの施設で対応する．

ただし，これらの原則にとらわれず，地域の被災状況や，避難生活において被災者の心身の状態の変化に留意し，必要に応じて適切に対処する必要がある．要配慮者を含めた被災者の避難生活場所は，福祉避難所以外では，一般の避難所のほか，自宅，緊急的に入所（緊急入所）する場合などが考えられる．

福祉避難所の健康課題と看護職の役割

福祉避難所は平時から設置されているわけ

ではないため，支援に入る看護職は，被災地外の保健師やボランティア看護師となることが予測される．次に令和6年能登半島地震における被災者の健康課題の事例を通して，被災地外から入る看護職の役割について重要なポイントをまとめた．

1 入所者の氏名の確認と内服薬の管理

災害支援に入った際に，入所者の氏名と人物の確認が必要になる．病院の入院患者のようにネームバンドを手首につけている施設は少ない．なかには自分の名前を名乗れない人もおり，とくに内服確認の際は困難をきたした．

誤薬を防ぐためには，ベッドボードや食事の座席表をもとに施設職員とともに確認を行い，内服させることが必要となる．同意が得られた場合には，写真を活用する方法も有効である．

2 新興感染症の蔓延

福祉避難所の入所者で発熱と咳嗽があったため，巡回のDMAT（災害派遣医療チーム）が診察し検査をすると，新型コロナウイルス感染症（COVID-19）が陽性だった．また，個室隔離をした高齢者にせん妄や不穏がみられた．その施設は入所者を多く受け入れていることから，感染者が増えると個室の隔離が難しくなった．その後，施設内の入所者全員がCOVD-19に罹患し，クラスターが発生した．断水が続き，手洗いや口腔ケアができないことや職員の感染症予防対策グッズが不足するなど，課題が挙がった．

COVID-19やインフルエンザなどによる新興感染者は個室に隔離するが，高齢者の場合せん妄の発生や認知症の悪化が予測される．可能であれば，感染症者用のユニットを確保する．新興感染症の発症後においても高齢者のADLや体調が安定していれば，活動を制限しない生活環境が望ましい．さらに，入所者および職員の手洗い・手指消毒・マスクの着用・感染予防対策グッズの調達などが必要となる．

3 褥瘡などの皮膚トラブルの予防

ダンボールベッドの活用は簡易的には便利だが，高齢者には，ベッド柵がないために立ち上がりにくいことや，ベッドの幅が狭いので寝返りを打つと転落するリスクがあった．また，ダンボールベッドに布団を敷いて使用していることから，皮膚トラブルや褥瘡の発生が課題として挙げられた．

定期的な体位交換や排泄後の陰部洗浄を行うことや，在庫があれば体圧分散寝具やクッションなどで褥瘡好発部位を除圧する．

4 清潔への援助

断水や停電が続くと清潔ケアに制限がある．断水により洗濯ができないために，排泄などで汚染した衣類は，ゴミに捨てることを余儀なくされていた．復旧が進み，給水車の運用によりシャワー浴が可能になったが，上下水道の配管の亀裂部位によっては大規模な修繕を要し，被災から半年後も入浴ができない施設があった．

そこで，入浴巡回車や自衛隊の入浴施設の活用や，施設内での手浴・足浴などが，被災者の清潔ケアとともにストレス解消につながる．

5 介護福祉職など多職種との情報共有と連携

　令和6年能登半島地震のような大規模災害には，継続した福祉避難所への人材確保が必要となる．そのために，支援活動に看護職と介護福祉職とのネットワークチームを結成して支援にあたることも必要である．それぞれの専門性を発揮して情報共有と連携が重要となる．また，主治医や地域包括支援センターなどの行政職員との連携を行いながら，地域の復興を推進することも重要である．

　看護職は支援に入った際には，看護行為を申し送りノートやカルテに記入し記録に残すことが，次に支援にあたる医療スタッフに引き継ぐ際に重要な情報になる．

6 被災地域の特性をふまえた支援

　被災地域の歴史や文化，価値観，相互扶助，医療・福祉サービス提供状況を理解することから始める．また，復興状況においても随時，情報収集を行い，支援の撤退を見据えた地域の自立支援活動を行うことも重要である．

引用・参考文献
1) 酒井明子：今，必要とされる福祉避難所の充実 福井県吉田郡永平寺町での取り組み．看護 73（6）：87-92, 2021.
2) 内閣府：都道府県別の指定避難所数等（令和5年10月1日時点），2024.
https://www.bousai.go.jp/taisaku/hinanjo/pdf/240717_jyoukyou_kekka.pdf より2025年1月22日検索
3) 内閣府（防災担当）：福祉避難所の確保・運営ガイドライン〈平成28年4月，令和3年5月改定〉．
https://www.bousai.go.jp/taisaku/hinanjo/pdf/r3_hinanjo_guideline.pdf より2025年1月22日検索
4) 災害救助実務研究会：災害救助の運用と実務．p.304, 第一法規，2014.
5) 北村千章：大学における医療的ケア児の指定福祉避難所指定までのプロセス．日本災害看護学会誌 26（1）：53, 2024.

Step 3-1-4 学習の振り返り

- 福祉避難所の定義を説明してみよう．
- 福祉避難所での健康上の課題を説明してみよう．
- 福祉避難所における看護職の役割を説明してみよう．

災害各期の看護支援
1-5 避難所での感染症への対応

Step 3-1-5 学習目標
- 新型コロナウイルス感染症，季節性インフルエンザ（5類感染症）対策を想定した避難所生活者への対応について理解する．
- 感染性呼吸器疾患症状を認める避難所生活者への対応について理解する．
- 感染性胃腸炎症状を認める避難所生活者への対応について理解する．

　本項では，感染症発生の対策を想定した避難所生活者への対応について説明する．

■ 新型コロナウイルス感染症，季節性インフルエンザ（5類感染症）対策を想定した避難所生活者への対応

　自然災害発生時における感染症の発生は，地理的特性や発災時の季節，災害の種類や発生時間，発災からの時間経過によって問題になる感染症は異なっていく．同じ被災地であっても，地域ごと避難所ごとでも異なり，各種資源が限られていること，避難所ごとに背景が異なることから，一律的な対応は難しいとされ，多数の住民が狭小な環境で集団生活をせざるを得ない状況を前提とした環境であった．1995年1月に発生した阪神・淡路大震災においては，インフルエンザウイルス感染症の蔓延による「避難所肺炎」が多発した．その後の大規模災害においても，レジオネラ肺炎をはじめとする呼吸器感染症，ノロウイルスや腸管出血性大腸菌O157などの消化器感染症，外傷による破傷風や蜂窩織炎などが発症している．

　しかし，2020年新型コロナウイルス感染症（COVID-19）のパンデミック以降，「新型コロナウイルス感染症に対応する避難所のあり方」が具体的に提示されたことにより，かねてから課題の多かった避難所の感染制御の備えが一変することとなった．すなわち，人が多く集まる避難所の感染制御は最優先事項として取り組まれる課題となり強化された．2023年5月8日から，新型コロナウイルス感染症の「感染症の予防及び感染症の患者に対する医療に関する法律」（平成10年法律第104号）上の位置づけが，新型インフルエンザ等感染症から5類感染症に変更され，新型コロナウイルス感染症対策を想定した避難所設営および運営は，新型コロナウイルス感染症だけでなく，避難所の感染症対策に有用で，コロナ後の避難所の標準になることが望ましい．

　こうした状況で最も大切な感染制御活動は，衛生環境の整備と手指衛生，マスクの着用などのスタンダードプリコーションの徹底であり（図1），被災地での一変した避難所・在宅の生活の衛生環境を，限られた資材を工夫して順次整備する公衆衛生活動である．新型コロナウイルス感染症対応を想定した避難

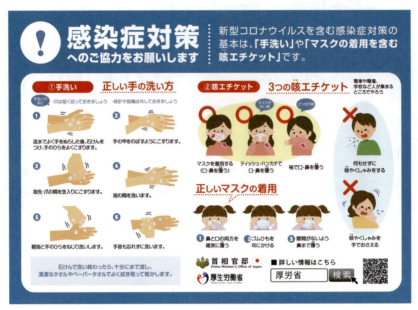

図1 避難所での感染対策について（厚生労働省）
厚生労働省：災害時における避難所での感染症対策より転載

所を設営および運営することが重要で，その他の感染症の感染制御にも有効であり，重要となる．

1 避難所の準備

a 避難所における被災者の居住スペース

避難所運営マニュアルなどでは，1人あたり3m²以上が推奨されており，3人世帯では居住スペース9m²に身体距離（共有部分面積）11m²を加えた20m²が目安である．しかし，内閣府のガイドラインでは，1家族（1区画）あたり3m²とし，人数に応じて区画の広さを調整することが示されている．避難家族間の距離は1m以上開けることを意識し，身体的距離が十分に確保できない場合は，間仕切り（パーティション140cm以上）を設け，室内テントを活用することも有効である．学校などの施設では，各教室で家族単位での利用を可能とすることで，プライバシーの保護やストレスの軽減にも有効である．また，避難所内の通路の幅は1〜2mとし，養生テープなどを貼ってゾーニングを行う．

参考として，新型コロナウイルス感染症対応時の避難所レイアウトの例を**図2**に示す．

b 避難所のレイアウトと設営

可能な範囲で発熱者や有症者の専用スペースと感染していない被災者の集合スペースを分けてレイアウトを考える．その場合，専用スペースに専用トイレ，専用の体温計・消毒薬などを設置する．

参考として，健康な人の避難所滞在スペースのレイアウトの例を**図3**に示す．

2 避難所のアセスメントと予防

避難所は，可能なかぎり早急に飲料水および生活水，食品衛生，手指衛生の環境，排泄

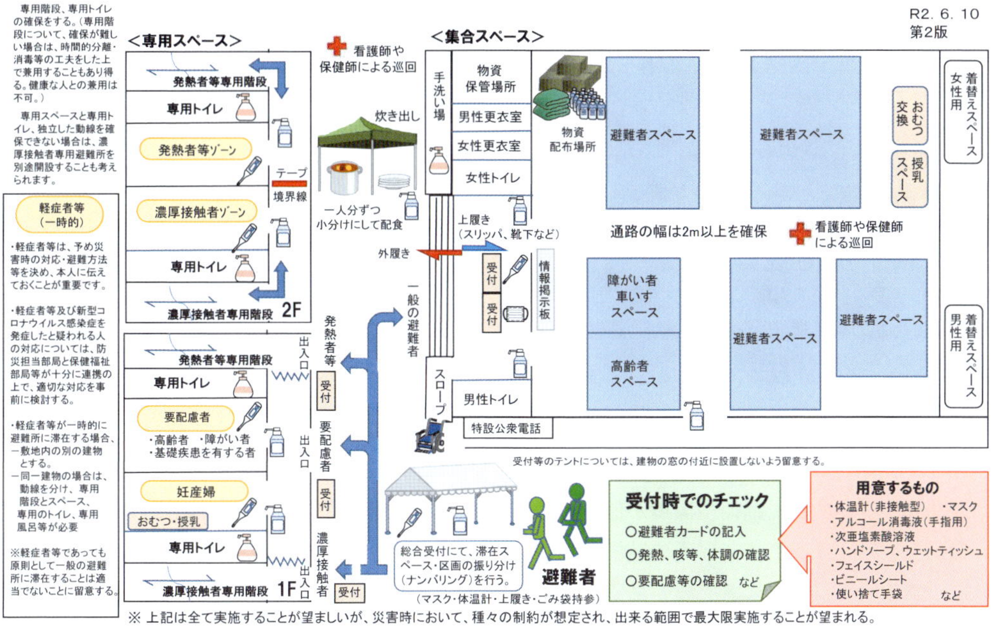

※ 上記は全て実施することが望ましいが、災害時において、種々の制約が想定され、出来る範囲で最大限実施することが望まれる。

図２　新型コロナウイルス感染症対応時の避難所レイアウト（例）〈避難受付時〉
内閣府防災担当ほか:「避難所における新型コロナウイルス感染症への対応の参考資料」（第２版）について．府政防第 1262 号ほか〈令和２年６月 10 日〉より転載

●体育館のような広い空間において、健康な人が滞在するスペースとしては、以下のような方法が考えられる。
感染対策やプライバシー保護の観点からは、パーティションやテントを用いることが望ましい。

●感染リスクの高い高齢者・基礎疾患を有する人・障がい者・妊産婦等が滞在する場合には、避難所内に専用スペースを設けることが望ましいが、体育館内に専用ゾーンを設け、以下と同様の考え方で利用することも考えられる。

※ 人と人の間隔は、できるだけ2m(最低1m)空けることを意識して過ごしていただくことが望ましい。
※ 避難所では、基本的にマスクを着用することが望ましい。特に、人と人との距離が1mとなる区域に入る人はマスクを着用する。
※ 上記は全て実施することが望ましいが、災害時において、種々の制約が想定され、出来る範囲で最大限実施することが望まれる。

図３　健康な人の避難所滞在スペースのレイアウト（例）
内閣府防災担当ほか:「避難所における新型コロナウイルス感染症への対応の参考資料」（第２版）について．府政防第 1262 号ほか〈令和２年６月 10 日〉より転載

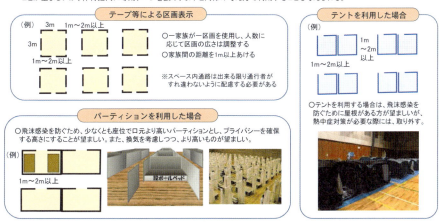

表1　感染症リスクアセスメントシートに含める項目

① 避難所の形態：ホールや個別に収容する場所の有無，家族同士の距離
② 避難者の年齢構成と内訳：高齢者・超高齢者・乳児・幼児の人数，妊婦の人数
③ 罹患状況：発熱，呼吸器症状，消化器症状，発疹の有無，傷病者や慢性疾患者，インフルエンザなどの急性疾患者の有無
④ 飲料水・電気などライフライン状況
⑤ 手指衛生：手洗い用の水の有無やトイレの汲み取り状況などの衛生状況
⑥ 食品管理：食糧事情と食事の状態
⑦ 毛布や暖房器具の有無：換気扇・空調設備など
⑧ 衛生物品の確保状況：石鹸，マスク，速乾式手指消毒薬など
⑨ 避難所リーダーの連絡先など

環境，室内環境，生活環境の衛生面についてのアセスメントを行い，衛生環境が保持されるように実践・工夫し，避難所の感染症に関するリスクの低減をはかる必要がある．

また，避難所設立時の早い段階（急性期から慢性期）から，感染管理のリスクアセスメントシートを活用した情報収集やニーズ調査を開始する必要があり，避難所が閉鎖されるまで継続すべきである．感染症リスクアセスメントシートは，**表1**の内容などを含めて，できるだけ簡便な様式がふさわしい．

感染性疾患を有する避難所生活者への対応

1　超急性期（発災直後～72時間）

避難所に来る避難者のなかには，感染症の有症者や，感染症と認識されていない，あるいは潜伏期の人が含まれている．混雑した環境と不十分な衛生インフラの組み合わせにより，避難所生活者が相互に，あるいは管理担当者間で伝播しやすい状況になる．

とくに感染性呼吸器疾患，下痢，皮膚感染症の蔓延・拡大が生じやすい．避難所に入所する前に，すべての避難所生活者は，「発熱」「咳」「発疹または痛みを伴う腫れ」「開放創」「嘔吐・下痢」などの項目についてスクリーニングし，症状を認めた場合，症状のない集団と離れた専用スペースをあらかじめ確保して，そこで生活できるよう説明を行い配慮する．小部屋などが確保できない場合は，自立型のテントなどが利用されている（**図4**）．

避難所生活を始める際には，生活者全員に向けて，症状が出現した際に管理担当者に報告するよう促すことが重要である．

2　急性期（発災直後～1週間）

すでに生活している避難者に感染症が疑われる症状を認めた場合は，症状のない集団から離れた区画の専用スペースに移動する．新型コロナウイルス感染症やインフルエンザなどの類似症状の集団を認めた場合は，その集団を1か所に集約する（コホート収容）．ただし，その場合においても互いの寝床の間隔は1～2m離すよう配慮する．

2種類以上の有症者を認めた場合，各症状別に分離区画を設置する．各分離区画における観察，施設の衛生状態維持や必要物品供給の担当者は，人数を限定し，管理者を配置す

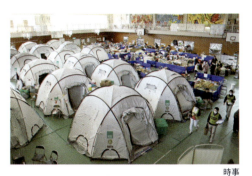

図4 避難所に張られたテント
（東日本大震災）
時事

ることが望ましい．
　同様の症状を認める管理担当者は業務から離れ，復帰の前には医学的評価を受ける．症状のある生活者に接触する管理担当者は，スタンダードプリコーションおよび手指衛生を徹底する．

3　亜急性期（～2, 3週間）

　急性期に引き続き，同様の対応が必要である．集団生活における衛生環境や生活用水，飲料水，食料品，衣料品，トイレなどの支援が不十分であれば，さまざまな感染症の発生リスクが高い．感染症が疑われる症状を認めた場合は，急性期での対応を継続する必要がある．

感染性呼吸器疾患症状を認める避難所生活者への対応

　多くの人々が集団生活を余儀なくされる避難所は，呼吸器感染症の流行に対し脆弱で，避難所生活者および管理担当者にとっても健康上の重要な課題である．
　慢性呼吸器疾患は，喘鳴，息切れの原因となりうるが，喘息や慢性閉塞性肺疾患（chronic obstructive pulmonary disease：COPD）は非感染性である．むしろ，喘息やCOPDの患者は感染性呼吸器疾患の罹患によって症状が悪化するため，咳の有無のみで感染者と同じ区画におくことは危険である．また，喘息を悪化させる環境要因や常用薬の中断は悪化リスクを増大させる．
　多くの病原体（細菌・ウイルス）が，咳やくしゃみの際に発生する飛沫によって伝播する．ときには，病原体が付着した何かに触れた手でさらに口や鼻に触れることでも伝播する．通常は，マスクをして1～2m離れて過ごせるよう配慮し，呼吸器の飛沫や分泌物を吸入したり，触れたりしないようにすることで予防する．

1　超急性期（発災直後～72時間）

　避難所における呼吸器疾患の伝播を予防するため，有症状者を早期に発見し，確実な診断と治療のために診察が受けられるよう配慮する．可能であれば，最初に避難所に登録する際に，避難所生活者と管理担当者に「呼吸器症状（咳やくしゃみ）」「咽頭痛」「発熱」「喘鳴」「息切れ」「寝汗」「鼻水」「体重減少」のスクリーニングを行う．その後も，引き続き呼吸器感染症の症状を認めた場合は届け出るしくみをつくる．
　喘息やCOPD（肺気腫）の診断を受けている対象者には，質問を行い，呼吸器症状（咳やくしゃみ）に発熱・喘鳴・呼吸困難を伴う場合や，2週間以上続く慢性の咳に発熱・寝汗・体重減少を伴う場合は，診察を受けるように勧める．避難所到着時の登録の際に呼吸器症状を伴わない場合には，新たに出現した際にただちに管理担当者に申し出るしくみをつくる．

呼吸器衛生／咳エチケットのポスターやチラシを，避難所の入り口と内部に掲示する．これらポスターやチラシは，厚生労働省や関連学会などのホームページから入手可能である．

避難所設立当初は情報収集も困難を要すると推察されるが，可能なかぎり早急に避難所での呼吸器衛生／咳エチケットが遵守できるよう，サージカルマスクやティッシュ，ゴミ入れ用のビニール袋（ゴミ箱）などの資材を提供する．

2 急性期（発災直後～1週間）

避難所生活者と管理担当者への対策として，定期的に手が洗えるよう手洗い場の整備を行う．呼吸器飛沫が付着している可能性がある環境表面やものに触れた後や，呼吸器症状の有症者に触れた後はとくに手洗いを励行する．擦式アルコール手指消毒薬は，流水と石けんによる手洗いが不可能な際の代用になる．

頻回に触れる環境表面は呼吸器からの分泌物に汚染されている可能性が高いため，定期的な環境の清拭が重要である．目に見える汚れはペーパータオルやウエットティッシュ（アルコール入り）などで拭き取り，ビニール袋に捨てる．清掃には，家庭用の標準的な清掃用消毒薬を用いてもよい．

また，食器（飲料水の容器など）や洗面用具（歯ブラシやタオル）を共用しないように注意が必要である．飛沫による感染拡大の可能性低減のため，避難所生活者と管理担当者の寝床は1mほど離して分けて配置する．

対象者間の密度低減は重要で，避難所の居住空間を1人3.5m²とし，覆いなどによりプライバシーが保護できることが望ましい[1]．

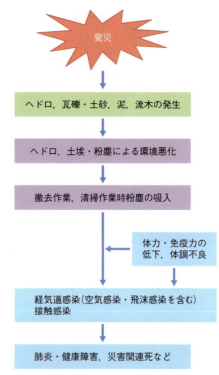

図5 災害後のヘドロ，土埃などの影響

「隔離予防策のためのCDCガイドライン」[2]では，隣りの布団と少なくとも1m離れるようにするのが理想であるとしている．

なお，症状のある避難者には呼吸器衛生／咳エチケットの遵守を啓発する．

また，避難所での生活者の多くは，昼間は自宅や地域の土木の撤去などの作業に出かけ，夕方に避難所に戻る生活となる．津波や豪雨，土砂崩れなどの災害後の被災地では，避難所あるいは作業場において粉塵が増加するため，とくに体力・免疫力の低下している高齢者や被災者の作業時はマスクの着用が必須である．被災地支援やボランティアで作業にあたる場合においても，同様に積極的にマスクを着用する必要がある（**図5**）．

3 亜急性期（～2，3週間）

急性期に引き続き，同様の対応が必要である．集団生活における衛生環境や生活用水，飲料水，手洗い，咳エチケットを遵守できる資材などの支援が不十分であれば，呼吸器関連感染症発生のリスクが高い．

感染症が疑われる症状を認めた場合は，超急性期，急性期での対応を継続する必要がある．

4 5類感染症への対応（インフルエンザ・新型コロナウイルス感染症）

外出を控えることが推奨される期間は以下のとおりである．
・発症日を0日目として5日間は外出を控える．
・かつ，熱が下がり，痰やのどの痛みなどの症状が軽快した場合でも，24時間程度は外出を控え，様子をみることが推奨される．

学校への出席停止期間は以下のとおりである．
・発症した後5日を経過し，かつ，症状が軽快した後1日を経過するまで（学校保健安全法施行規則：文部科学省所管）．

感染性胃腸炎症状を認める避難所生活者への対応

混雑した環境と不十分な衛生インフラの避難所は，下痢や嘔吐を介する感染症蔓延に対して脆弱であり，避難所生活者および管理担当者にとっても健康上の重要な課題である．

感染症の発生や感染拡大を防止するためには，①吐物や排泄物により汚染された区域の拭き取り，②環境表面の消毒，③トイレの確保と清掃，④食料提供時の感染制御，が重要となる．

1 吐物や排泄物により汚染されたスペースの拭き取り

吐物や排泄物にはきわめて感染性の高い大量の病原体が含まれているため，これらをすみやかに除去した後に消毒することが効果的である．

清掃には，使い捨て手袋を装着する．可能であれば，マスクとガウンまたはエプロンを装着する．吐物や排泄物の処理には，ペーパータオルや使い捨てタオルを用い，使用後はそれらをすべてビニール袋に封入し，廃棄する．

2 環境表面の消毒

ある種の病原体は拭き取り後の環境表面に残存し，感染源になりうる．ドアノブや手すりなど頻繁に接触する硬い材質の環境表面は，胃腸炎発生時は可能なかぎり1日に3～4回の頻度で清掃する．その際は，使い捨て手袋を装着する．

希釈した家庭用の塩素系漂白剤を用い，拭き取り後の環境表面を消毒薬で湿らせた状態で10分間放置後，自然乾燥させる．手袋を外してビニール袋に封入し廃棄する．その後，流水と石けんを用いて手を洗う．あるいは擦式アルコール手指消毒薬で消毒する．

3 トイレの確保と清掃

発災後に水洗トイレが機能しなくなると，排泄物の処理が滞り，排泄物中の病原体により感染症や害虫が発生する．トイレの不衛生

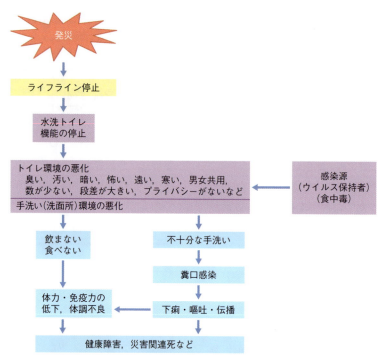

図6 トイレ機能の停止の影響
内閣府（防災担当）：避難所におけるトイレの確保・管理ガイドライン．p.2, 2016より改変

で劣悪な環境によって，避難所生活者は不快感のためトイレの使用をためらい，排泄を我慢することになる．このことが，水分や食品摂取を控えることにつながり，栄養状態の悪化や脱水症状，静脈血栓塞栓症（エコノミークラス症候群）などの健康障害を引き起こすリスクを高め，生命にかかわる問題となりうる（図6）．

また，仮設トイレなどは和式便器が多く，足腰の弱い高齢者や車椅子使用の身体障害者は，トイレの使用が極度に困難となって不快な思いをすることが多い．人としての尊厳を傷つけないよう，トイレの確保については発災前の取り組みや準備が必要である．

4 感染症発生・拡大における防止のポイント

以下に，超急性期，急性期，亜急性期における感染症発生と感染拡大の防止について対応のポイントを示す．

a 超急性期（発災直後〜72時間）

・避難所における感染性胃腸炎の伝播を予防するため，有症状者を早期に発見し，可能なかぎり適切な感染制御の方策を実施する．また，有症状者は確実な診断と治療のために診察が受けられるよう配慮する．

・各避難所の既設トイレの汚水処理方法を確認し，想定される最大避難者数を確認する．過去の災害における仮設トイレの設置状況や国連などの基準をふまえると，発災

直後は，避難者約20〜50名あたり1基を目安として確保する（最大想定避難者数〈a〉÷20〜50）．女性用対男性用の割合は，3：1が理想的であるとされる．避難所の駐車場などの車中泊あるいはテント泊の生活者の人数も含める．
- 事前に，避難者に開放することが可能な洋式便器の数を調べておく．状況によって，携帯・簡易（段ボール製，ラップポン®*）・仮設トイレ，マンホールトイレの整備を検討する．屋外トイレの設置場所についても検討する．
- 発災直後にいったんトイレの使用を禁止し，個室・便器などに被害がないか，排水は可能かについて確認し，使用の可否を判断する．使用ルールを作成し，トイレ専用の履き物を使用することとし，生活者に協力を仰ぐ．使用方法は掲示物として大きくトイレの内に貼り出す．
- 共用のトイレは，頻回に清掃する．有症状者が使用するトイレは，可能ならば1時間ごとに清掃する．トイレの衛生管理に必要な物資を確保する．
- 家庭用の塩素系漂白剤などを用いて環境表面を拭き取り，すべての備品の目に見える汚れを清掃する．ドアノブや便座，便器にはとくに注意を払う．可能であれば消毒後は10分程度放置し，自然乾燥させる．
- 使用した使い捨て手袋を外し，プラスチック製（ビニール）の袋に封入し，廃棄する．その後，流水と石けんで手を洗う．あるいは擦式アルコール手指消毒薬で消毒する．
- 断水においては，ポリタンクに簡易蛇口をセットし，水道のような手洗い場を整備する．
- ペーパータオルや液体石けん等の用品を適切に供給する．トイレ使用後の手洗いを促す掲示物を貼り出す．

b 急性期（発災直後〜1週間）

- 避難が長期化する場合には，約20名あたりに1基を目安として備蓄や災害用トイレを確保する．トイレの個数は，施設のトイレの個室（洋式便器で携帯トイレを使用）と災害用トイレをあわせた数で算出する．バリアフリートイレはこれに含めず，避難者の人数やニーズに合わせて確保することが望ましい．
- トイレの平均的な使用回数は1日5回を目安として，備品・消耗品等を補充する．
- トイレ清掃については，引き続き時間を決めて定期的に実施する．できれば被災者自らが行動し，助け合いながら避難所を運営できるように支援する．

c 亜急性期（〜2，3週間）

- 急性期に引き続き，同様の対応が必要である．集団生活における衛生環境や生活用水・飲料水・手洗い・食料品・衣料品・トイレ等の支援が不十分であれば，感染性胃腸炎発生のリスクが高くなる．感染症が疑われる症状を認めた場合は，超急性期での対応を継続する必要がある．

5 食料提供時の感染制御

　食品を準備し，配給する際の交差感染を防止するために，手指衛生と調理台の清潔維持が重要である．食事の配給では，配給の列が始まる場所で流水と石けんを用いて手を洗えるように設定するか，または擦式アルコール手指消毒薬で消毒する．
　食品を確認しながら避難所生活者に供給し，セルフサービス方式での供給はしない．

---

* ラップポン®：水を使わず，熱圧着によって排泄物を個包装して密封するシステム．電源が必要である．

食器やトレイは供給側と避難所生活者の間で往復させず，供給側から避難所生活者への一方向とする．使用後の食器やトレイは再使用せず，配給は個人ごととし，家族単位にしない．配給の際は使い捨て手袋を装着し，外した後は流水と石けんによる手指衛生を徹底する．

さいごに

以上，被災地における看護師の活動について簡潔に述べたが，被災地での支援・受援が効果的であるためには，以下の点についても十分な理解が必要である．まず，支援者がインフルエンザ・麻疹・A/B型肝炎・破傷風・風疹など，状況に応じて必要なワクチンを接種しておくこと．次に，被災地では多職種の専門家の協働が必要なため，活動中に出会うさまざまな人々との柔軟なコミュニケーションなどによる情報共有が，より重要となる．

災害で住む家を失った被災者が一時的に生活を送る避難所であるからこそ，被災者が尊厳をもつ存在であることを心に留め，安全・安心で穏やかに人間らしく，自分らしい生活を送ることができるように心がけることが基本であることを忘れてはならない．

引用文献
1) The Sphere Project 編：スフィア・プロジェクト 人道憲章と人道対応に関する最低基準 2011年版（難民支援協会訳）．p.246，難民支援協会，2012．
2) アメリカ合衆国国立疾病対策センター編：医療現場における隔離予防策のためのCDCガイドライン，改訂2版（矢野邦夫ほか訳）．p.12，メディカ出版，2007．

参考文献
1) 日本環境感染学会：大規模自然災害の被災地における感染制御マネージメントの手引き．S44-54，2014．
http://www.kankyokansen.org/other/hisaiti_kansenseigyo.pdf より2024年12月19日検索
2) 厚生労働省：災害時における避難所での感染症対策．
https://www.mhlw.go.jp/stf/newpage_00346.html より2024年12月19日検索

Step 3-1-5 学習の振り返り

- 感染性疾患を有する避難所生活者への対応について説明してみよう．
- 感染性呼吸器疾患症状を認める避難所生活者への対応について説明してみよう．
- 感染性胃腸炎症状を認める避難所生活者への対応について説明してみよう．

災害各期の看護支援
Step 3 1-6 応急仮設住宅・恒久（復興）住宅

Step 3-1-6 学習目標
- 応急仮設住宅・恒久（復興）住宅の生活環境について理解する．
- 応急仮設住宅・恒久（復興）住宅に暮らす住民の健康問題，看護支援について理解する．

応急仮設住宅とは

1 応急仮設住宅の供与

応急仮設住宅（以下，仮設住宅）とは，災害救助法が適用された場合に，災害により住宅を失った被災者に供与される住宅である．近年の災害では，住宅に被害を受け避難所や親族宅などに避難している人，2次災害により住宅の被害を受ける恐れがある場合やライフラインの途絶，避難指示などを受けている人にも供与されている[1]．

仮設住宅には，プレハブなどを新たに建設する「建設型応急住宅」（図1，2）と，民間の賃貸住宅を都道府県や市町村が借り上げる「賃貸型応急住宅」の2種類がある．ほかにも，高齢者などの日常生活に特別な配慮を要する人が数名以上で入居することができ，利用しやすい構造や設備が整った福祉仮設住宅も設置されることがある．なお，50戸以上の住宅を設置する際は，集会所や談話室を設置することが望ましい．

仮設住宅の供与期間は最長2年とされているが，恒久住宅の整備や地域の復興状況に応じて延長されることもある．2011年の東日本大震災により被害を受けた福島県では，県外避難も含めて2026年までの延長が決定しており，仮設住宅での生活が長期化している．

2 応急仮設住宅の生活環境

災害後に応急的に建設されるプレハブ型の仮設住宅（図1）は，長期的に暮らすことが想定されておらず，建設用地の確保や費用の課題もあり，住民が安全かつ安心して暮らすことができる住環境として十分に整っていないこともある．仮設住宅は学校の校庭や公園，市街地から離れた郊外や山間部に建設されることも多く，敷地や周辺道路の未整備や，役所や病院などの公共施設，商店などの商業施設への交通の利便性が問題となるため，臨時の巡回バスや乗合タクシーなどの交通手段，移動販売などの生活支援が必要となる．

仮設住宅の広さは1戸あたり29.7m²（9坪）

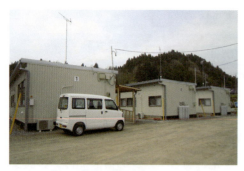

図1　プレハブ型仮設住宅

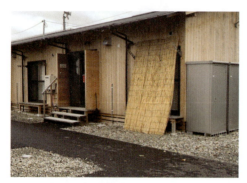

図2　木造型仮設住宅

が標準であり，世帯人数に応じて広さや間取りを選ぶことができる．しかし，室内は狭くプライベート空間がないことや，個々の身体機能や発達課題に応じた生活環境を整えることは難しく，新たな生活環境への適応や生活習慣の変更が余儀なくされる．

恒久（復興）住宅とは

恒久（復興）住宅（以下，恒久住宅）とは，災害により住宅を失い，自ら住宅を確保することが困難な人に対し，公営住宅法に基づき地方公共団体が比較的安い家賃で貸し出す住宅であり，災害（復興）公営住宅とも呼ばれる．恒久住宅への入居に際しては入居資格要件があり，被災状況や所得に応じて費用が負担されるが，家賃の発生により経済的負担が生じるうえ，より自立した生活が求められる．

恒久住宅では仮設住宅で形成されたコミュニティが再び分断されるため，地域住民との交流がなくなり閉じこもりや孤立が生じやすい．このため，見守り活動の強化や，住民同士の交流の場となる集会所や談話室の設置が進んでいる．なお，阪神・淡路大震災では，行政が借り上げていた恒久住宅が震災後20年の契約期限とされていたため，高齢となった住民が退去を迫られる問題もあり，持続可能なコミュニティの形成や維持ができる支援が求められる．

応急仮設住宅・恒久（復興）住宅に暮らす住民の健康問題

1　孤立・孤独死

仮設住宅や恒久住宅の入居中は，新たな人とのかかわりやコミュニティが形成される時期であるが，新しいコミュニティになじめず孤立して生活する人もいる．阪神・淡路大震災や東日本大震災では，災害により住み慣れた地域や居住地を離れることを余儀なくされた仮設住宅や恒久住宅の入居者において，コミュニティとのつながりの喪失や家族と暮らすことができなくなったことによる孤独死が社会的問題となった[2)3)]．

住民同士が顔のみえる関係を築き，互いに見守りや助け合いをしながら生活できるように，住民同士の交流を促すことが必要である．

2 生活不活発病（廃用症候群）

　生活不活発病とは，災害を機に生じる廃用症候群のことである．災害により生活環境やコミュニティとのつながりが変化し，外出機会の喪失や減少，社会的・家庭内役割の変化により，心身の生活機能が低下する．病気のある人や障害者，要介護者などがハイリスク者であるが，一見，元気な高齢者であっても注意が必要である．

　ハイリスク者の早期発見および，日常生活のなかで活動の機会を増やす，活動しやすい環境を整える，役割や生きがいを見つけ社会参加の機会をもつことで，生活不活発病の予防・改善を行う．

3 慢性疾患の悪化や新たな疾患の発症

　仮設住宅や恒久住宅で生活する住民の多くは，慢性疾患をもつ人や高齢者である．慢性疾患をもつ人にとって生活環境や生活習慣の変化は，療養生活の継続を困難にし，持病の悪化や新たな病気の発症につながる．また，住まいの移行期にある住民の関心事や悩みは，転居作業や将来の住まいの見通し，生活費などの経済的負担，現在の住環境の整備に関することであり，自身の健康に注意を向けることが難しい．さらに，長期に及ぶ仮設住宅での生活や度重なる住まいの移動は慢性的なストレスにさらされ，血圧の上昇，体重の増加，頭痛，関節痛，不眠，不安や苛立ちなどの心身の不調が起こりやすい．このため，受診や内服などの継続と療養生活を整え，健康を維持しながら新たな暮らしを立て直していく必要がある．

応急仮設住宅・恒久（復興）住宅に暮らす住民への看護支援

1 住民の健康と生活を支える体制づくり

　復旧・復興が進むにつれ，住民の生活再建にも差が生じるため，個別のニーズに合わせたきめ細やかな支援が求められる．行政機関，社会福祉協議会，地域包括支援センター，ボランティアなどの支援者と連携・協力し，住民を中心とした支援体制（セーフティネット）を整えていくことが重要である．

2 住民の健康状態，ハイリスク者の把握

　住民の生活状況と健康状態を把握し，ハイリスク者を見つけ，必要なケアを受けられるように保健医療福祉サービスにつなぐ必要がある．住民の生活状況や健康状態の把握については，行政による仮設住宅や恒久住宅の住民を対象にした健康調査が行われる．個別ケアが必要になる場合は家庭訪問を行い，保健師や看護師が実際にその人の生活の場を見て，心身の状態を丁寧に聞き取り，個別ニーズに合わせたケアの提供につなぐ．

3 健康チェックと健康教育

　住民が自ら健康を管理するために，集会所などを利用して健康教室を定期的に開催する．看護師，保健師，栄養士，理学療法士，公認心理師，介護福祉士などの専門職が連携・協力し，健康相談（こころの相談，栄養相談，介護相談），健康測定（脈拍・血圧測定，体重測定），健康講話，歌や体操，お茶会や交

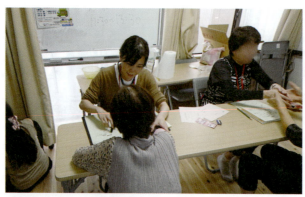

図3　集会所での健康相談

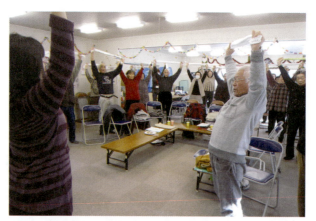

図4　健康教室で体操する様子

流会などを行う（図3，4）．多くの専門職がかかわることで包括的な支援体制ができ，必要時に専門的な支援につなぐことができる．

引用文献
1) 内閣府防災情報：平成28年熊本地震に係る応急仮設住宅について．平成28年5月24日付 内閣府政策統括官（防災担当）付参事官（被災者行政担当）事務連絡．https://www.bousai.go.jp/updates/h280414jishin/h28kumamoto/pdf/h280524kanren.pdf より2025年1月27日検索
2) 田中正人ほか：災害復興公営住宅における「孤独死」の発生実態と居住環境の関係 ─阪神・淡路大震災の事例を通して．日本建築学会計画系論文集 74（642）：1813-1820，2009．
3) 田中正人：応急仮設住宅における「孤独死」の発生実態とその背景 ─東日本大震災における宮城県の事例を通して．地域安全学会東日本大震災特別論文集 6：19-22，2017．

Step 3-1-6 学習の振り返り

- 応急仮設住宅・恒久（復興）住宅での生活にはどのような問題点があるか，説明してみよう．
- 応急仮設住宅・恒久（復興）住宅に暮らす住民にはどのような支援が必要か，説明してみよう．

Step 3 1-7 災害各期の看護支援
自宅

Step 3-1-7 学習目標
- 在宅避難者とはどのような人たちなのかを理解する.
- 自宅で避難生活を送る在宅療養者への看護支援について理解する.
- 訪問看護事業所および地域ネットワーク内での災害時への備えについて理解する.

公立学校の体育館や公民館などの指定避難所ではなく，やむをえず在宅で避難生活を過ごす被災者がいる．看護職は，このような在宅避難者が保健医療や福祉面においても安心した生活を送ることができるよう援助する．

本項では，災害時の在宅避難者の特徴のなかでも，在宅療養中の患者（以下，在宅療養者）への看護を担う訪問看護師の活動について説明する．

在宅避難者とは

1 在宅避難を選択する理由

在宅避難者とは，被災者のなかで「避難所に居場所を確保できず，やむをえず被災した自宅に戻って避難生活を送っている者」もしくは「ライフラインなどが途絶したなかで不自由な生活を送っている者」のことである．

大規模災害が発生または予期されるときには，避難所に多数の人が殺到することが予測される．そして，近隣で洪水や土砂災害が発生して，避難所への経路が危険な場合や，移動手段がないときには，在宅避難が推奨されている．とくに，自宅の損壊がない，または一部損壊である場合には，在宅避難を選択することがある．

在宅避難者のなかでも，被災した家屋やライフラインが途絶した状況で不自由な「避難生活」を送っている人もおり，そのような人たちも支援の対象であることを忘れてはならない．

2 在宅避難者に特徴的な健康問題

在宅避難者では，平時から糖尿病や高血圧など慢性疾患を抱える患者が多い．さらに，被災により避難生活を続けるなかで体調を崩し，肺梗塞やヒートショック，脱水症，感染症などの発病や持病の悪化などで亡くなるといった，災害関連死につながる恐れがある．

3 在宅避難をする要配慮者

環境の変化に脆弱な要配慮者のなかには，ライフラインが確保されている場合にできる

だけ自宅で生活したいという思いや，安心で快適な避難場所がない場合には在宅生活を選ぶ場合がある．また，寝たきりの家族を抱えているなどの理由によって避難所に避難することができず，在宅避難生活を余儀なくされるケースも少なくない[1]．

そのため，避難行動要支援者名簿や個別避難計画の作成・活用，戸別訪問などで要配慮者の状況をつかむことが重要となる．そのためには，全戸を訪問するローラー作戦が有用であり，必要があれば頻回に通って要配慮者のニーズを見つけて援助することや，地域包括支援センターにつないだり，連携して支援したりすることが必要となる．

医療依存度の高い在宅療養者への対応

医療依存度の高い在宅療養者への災害時の対応のポイントを，以下に示す．

1 人工呼吸器装着の在宅療養者

- 安否確認や搬送の優先順位は最優先とする．
- バッグバルブマスクは常にそばに置き，バッテリーや酸素ボンベの準備を行う．
- 吸入器，吸引器（手動式・足踏み式・バッテリー内蔵）を用意しておく．
- 災害時に入院できる病院の取り決めと搬送手段の確保を行っておく．

---

column 在宅療養者・家族および訪問看護師の身の安全を守る

東日本大震災が発生し，大津波警報が発令されたときに在宅療養者宅を訪問していたある看護師は，避難することをとても躊躇したそうだ．

訪問先の在宅療養者は，宮城県の海岸付近に住んでいる高齢者で寝たきりの状態であった．その介護者の妻から「ここは津波が来たことがないんだ．私たちは津波が来ても逃げられない．だから浣腸だけやって行って」と言われた．

この在宅療養者への訪問看護のケアは，週に1～2回の浣腸などを行っているのだが，「すぐに避難しなければ自分の生命にかかわるかもしれない．在宅療養者をおいて逃げてよいのだろうか」と悩んだという．

この事例を受け，震災後，その訪問看護ステーションの所長は対策として，家族の休息を目的としたレスパイトケアでかかわる在宅療養者へもできるだけ家族が自立してケアを行えるようセルフケア力を高める取り組みを行っている．また，訪問看護の契約時に「警報発令時には，訪問ができないことがあること」や「在宅療養者の避難は家族が行うこと」という内容を明記した書類を作成し，契約時に説明してサービスを開始していた．

このように東日本大震災の教訓を活かし，災害時に在宅療養者および家族と訪問看護師の両者の"身の安全を守る"ための実践が必要である．

- 家庭用蓄電池機能のある電気自動車や蓄電池、発電機など複数の電源の確保を行う。
- 人工呼吸器の業者との連絡体制の確保など、ネットワークを確立しておく。

2 在宅酸素療法中の在宅療養者

- 携帯用酸素ボンベに切り替え、使用時間をメモし、酸素ボンベの継続時間を把握する。
- 口すぼめ呼吸などの深呼吸や腹式呼吸を行い、呼吸を整えるよう指導する。
- 酸素供給業者に対し、災害時に予測される避難先を連絡しておく。
- 予備電源や電池の確認、かかりつけ医との事前の取り決めを行っておく。
- 緊急時の受診先の医療機関を決めておく。
- 臨時の「HOT（在宅酸素療法）ステーション」が開設される場合には、情報を得て利用する。

3 人工透析を受ける在宅療養者

- 通院している透析医療機関で透析治療が行えるかどうかを確認しておく。
- 透析カードやお薬手帳、健康保険証を準備しておく。
- 平時に全国の日本透析医会への手続きをすませておく。
- 脱水、感染などによって慢性腎不全が増悪しやすいため、すみやかに地域外透析施設へ搬送することを説明しておく。

災害時に支援の必要な在宅療養者への対応

災害時にとくに支援が必要な在宅療養者への対応のポイントを、以下に示す。

1 ストーマ保有の在宅療養者

- 緊急持ち出し用に2週間分の装具・小物の用意をしておく。
- 断水を想定して、水を使用しなくてもよい皮膚洗浄剤や剥離剤を用意し、スキントラブルを予防する。
- 洗腸している人は普段から自然排便法にも慣れるようにしておく。

2 認知症の在宅療養者

- わずかな変化でも「認知症の悪化」や「せん妄」を引き起こすことがあるので、安心できる環境づくりが必要である。
- 認知症の患者の自尊心を傷つけずに、相手のペースを守ってストレスを与えない。

3 糖尿病の在宅療養者

- 食事ではできるだけ食料を確保し、炭水化物などの栄養の偏りを防ぐ。
- 内服薬やインスリン注射などの薬剤使用を継続する。
- 低血糖や高血糖による意識障害に注意する。
- 足の変化や傷がないかを観察し、入浴や足浴などを行い、清潔を保つ。

4 新興感染症の疑いがある在宅療養者

- 訪問看護利用者や家族の体温が37.5℃以上である場合や、咳や痰が多くなった、息苦しいなど、呼吸器症状や消化器症状がある場合には、訪問前に電話連絡をするように利用者に伝えておく。症状や感染症の

蔓延状況により個人防護具（personal protective equipment：PPE）を装着して援助する．

災害時の備え

日頃からの災害時の備えについて，対応のポイントを以下に示す．

1 訪問看護事業所内

a 緊急連絡網

- スタッフ間，行政や医療機関，在宅療養者の緊急連絡先のリストを作成し，優先順位を決めておく．

b 業務継続計画（BCP）・災害時対応マニュアル

- 連絡方法や携帯用品を確認する．
- 行動手順を作成し，訪問時の自動車内にマニュアルを常備しておく．
- 外部支援を受け入れる受援マニュアルの作成も必要である．

c 物品・水・移動手段

- 訪問バッグの持参品と救急医療用品を確保する．
- バッテリーや発電機は，医療機器装着者の病院までの移動用を確保する．介護保険用品取り扱いのレンタルショップおよび医療機器の取り扱い店と契約しておく．
- 水は，水分補給・服薬・清拭などで使用するため，確保する．
- 清拭や消毒に使用するため，カセットコンロとやかんでお湯を沸かせるように準備する．
- 防災セットとして，スタッフの食料品・ラジオ・懐中電灯・ろうそく・マッチ・予備の電池・携帯用トイレを準備する．
- 自動車のガソリンは半分以下になったらつねに補給するようにし，電動自転車はフル充電にしておく．

d 施設・設備

- 施設・設備を点検し，施設管理者と災害時の提携をする．

e スタッフの確保

- 訪問看護師スタッフの確保が必要となる．災害時の参集体制の取り決めや，災害時は2次災害を想定し，訪問時は2人で回り，安全を確保する．

f PPE（個人防護具）

- 新興感染症発生時に対応できるように，ガウン，手袋，マスク，キャップ，エプロン，シューズカバー，フェイスシールド，ゴーグルなどを用意しておく．
- 事前にPPEの着脱の訓練を行い，汚染したPPEなどのゴミの廃棄方法を決めておく．

2 地域とのネットワーク内

- かかりつけ医，ほかの訪問看護事業所，介護居宅事業所や地域包括支援センターのケアマネジャーと連携する．
- 避難所や福祉避難所と連携し，要配慮者への訪問看護サービスを提供する．
- 地域のハザードマップから被災想定や地域の災害時対策を把握しておく．
- 地域の総合防災訓練・他地域との連携を

行う.
- 共助として,民生委員や自主防災組織,近隣住民との連携を行う.
- 救護物資および支援要請を行う.

引用文献
1) 内閣府(防災担当):避難所運営ガイドライン,平成28年4月(令和4年4月改定).
https://www.bousai.go.jp/taisaku/hinanjo/pdf/2204hinanjo_guideline.pdf より2025年1月23日検索

Step 3-1-7 学習の振り返り

- 在宅避難者とはどのような人たちなのかを説明してみよう.
- 自宅で避難生活を送る在宅療養者への看護支援について説明してみよう.
- 訪問看護事業所および地域ネットワーク内での災害時への備えについて説明してみよう.

Step 3 2-1 支援と受援
支援の受け入れ

Step 3-2-1 学習目標
- 支援の受け入れについて理解する.
- 支援（支援に入る）とはどういうことか，支援のあり方や方法について理解する.
- 受援（支援を受ける）とはどういうことか，受援のあり方や方法について理解する.

支援の受け入れ

災害といえば，「どのように被災地を支援していくか」ということに重点が置かれがちである．阪神・淡路大震災が発災した年がボランティア元年といわれるが，被災地の力となるように，被災地外から被災地へ支援に入ることは重要なことであるといえる．

阪神・淡路大震災では初期医療体制の遅れが考えられたことから，2005年厚生労働省による災害派遣医療チーム（Disaster Medical Assistance Team：DMAT）が発足して以来，災害派遣精神医療チーム（Disaster Psychiatric Assistance Team：DPAT），災害支援ナース，日本医師会災害医療チーム（Japan Medical Association Team：JMAT）など，医療職によるプロフェッショナルボランティアが被災地の医療施設，避難所などに入るようになった．とくに近年，多くの公的支援団体あるいはNGO（非政府組織）などの組織化が進み，災害発生の早期から支援活動を始められるようになった．本間[1]は，災害直後の混乱した状況であるいは被災地内の人的・物的資源が不足した状況で，支援を有効に活用するために医療機関は，災害時の受援計画を事前に計画し，BCP（事業継続計画）に盛り込んでおく必要があるとしている．

そこで本項では，支援に入ることだけでなく，支援を受けること（受援）についても取り上げ，支援の受け入れ両側面からそのあり方について解説する．

支援（支援に入る）

ここでは，支援とは何か，支援のあり方・方法について解説する．

1 支援とは

a 支援の姿勢

支援とは，英語では"support""relief""assistance"などという．日本語では，ほかにも「援助」「応援」「救援」「サポート」などの表現がある．しかし，災害時の支援には，実

は"helping"の姿勢が大切ではないかと考えている．

シャインの『HELPING, How to Offer, Give, and Recive Help』[2]では，「人を助けるとはどういうことか」について記されており，支援とは複雑な現象で，役に立つ支援と役に立たない支援とがあるとしている．この書では，両者の違いを明らかにしようとし，さらに支援関係における原則やコツも紹介されている．これらは災害時にも活用できる知識である．

外部からの支援者は，物品の在り処やその医療施設のシステムなどがわからないため，被災地のスタッフの協力を受けざるをえないところがある．とくに被災地での発災直後の支援には，被災地のスタッフが行うことを見ながら手伝える内容を探していく姿勢が必要となる．

支援とは，被災者の求めることを行うことが鉄則であるが，必ずしも支援してほしいことが明確になっていない可能性がある．被災地では発災後は被災者が医療施設に殺到したり，スタッフ自身が被災によって出勤できない事態が生じていたりするなど，マンパワー不足が生じている．

また，どのような支援が求められているのかということや，具体的な活動内容は施設や部署によって異なる．現場は混乱しているので，被災地の組織やスタッフ自身も何から手をつけたらよいかを活動しながら考えている状態であり，何を支援してほしいのかまで考えられないというのが本音ではないかと思われる．災害という非常事態の収拾に追われることは，多くの施設において未経験のことだからである．

b 医療チームによる支援

阪神・淡路大震災後，日本ではDMATが結成されたが，その後，東日本大震災，熊本地震，能登半島地震など多くの災害を経て，さまざまな医療チームが被災地に入るようになった．

被災地において有用な活動をするためには，どのようなチームが活動しているのかを把握しておくことが大切である．看護職だけではカバーできない食事や歯科の問題など，必要時にほかのチームと連携することで，有益な支援活動につながるからである．主な医療チームについて**表1**に示す．近年の災害発生時に活動が報告されたチームをあげているが，今後もさまざまな医療チームが結成される可能性がある．

看護職が被災地に入る手段としては，主に医療機関や団体・組織からの医療チームとしての派遣がある．さらに災害支援においては，医療チームだけではなく，自身が所属している機関や団体から派遣される可能性もある（**図1**）．看護師が被災地に派遣されるルートは1つではなく，複数の方法がある．DMATやJMATと，災害支援ナースの両方に登録している看護師もいる．同じ災害でもそれぞれ派遣時期や派遣場所がチーム・団体によって異なるため，異なる立場で2度派遣される看護師もいる．被災地で看護職が必要とされる施設には，医療機関，救護所，保健所に加え，避難所や福祉避難所などがあげられる．

それまで日本看護協会や都道府県看護協会から派遣されていた災害支援ナースは，2024年の改正医療法に基づき「災害・感染症医療業務従事者」としての派遣となった[3]．

災害派遣というと，救急領域で勤務する看護師の派遣と思われがちであるが，このよう

表1　被災地で活動する医療チーム

名称（略称）	正式名称・説明
AMAT	全日本病院医療支援班 (All Japan Hospital Medical Assistance Team)
AMDA[*2]	特定非営利活動法人アムダ
DCAT	災害介護派遣チーム (Disaster Care Assistance Team)
DHEAT[*1]	災害時健康危機管理支援チーム (Disaster Health Emergency Assistance Team)
DiaMAT	災害時糖尿病医療支援チーム (Diabetes Medical Assistance Team)
DICT	災害時感染制御支援チーム (Disaster Infection Control Team)
DNSO	特定非営利活動法人 災害看護支援機構 (Disaster Nursing Support Organization)
DMAT[*1]	災害派遣医療チーム (Disaster Medical Assistance Team)
DPAT[*1]	災害派遣精神医療チーム (Disaster Psychiatric Assistance Team)
DWAT	災害派遣福祉チーム (Disaster Welfare Assistance Team)
HuMA[*2]	特定非営利活動法人 災害人道医療支援会 (Humanitarian Medical Assistance)
IHEAT	感染症のまん延などの健康危機が発生した場合に，地域の保健師などの専門職が保健所などの業務を支援する仕組み
JDA-DAT	日本栄養士会災害支援チーム (Japan Dietetic Association-Disaster Assistance Team)
JDAT	日本災害歯科支援チーム (Japan Dental Alliance Team)
JHAT	日本災害時透析医療協働支援チーム (Japan Hemodialysis Assistance Team in disaster)
JMAT[*1]	日本医師会災害医療チーム (Japan Medical Association Team)
JPF[*2]	特定非営利活動法人 ジャパン・プラットフォーム (Japan Platform)
JRAT[*1]	一般社団法人 日本災害リハビリテーション支援協会 (Japan Disaster Rehabilitation Assistance Team)
MSF[*2]	国境なき医師団
PCAT	日本プライマリ・ケア連合学会の災害支援活動組織 (Primary Care Assistance Team)
PWJ	特定非営利活動法人 ピースウィンズ・ジャパン (Peace Winds Japan)
TMAT	徳洲会グループの医師などが中心となった救援活動をきっかけに設立された特定非営利活動法人
災害支援ナース[*1]	厚生労働省医政局が実施する災害支援ナース養成研修を修了し，厚生労働省医政局に登録された看護師
キャンナス	全国訪問ボランティアナースの会 (CANNUS)
空飛ぶ捜索医療団 ARROWS[*2]	被災地で救助・救命活動を行う，医療を軸とした災害緊急支援プロジェクト

*1：詳細については，Step 1-4「災害時の支援体制と医療体制」（p.26）を参照．
*2：海外でも活動しているが，国内においても活動している．詳細については，Step 3-2-2「海外の被災地への支援」（p.233）を参照．

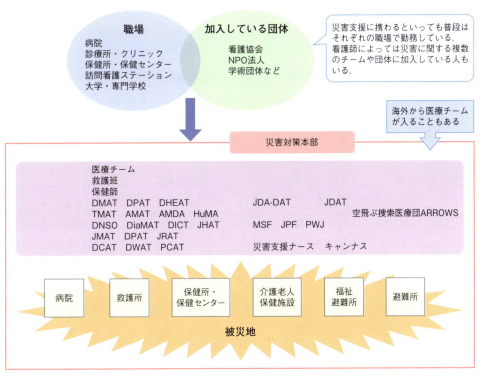

図1　被災地での派遣先

に，どの領域を専門とする看護職であっても，被災地での活動が期待されるといえる．

2　支援のあり方

a　災害支援への登録

　表1にもあるように，災害支援を行う団体やチームは各種存在し，災害看護支援を希望するのであれば，あらかじめいずれかの団体に登録しておくべきである．身近なところでは，災害支援ナース登録があげられる．また，災害拠点病院や日本赤十字社の医療機関に勤めている場合などは，所属する施設が災害支援を行っている場合もある．

　どのような団体・チームに登録するにしても，事前の研修が大切であり，登録して災害看護に関する知識を得ておくことが必要である．研修はいずれかの団体・チームに登録したときだけ受講するのではなく，その後自己研鑽を積むこと，登録先での継続した研修も受講することが大切である．いざ派遣されるときになって，数年前の研修なので忘れているのでは意味をなさない．

　さらに，勤務先との連携も不可欠である．災害が発生することは通常，事前にはわからない．つまり，いつ被災地から必要とされるかは予測が立たないのである．とくに災害発生直後に活動を行うには，職場の勤務者に急な勤務交代を依頼する必要が出てくる．日頃から自分が災害支援に参加したいと考えていることを周囲に伝え，職場の人間関係を良好に保ち，勤務交代をスムーズに引き受けてもらうようにしておくことが大切である．

b 自己完結型の支援

　災害支援は，基本的に自己完結型である．派遣先では，携帯電話が使えないかもしれない．支援団体や組織から派遣される場合であっても，どのような場所にどうやって行くかについて，ある程度調べておく必要がある．

　災害派遣が決まったら，支援に行く前にインターネットなどで地図を手に入れ，派遣先の病院や役所などがどこにあるかを確認しておくとよい．電波障害や停電などを考えると，印刷したものを持っていくことが望ましい．派遣先の地名や，派遣施設と役所・近隣の病院の位置関係がわからなければ，それらの距離，避難所と滞在先の距離などを理解・説明することが難しくなる．

　支援を行うにあたり自己学習として参考にしたいWebサイトや，災害発生後，支援に行く際に見ておくべきWebサイトを表2に示す[4]．

3 支援の方法

a 出発準備

●基本的な持ちもの

　派遣される団体や組織によって異なるかもしれないが，自己完結型で災害支援に行く場合の基本的な持ちものについて表3に示す．自分が何者であるかを示すことができるものは大切だと思う．DMATや災害支援ナースはビブスを用意しており，ここには看護師であることが記されている．

　ほかにも，たとえば飛行機で移動するのであれば，液体や刃物類を機内に持ち込むことはできない点に留意する．被災地では停電があるかもしれないため，暗闇でも両手が使えるようにヘッドランプ，急な掲示のためにははさみやセロハンテープを用意すると役立つ．訪問や避難所内では歩きながら記録することも考えて，バインダーを持つ．事前に活動場所がわかっていれば，避難所の場合，スリッパや耳栓・アイマスクなどを追加してもよい．

●情報の入手

　ニュースを見ながら，被災地をイメージしておくことも有効である．派遣先の気候が自分の住んでいる地域と異なる場合，気温がまったく異なる可能性がある．気象情報を確認し，季節に合わせた対策も忘れない．

　支援出発時に最新の新聞を購入しておくのもよい．支援に行くような大規模災害では，新聞があれば被災地の情報をまとめて見ることができ，気象情報も記されている．現地で不要になったら敷物などとしても活用できる．

●支援の時期

　支援に入る時期によって，被災地で課題とされていることが異なることへの考慮も必要である．

　たとえば，健康相談では，被災直後であれば食事も十分に届いていない状況を考慮したものになるが，ある程度経過すると被災地にはあふれるほどの支援物資が届いていることがあり，そのような時期には食べ過ぎないように適切に支援物資を選んで食事をすすめることとなる．

●保険への加入

　被災地での活動に対する保険をかけておく必要がある．職場からの派遣の場合，出張であれば労災保険が適用されるかもしれないが，ボランティアで行く場合は，ボランティア保険に加入しておく方法もある．支援活動中の身分保障を確認しておくことが大切である．

表2 支援に役立つWebサイト（2025年1月現在）

事前学習として

サイト名・URL	内容
スフィアハンドブック 2018年版（日本語版） https://jqan.info/wpJQ/wp-content/uploads/2019/10/spherehandbook2018_jpn_web.pdf	1997年人道援助を行うNGOのグループと国際赤十字・赤新月運動によって，スフィア・プロジェクトが誕生した．『スフィアハンドブック』はその成果物としてまとめられたものである．改訂され，最新版は2018年版である．
サイコロジカル・ファーストエイド 実施の手引き 第2版（日本語版） https://www.j-hits.org/document/pfa_spr/page1.html	サイコロジカル・ファーストエイド（psychological first aid：PFA）とよばれる，災害や大事故などの直後に提供できる心理的支援のマニュアル．災害精神保健に関するさまざまな領域の専門家の知識と経験，およびたくさんの被災者・被害者の声を集めて，アメリカ国立PTSDセンターとアメリカ国立子どもトラウマティックストレス・ネットワークによって開発されている．兵庫県こころのケアセンターのWebサイトから閲覧できる．
全国保健師長会「災害時の保健活動推進マニュアル（地域保健総合推進事業）」 http://www.nacphn.jp/02/saigai/pdf/manual_2019.pdf	災害時の保健活動推進マニュアルだけでなく，災害時に活用する各種帳票も記されている．どのような情報収集が必要となり，報告しなければならないのかを理解できる．
兵庫県立大学地域ケア開発研究所「災害看護」 https://careken.xsrv.jp/careken/saigai.html	21世紀COEプログラムとして採択された「ユビキタス社会における災害看護拠点の形成」（2007～2012年）による研究活動を通して作成された，災害時の看護支援・ケアガイドが掲載されている．また，災害時にボランティアで看護支援にあたる際の要点「知恵袋」もある．
報告書「平成28年熊本地震における日本看護協会の取り組み」 https://www.nurse.or.jp/nursing/practice/saigai/kumamoto/pdf/report.pdf	2016年の熊本地震における日本看護協会の支援活動の内容が報告されている．震災後に設置された災害対策本部や災害支援ナースの活動などが時間経過に沿って示されている．災害支援ナースの取り組みがイメージでき，活動の参考になる．

情報収集ツール

サイト名・URL	内容
気象庁「防災情報」 http://www.jma.go.jp/jma/menu/menuflash.html	さまざまな自然災害の警報・注意報が示されている．災害時の外部支援者としては，常に情報を更新しながら，活動にあたる必要がある．
国土交通省「道路情報提供システム」 https://www.road-info-prvs.mlit.go.jp/roadinfo/pc/	道路に関する規制情報や天気情報，路面情報といったドライバーのための情報が提供されている．
広域災害救急医療情報システム（EMIS） http://www.wds.emis.go.jp/	医療機関の稼動状況など，災害医療にかかわる情報を共有することができる．
日本災害看護学会 http://www.jsdn.gr.jp/	日本災害看護学会には，先遣隊活動という，大規模災害発生時に災害看護の専門家として現地に入り，健康問題，看護ニーズなどの情報収集と査定を行い，必要な看護支援を明確にする活動がある．熊本地震時の活動が当サイトで閲覧できる．

ほかにも，支援に行く都道府県，市町村のホームページも確認しておく．災害情報や避難所情報などが掲載されている．
NGO（non-governmental organization，非政府組織），PTSD（post traumatic stress disorder，心的外傷後ストレス障害）

表3 支援者の持ちもの

自分のために必要なもの	支援のために必要なもの
①現金（交通費，食費程度） ②ティッシュペーパー ③寝袋 ④タオル ⑤自分のための常備薬・生理用品 ⑥着替え（日数分）（底の厚い靴，動きやすい服装） ⑦食事（飴なども入れておく）・飲料水（1日2L） ⑧携帯電話・充電器 ⑨洗面用具 ⑩帽子（ヘルメット） ⑪使い捨てカイロ・虫除けスプレー（季節に応じて） ⑫携帯用ラジオ ⑬身体拭きシート〈季節や派遣先でのライフライン（水）を考慮〉 ⑭雨具 ⑮ホイッスル（防犯用） ⑯簡易トイレ（必要に応じて） ⑰マスク ⑱手指消毒薬 ⑲保険証（コピー） ⑳ビニール袋	①名札や身分証明書 ②ヘッドランプ（電池） ③ペンライト ④処置用ゴム手袋（2～3双） ⑤はさみ・カッター・セロハンテープ ⑥血圧計・聴診器・体温計・パルスオキシメーター ⑦マスク・ゴーグル ⑧アルコール綿 ⑨速乾性手指消毒薬 ⑩軍手 ⑪現地地図（インターネット上のものでも可） ⑫筆記用具・ノート ⑬とげ抜き ⑭バインダー ⑮温度計・湿度計

注）支援のためには大きな鞄を用意する．さらに貴重品を身につけるため，ウエストポーチやポシェットを用意しておく．

●家族の同意やその他の調整

そのほかに考慮するべきこととして，家族の同意を得ることがある．被災地へ行くことによって，家族は支援者が余震や2次災害に巻き込まれないかを心配することになる．できれば，平時から家族に災害支援について説明しておくほうがよい．さらに予約していた受診や約束などの取り消し，ペットを預けることなども必要である．

そうしたこともあわせて今一度，健康状態や心構えを振り返り，体調を整えておくことも大切である．出発前に健康面に不安を抱えているのであれば，無理をすることでかえって被災地に迷惑をかける可能性が出てくる．

災害支援を希望している場合，職場に事前に了承を得ておくことは前述したが，あらためて急に仕事を休むことについて，上司や同僚へ感謝の気持ちを伝えておく．

b 被災地到着後

●支援先での行動

被災地に着いてからの行動は，非常に重要である．病院支援の場合，たとえば勤務先と消毒や清拭の方法が異なっても，うかつに指摘することは避けなければならない．しかし，本当に被災者にとって必要なことであれば，お願いしなければならないこともある．

内閣府は，災害支援に関して，「防災ボランティアの『お作法』集」という手引きをまとめている[5]．支援者の大半は，災害支援を数多く経験してきたわけではない．とくに初めて支援への参加を決めたときなどは，このようなマニュアルがあることで活動についてイメージできる．支援に入るうえでは，どのような立場で入るにしても謙虚な態度が大切である．

一方で，数々のボランティア経験をもつ村

井[6]のいうように,「命は大切にする」「自分でよく考えて行動する」という大前提をふまえつつ,現地では臨機応変に対応していくことも大切である.

●支援中の配慮

島津ら[7]は,災害時のこころの健康支援について,受け手への配慮が必要なことの第1に「心理的負担感」をあげている.援助される側が一方的に援助を受け続けることで,恥ずかしさや申し訳なさ,罪悪感,負い目を感じることがあるとしている.

つい被災者のみを見て支援しがちになるが,看護の仕事には環境を整えることも含まれる.たとえば,避難所であればどのようにゴミが処理されているのか,きちんと換気や掃除が行えているのかといった環境面をアセスメントして支援することも期待されている.

看護師の災害支援には,被災地の医療福祉施設で働く看護師への支援も含まれる.被災地の看護師を休ませるためには,被災地外から看護師が支援に行かなければならない.施設が異なれば,自施設とは異なる方法がとられていたり,異なる器具や薬品が使用されていたりする可能性もある.被災地の看護師は,自分が支援される側であるという意識をもっていないこともあるため,被災者のために働き続けている看護師への配慮も忘れてはならない.

●支援の意義

支援に行ったからといって,必ずしも多くの活動を求められているわけではない.たとえば,避難所には普段自宅で生活できている人たちが集まっており,看護師が行おうとする健康相談を必要としない状況かもしれない.病院に支援に行っても,イメージしていたほど被災者が押し寄せてこないかもしれない.

鷲田[8]は,阪神・淡路大震災後の精神科医たちの救援活動について例をあげ,他者の「プレゼンス(じっとその場にいてくれること)」が被災の現場でいかに重い意味をもつかについて述べている.避難所であれば,いつでも健康面について相談できる人がいるという存在感,病院であれば,自分のために時間を割いて来てくれたという事実そのものが喜ばれている.

C 支援後

●活動の報告

支援後は,自分の活動を振り返るために,また今後の教訓のために,さまざまな機会をとらえて報告を行うとよい.一つひとつの支援活動は,同じ被災地でも行く時期や場所によって様相が異なる.自分が経験した活動は1つの事例でもあるので,自分の経験を早い時期にまとめて振り返ることは,今後の災害支援への有効な活動となる.所属によっては,帰還後に報告会を企画するところもある.学会などで報告することも,1つの方法である.

また,支援後に被災地のその後の経過が気になることがあるが,通常は直接的にその後の経過を知ることは難しい.関連学会へ参加することは,自分の支援前後の様子を知る機会となる可能性もあり,そういった意味でも有意義である.

●支援者の2次被災

支援にあたって,支援者にもこころの変化が起こることを知っておく必要がある[9)10].これは,症状によっては2次被災といわれるもので,燃え尽き症候群などが知られている.

救援活動によってもたらされるストレス反応を理解し,ストレスマネジメントの実践とサポート体制づくりによって,2次被災を受けないように予防することが重要である.

受援（支援を受ける）

1 受援とは

a 派遣を受ける

次に，支援を受けること，受援について考えてみる．もし，あなたが受援者の立場だとしたら，支援者にどのようなことを依頼するだろうか．たとえば，勤務先の病院が被災し，マンパワーが不足している状況となり，災害支援ナース派遣の打診があった場合，1人のスタッフナースとして支援を受ける準備ができているだろうか．もちろん，受援の判断をするのは災害対策本部や看護部長かもしれないが，現場レベルで依頼することを決めておく必要がある．

病院で実習を開始するとき，初めて病院に勤務するとき，学生や新しいスタッフはまず看護部からオリエンテーションを受け，病院の概要や病棟の物品の在り処を知る．その後，初めて1人で動けるようになる．

支援者に数日間支援を依頼する場合も同じように，病棟の概要の説明内容と依頼する業務内容について検討しておき，受援の体制をつくっておくことが重要である．これらはまったく新しく一から考える必要はない．病棟の概要の説明については，新人看護師や臨地実習に来る学生へのオリエンテーションの内容が十分に参考になる．さらに派遣されてくる看護師は経験年数も豊富なことが多いので，オリエンテーションはもっとスムーズに行えるだろう．依頼する業務内容については，病院内で病棟間の応援体制をつくる際の，病棟外の看護師への依頼内容が参考になるだろう．

b 「受援力」を高める

内閣府は，近年の防災ボランティア活動が被災地の復旧・復興支援，被災者の生活再建支援などに大きな役割を果たしているにもかかわらず，被災地での受け入れ環境が整っていなかったために，その力が十分に発揮できていない事例を鑑み，ボランティアを受け入れる側に向けてパンフレット「地域の『受援力』を高めるために」を公開している[11]．

ここでは，ボランティアを地域で受け入れるための環境や知恵を「受援力」としてあげている．被災地の外から集まるボランティアの人たちは，被災地の土地勘はもちろん，被災地が何を求めているかがわからないため，求めていることを被災地側から積極的に伝えることが「受援力」を高める第一歩であるとしている．

病院において受援力を高めるためには，まず，どのような支援者がいるのかを知っておくことが大切になる．これには，前述した災害支援チーム（表1）について知っておくことが役立つ．そして，事前に支援者に依頼できることを考えておく必要がある．

佐々木ら[12]の南海トラフ地震津波被災予想地域医療機関の受援計画整備現況調査によると，災害対策訓練を実施している病院でも，「他の医療機関やボランティア等からの人材を受け入れ，業務を支援してもらう訓練・シミュレーションを行っているか」との設問に対して，「はい」と回答した病院はわずか17.8％であったと報告されている．

c 東日本大震災での事例

病院看護部の受援側の一例として，東日本

大震災では救急外来をお願いした事例が報告されている[13)14)]．この支援側の看護師たちは，救急外来が落ち着いてくると病棟で手薄になっていた清潔ケアなどにあたっている．

救急外来は新しい患者が来るところなので，医療物品の場所を聞けば対応は可能であり，受援の好例といえる．さらに，支援側の看護師も慣れてくると，自分たちで仕事を探すようになっている．

新型コロナウイルス感染症（COVID-19）発生時も応援派遣看護師の受け入れが行われたが，そのようなときの対応を振り返っておくことも役立つ．

d 受援の備え

筆者が内科の看護師として病院で勤めていたとき，日常的な応援として，急な欠員などのサポートを仕事量に応じて病棟間でサポートし合う協力体制を敷いていた．

小児科の経験は学生時代以降なかったが，この応援制度で新生児集中治療室（NICU）に行き，状態の安定している乳児のおむつ交換とミルクをあげた経験が，その後の支援および受援の際にも役立った．このような応援制度があることは，受援を考えるうえで1つの備えではないかと思う．

受援の際には，自分の病棟や患者について説明する必要はあるが，支援者も看護師である．また，日本看護協会の災害支援ナースやDMATなどの外部からの支援者は，経験年数5年以上の看護師が求められることが多いため，少なくとも中堅以上の看護業務の実施を期待することが可能となる．

病院看護部における受援力とは，このようにいつでも外部からの支援を受ける体制が整っていることであるといえる．

e 受援のメリット

支援者に清拭や雑務を依頼することができれば，患者・被災者もより充実した看護が受けられる．患者も，被災者であるスタッフには話しにくいこともあり，外部からの支援者がよい緩衝役になることもある．また，被災地で働く看護師も休みがとれたり，自分を支援してくれる人がいることをうれしいと感じられたりと，よい効果がある[13)14)]．

病院や避難所に患者や被災者がいるなかで，被災地の看護師は自分の家族が被災していても，自分のために費やす時間をもつことが困難な場合が多い．自分に支援が必要な状況にあっても，患者や被災者・避難者を優先してしまうかもしれない．

看護師は，仕事柄，自分が支援される立場となることが少なく，受援の想像がしにくいかもしれない．しかし，被災地の看護師が過重労働になりかねない状況を変えるためにも，支援を受けることには大きな意味がある．

f 受援のための環境整備

受援の環境整備として，支援を受け入れる窓口担当者と支援者の寝袋や荷物が置ける場所（待機・睡眠場所）をあらかじめ決めておくとよい[15)]．簡単な病院内の地図などをあらかじめ印刷物として置いておくのもよいだろう．基本的に支援者は，自己完結型で支援するよう準備しているため，食事や飲料水は確保しているので，場所のみの提供でよい．

提供する場所は，前述の東日本大震災の例では，使用していない透析室が紹介されていた[12)13)]．病院に外部の人間を入れることになるので，不審者が入らないように身元などが確認できるしくみは必要といえる．

さいごに

受援力を高めるためには，事前に災害支援チームについて知識を得ておくこととともに，看護師自身がなんらかの災害支援チームに登録しておくことが有効である．被災地に行ってみると，災害支援チームについて知らない看護師も多い．災害支援チームを知らないということは，そのメンバーがどのような経験をもち，どのような役割が果たせるのか，どのような教育を受けてきているのかを知らないことになる．

もしそのことを知っていれば，基本的に自己完結型で来る支援者のために，受援側が何をしていたらよいのかがわかる．何を依頼したらよいかがわからないために，せっかくの支援を断わるようなことになるのであれば，もったいないことである．

また，災害支援を行うことで自施設の防災の見直しも可能になる．たとえば，支援に行くことで，自身で受援の内容や待機場所確保に関する知識を得られる．避難所では，慢性疾患をもつ被災者がどのようなことに困っているかを知ることができる．このような経験は，自施設の患者教育にもリアルに活かすことができる．

引用文献

1) 本間正人：医療機関のための災害時受援計画作成の手引き．平成31年度厚生労働行政推進調査事業費補助金（地域医療基盤開発推進研究事業）「国土強靱化計画をふまえ，地域の実情に応じた災害医療提供体制に関する研究」分担研究報告書「一般病院等へのBCP策定に関する研究」．
https://mhlw-grants.niph.go.jp/system/files/2019/193011/201922044A_upload/201922044A2020007091425265800022.pdf より2025年1月6日検索
2) エドガー・H・シャイン：人を助けるとはどういうことか―本当の「協力関係」をつくる7つの原則（金井真弓訳，金井壽宏監訳）．p.21-33, 英治出版, 2009.
3) 日本看護協会：新たな災害支援ナースの活動に向け，国から活動要領などが発出．協会ニュース2023年10月号．
https://www.nurse.or.jp/home/about/kyokainews/2023_10.html より2025年1月6日検索
4) 東日本大震災における外部支援のあり方に関する研究班：大規模災害における看護専門職による外部支援の上手な受け方・支援の仕方のガイドライン，―過去の災害からの教訓を生かして―. 2015.
5) 内閣府災害予防担当：防災ボランティアの『お作法』集. 2005.
https://www.bousai.go.jp/kyoiku/bousai-vol/product/kihan/051106osahou.pdf より2025年1月6日検索
6) 村井雅清：災害ボランティアの心構え．ソフトバンククリエイティブ, p.100-105, 2011.
7) 島津明人ほか編：こころの健康支援．災害時の健康支援―行動科学からのアプローチ. p.99-100, 誠信書房, 2012.
8) 鷲田清一：「聴く」ことの力―臨床哲学試論．p.204-208, TBSブリタニカ, 1999.
9) デビッド・ロモ：災害と心のケア - ハンドブック（水澤都加佐監訳）．p.70-79, アスク・ヒューマン・ケア, 1995.
10) 前川あさ美：臨床・発達からみた災害・危機．発達科学ハンドブック7 災害・危機と人間（日本発達心理学会編／矢守克也ほか責任編集）．p.15-16, 新曜社, 2013.
11) 内閣府（防災担当）：地域の「受援力（じゅえんりょく）」を高めるために．
https://www.bousai.go.jp/kyoiku/bousai-vol/product/juenryoku/juenryoku.pdf より2025年1月6日検索
12) 佐々木宏之ほか：医療機関における「受援計画」に関するアンケート調査結果報告書. 2016.
http://www.irides-icdm.med.tohoku.ac.jp/pdf/a2016-02-19.pdf より2025年1月6日検索
13) 高橋洋子：その時々でベスト・ベターな対応を．3・11東日本大震災の看護管理者の判断と行動（山﨑達枝監）．p.41-48, 日総研出版, 2011.
14) 熊谷律子：私たちを救った40人の新しい仲間．3・11東日本大震災の看護管理者の判断と行動（山﨑達枝監）．p.66-74, 日総研出版, 2011.
15) 本田茂樹：病院の防災計画・事業計画（BCP）～緊急事態に備えて，今，何をやるべきか～．病院・介護施設のBCP・災害対応事例集（医療経営情報研究所編）．p.53, 経営書院, 2016.

Step 3-2-1 学習の振り返り

- 支援の受け入れについて説明してみよう．
- 支援（支援に入る）とはどういうことか，支援のあり方や方法について説明してみよう．
- 受援（支援を受ける）とはどういうことか，受援のあり方や方法について説明してみよう．
- 災害支援のチームの目的や役割を調べてみよう．

2-2 支援と受援
海外の被災地への支援

Step 3-2-2 学習目標
- 国連諸機関の支援について理解する.
- 国際赤十字・赤新月運動の支援について理解する.
- 非政府組織,非営利組織の支援について理解する.
- 被災国要請による政府機関の支援について理解する.

海外で災害が起こった際は,まずはその被災国内で対応がなされるが,災害の大きさによっては他国からの支援が行われる.

災害時に国際的な支援を行う機関や組織には,国連諸機関,被災国要請による政府機関,非政府組織(non-governmental organization:NGO),非営利組織(non-profit organization:NPO)などがある.

国連諸機関

1 国連人道問題調整事務所(OCHA)

国連人道問題調整事務所(United Nations Office for the Coordination of Humanitarian Affairs:OCHA)とは,国連事務局の一部局であり,自然災害や紛争の際に緊急人道支援の調整を行うことを目的に,国連総会決議によって設立された.

各国政府やほかの国連機関,国際赤十字,国際NGOなどと連携し,緊急人道支援活動の総合的な調整や施策の立案,国際的な人道課題に関する政策の形成などを担っている.

OCHAは,突発的な緊急事態にも対応可能な国連災害評価調整チーム(United Nations Disaster Assessment and Coordination:UNDAC)も備え,災害時などは専門スタッフをすみやかに現地に派遣し,支援のアセスメント,コーディネーション,情報マネジメントを行う.

とくに地震災害対応などの際,UNDACが現地活動調整センター(On-Site Operations Coordination Center:OSOCC)を設置・運営する.また,国際的な調整メカニズムの事務局も務める一方で,将来の災害などに十分対応できるよう,各国政府や援助機関などとともに備えを強化している.

2 世界保健機関(WHO)

世界保健機関(World Health Organization:WHO)は,健康を基本的人権の1つととらえ,その達成を目的に1948年に設立された国連の専門機関である.保健衛生分野の問題に対して,政策的支援や技術協力・援助などを行い,2024年現在,194か国が加盟している.

緊急事態や災害時の支援においては，被災者の保健に関するニーズを評価し，それらをもとにした情報の提供や，援助計画の策定・調整を行う．また，災害が原因で発生する感染症の予防・撲滅・技術援助なども担うほか，開発途上国などで使用する基本的な薬品リストも作成している．

3 国連児童基金（UNICEF）

　国連児童基金（United Nations Children's Fund：UNICEF）は，世界中のすべての子どもたちの権利が守られる世界を実現することを目指し，子どもたちの命と健康を守るための支援を行う国連の機関である．加盟196か国が批准した「子どもの権利条約」を指針に，主に開発途上国や被災地の子どもたちへの支援を任務としている．

　その活動分野は，保健，HIV（human immunodeficiency virus，エイズウイルス）/AIDS（acquired immunodeficiency syndrome，後天性免疫不全症候群），水・衛生，栄養，教育，子どもの保護などと多岐にわたり，緊急事態の際には，暴力や搾取，虐待から子どもを保護する役割も担っている．

4 世界食糧計画（WFP）

　世界食糧計画（World Food Programme：WFP）は，飢餓をなくすために難民や国内避難民，自然災害の被災者など，深刻な食料・栄養不足にある人々への食糧配布を中心とした緊急食糧援助を行う．また，経済社会開発援助の面で，学校給食などを通した食糧支援，労働や職業訓練の対価としての食糧支援，小規模農家の生産性向上のための食糧支援なども行っている．

5 国連難民高等弁務官事務所（UNHCR）

　国連難民高等弁務官事務所（United Nations High Commissioner for Refugees：UNHCR）は，難民の認定・保護・帰還・再定住のために活動している．「難民の地位に関する条約」に基づき，被災者を難民と認定し，難民キャンプなどに保護する．自国への帰還が第1であるが，帰還が困難な場合には第3国へ再定住できるよう難民を援助する．難民キャンプ内で活動する団体は，UNHCRが調整する．

国際赤十字・赤新月運動（赤十字運動）

　赤十字国際委員会（International Committee of the Red Cross：ICRC），国際赤十字・赤新月社連盟（International Federation of Red Cross and Red Crescent Societies：IFRC），各国赤十字・赤新月社の3組織で構成され，各組織は財政・政策の面で独立している[1]（図1）．

　ICRCは紛争下の犠牲者への人道支援活動を，IFRCおよび各国赤十字・赤新月社は自然災害での救護活動を行う．そのなかで各国赤十字・赤新月社は主に自国内での活動を展開し，IFRCはその活動を支援しながら各社間の調整を行うなど，それぞれの基本的な任務が異なっている．

1 赤十字国際委員会（ICRC）

　ICRCは，国際人道法に基づいて，戦争や武力紛争，その他暴力の伴う状況下における犠牲者に対する人道的保護と救援，捕虜や被

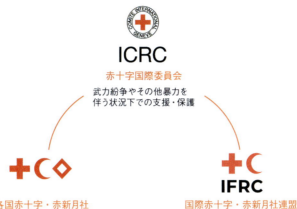

図1　赤十字の3つの機関
データ提供：赤十字国際委員会（ICRC）

拘束者の訪問と人道的処遇のモニタリング，紛争が原因で生き別れてしまった家族の安否調査などを行うことを永久的権利として認められた，公平で中立，かつ独立した国際組織である．国連機関やNGOとは異なる．196か国が加入するジュネーブ諸条約によって人道的任務を与えられ，本部をスイスのジュネーブに置く．紛争時の支援の際には，IFRCおよび各国赤十字・赤新月社と連携して活動する．

2　国際赤十字・赤新月社連盟（IFRC）

IFRCは，各国赤十字・赤新月社の国際的な連合体として，主に自然災害や緊急災害の被災者や国内避難民などへの救援活動，復興・復旧支援，感染症対策などを行っている．その役割として，各国赤十字・赤新月社間の調整，支援，設立・発展の促進も担う．

3　各国赤十字・赤新月社

各国赤十字社・赤新月社は，2024年現在，191の国と地域に広がり[2]，「命と健康を守る」「苦痛を軽減する」「人間の尊厳を守る」という目的のため，主に各国内での医療・福祉，自然災害時の救護活動を展開している．

災害現場での救援活動をはじめ，災害に備えた医師・看護師の訓練，救急法の普及，安全な輸血の確保，ボランティア活動とその育成，国際人道法の普及など，幅広い活動を行っている．また，大規模災害の際には，国境を越えてお互いの活動を支援し合う責務がある．

非政府組織，非営利組織

1　国境なき医師団（MSF）

国境なき医師団（仏；Médecins Sans Frontières：MSF）は，緊急性の高い医療ニーズに応えることを目的に，1971年に設立された民間の国際NPOである．天災，人災，紛争などの被災者をはじめ，難民，貧困などといった苦境にあるあらゆる人々への医療・人道援助活動を，中立・独立・公平な立場で展開している．

2 ワールド・ビジョン（World Vision）

ワールド・ビジョンは，子どもたちの健やかな成長のための開発援助や緊急人道支援，子どもの権利を促進し，権利を守るための活動を行っている．

3 アムダ（AMDA）

アムダ（The Association of Medical Doctors of Asia：AMDA）は，1984年に岡山市で設立されたNPO法人である．相互扶助の精神に基づき，アジア・アフリカ・中南米で自然災害や紛争，貧困に苦しんでいる人々を対象に，医療・保健衛生分野の緊急人道支援活動を展開している．世界32の国と地域に支部をもち，多国籍医師団を結成している．

4 ジャパン・プラットフォーム（JPF）

ジャパン・プラットフォーム（Japan Platform：JPF）は，NGO，経済界，政府（外務省）が対等なパートナーとなって，より迅速で効果的な緊急支援の実施のために連携する，2000年に日本で設立された緊急人道支援のしくみである．それぞれの特性や資源を活かして，難民の発生や大規模自然災害に備えた資金調達や緊急援助物資の備蓄，緊急支援のプランづくりなどを行う．財政的基盤の

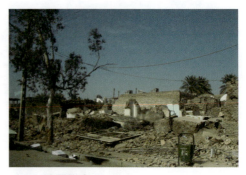

イラン地震災害

弱いNGOを資金面でサポートすることも，目的の1つである．

5 空飛ぶ捜索医療団（ARROWS）

空飛ぶ捜索医療団（Airborne Rescue & Relief Operations With Search：ARROWS）は，特定非営利活動法人ピースウィンズ・ジャパン（Peace Winds Japan：PWJ）が運営する，緊急人道支援，難民支援，災害支援，医療支援，保護犬事業などを行っているNGO法人である．一秒でも早く，一人でも多くの被災者を助けるため，レスキュー活動から医療・物資・避難所運営支援などを被災地で実施している．

6 災害人道医療支援会（HuMA）

災害人道医療支援会（Humanitarian Medical Assistance：HuMA）は，2003年に人道的医療支援活動を開始したNPO法人である．医療チームを派遣し，国内外のあらゆる種類の災害の被災者に対して人道的医療援助を行うことと，災害医療にかかわる人々への教育研修を行うことで，災害医療に関する研究と教育を推進することを目的に活動している．令和6年能登半島地震緊急支援では，協

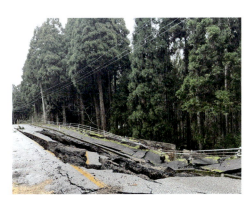

能登半島地震災害

定を結んでいた空飛ぶ捜索医療団と協同で活動した．現場では多数のチームとお互いの専門性を発揮できるよう情報を共有し，活動を展開している．

被災国要請による政府機関

1 国際緊急援助隊（JDR）

国際緊急援助隊（Japan Disaster Relief Team：JDR）は，国際協力機構（Japan International Cooperation Agency：JICA）が実施する緊急援助活動の1つで，開発途上国での災害発生時に医療チーム派遣を中心とした国際緊急支援活動を行う．

国際緊急援助隊は，海外で大規模災害が発生した場合に，被災国政府または国際機関からの要請に応じて，外務省を通して派遣される．これは「要請主義」と呼ばれ，救済に関して被災国が中心的役割を担う第一義的責任があること，被災国の事情に合わない一方的な支援は混乱をまねく恐れがあることを理由に，被災国の同意のもとに人道支援を行うこととしている．

1987年に「国際緊急援助隊の派遣に関する法律（通称JDR法）」が施行されて以降，災害の種類や規模・被災国の要請内容によって，医療チーム，救助チーム，専門家チーム，自衛隊部隊の4チームを単独または複数組み合わせて派遣し，支援を実施してきた．とくに医療チームは被災者の診療にあたるほか，疾病の感染予防や蔓延防止のための活動も行っている．2015年には新たに感染症対策チームが設立され，現在5チームでの支援活動となっている[3]．

派遣が決定すると，登録者へ一斉にファックスとメールで募集案内が配信され，応募者のなかからメンバーが選出される．医療チームのメンバーは，個人の意志で登録している医師，看護師，薬剤師，医療調整員のなかから選ばれた者のほか，外務省の職員や国際協力機構（JICA）の業務調整員から編成されている（**図2**）．

2 EMT

WHOは，災害時に医療支援を行うチームを総称して「EMT（Emergency Medical Team）」と呼んでおり，2011年からEMTに対する国際標準の策定を開始している．これまで大規模自然災害時には，世界各国から被災国へさまざまな医療チームが派遣されてきたが，そのチームの水準や能力にはばらつきがあった．そのため，医療行為の質の確保などの調整が必要とされ，2015年7月からEMT認証（EMT Classification）および国際登録（Global Registry）制度が開始された．この登録制度によって，被災国政府や国際機関などの要請側が事前に各EMTの能力を把握することができるようになり，より効果的な緊急医療支援へとつながっている．

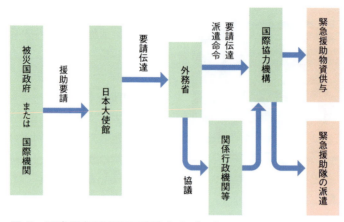

図2　国際緊急援助隊派遣決定のプロセス

表1　EMT のタイプ分類表

タイプ1 （移動型）	タイプ2 （固定型）	タイプ2	タイプ3	特殊セル （スペシャリストセル）
・移動型（モバイル）での外来患者に対応する ・小さなコミュニティでの活動が可能	タイプ1と同様だが，テントなどを設置し，1日最大12時間，週7日間の診療ができる	救急医療を提供できる（手術・入院に対応できる）	集中ケアと複雑な手術や移送されてくる患者の対応ができる	特定の医療分野に特化した医療サービスを提供できる（エボラ出血熱，リハビリテーション，透析など）

　わが国の JDR 医療チームは 2016 年に，タイプ1（野外診療所レベル），タイプ2（野外病院レベル）ならびに，透析および手術の能力を有する EMT として，世界で4番目に国際登録されていた（**表1**）．さらに 2023 年 11 月 17 日，わが国の JDR 医療チームは，緊急医療チーム（EMT）タイプ2の基準を満たすとして，WHO により再認証された[4]．2024 年 12 月現在，EMT 認証チームは 24 か国 40 チームが登録されている[5]．

国際災害医療支援での災害看護の定義

　国際災害医療支援に対する災害看護の定義は，まだ明確になっていない．しかし，「人間の安全保障」という考え方を重視し，いかなる災害状況でも個人，家族，集団，地域，国が「その人らしく健康に生きる」ことや，その人が希望をもち，災害に備え，被災の厳しい状況から自分を取り戻して，立ち向かうことができるように支援することが重要であり，それは国際災害看護に限ったことではなく，あらためて定義の必要はないであろう．

引用文献
1) 赤十字国際委員会：「赤十字運動」とパートナー機関．http://jp.icrc.org/movement/ より 2025 年 1 月 22 日検索
2) 日本赤十字社：国際赤十字を支える機関．http://jrc.or.jp/about/organization/ より 2025 年 1 月 22 日検索
3) 国際協力機構：国際緊急援助隊（JDR）について．https://www.jica.go.jp/activities/schemes/jdr/

about/jdr.html より 2025 年 1 月 22 日検索
4) 外務省：報道発表「国際緊急援助隊・医療チームの緊急医療チーム認証再取得」〈2023 年 11 月 22 日〉．
https://www.mofa.go.jp/mofaj/press/release/press7_000234.html より 2025 年 1 月 22 日検索
5) WHO：EMT global classified teams．
https://www.who.int/emergencies/partners/emergency-medical-teams/emt-global-classified-teams より 2025 年 1 月 22 日検索

参考文献
1) 酒井明子ほか編：ナーシング・グラフィカ　看護の統合と実践③災害看護．第 5 版，メディカ出版，2022．
2) 酒井明子ほか編：災害看護 - 看護の専門知識を統合して実践につなげる．改訂第 4 版，南江堂，2023．
3) 小原真理子ほか監：災害看護 - 心得ておきたい基本的な知識．改訂 3 版，南山堂，2019．
4) 浦田喜久子ほか編：看護の統合と実践③災害看護学・国際看護学．第 3 版，医学書院，2015．
5) 小井土雄一ほか編：多職種連携で支える災害医療．医学書院，2017．
6) 国際連合広報センター：世界保健機関．
http://www.unic.or.jp/info/un/unsystem/specialized_agencies/who/ より 2025 年 1 月 22 日検索
7) 国際連合広報センター：国連児童基金．
http://www.unic.or.jp/info/un/unsystem/other_bodies/unicef/ より 2025 年 1 月 22 日検索
8) World Food Programme：国連 WFP の活動．
https://ja.wfp.org/our-work より 2025 年 1 月 22 日検索
9) 国境なき医師団：国境なき医師団とは．
http://www.msf.or.jp/about/ より 2025 年 1 月 22 日検索
10) 特定非営利活動法人アムダ：AMDA について．
https://amda.or.jp/about より 2025 年 1 月 22 日検索
11) 特定非営利活動法人ジャパン・プラットフォーム：ジャパン・プラットフォームについて．
https://www.japanplatform.org/about/index.html より 2025 年 1 月 22 日検索
12) 特定非営利活動法人 災害人道医療支援会：HuMA（ヒューマ）について．
https://huma.or.jp/about/ より 2025 年 1 月 22 日検索
13) 外務省：国際緊急援助隊（JDR）の概要．
http://www.mofa.go.jp/mofaj/gaiko/oda/shiryo/hyouka/kunibetu/gai/jdr/pdfs/sk12_03_01.pdf より 2025 年 1 月 22 日検索

Step 3-2-2 学習の振り返り
- 国連諸機関の支援について説明してみよう．
- 国際赤十字・赤新月運動の支援について説明してみよう．
- 非政府組織，非営利組織の支援について説明してみよう．
- 被災国要請による政府機関の支援について説明してみよう．

3 災害への備え

Step 3-3 学習目標
- 組織としての備えについて理解する.
- 災害教育について理解する.
- 看護師としての備えについて理解する.
- 生活者としての備えについて理解する.
- 災害に関する啓発活動について理解する.

　能登半島地震，東日本大震災，熊本地震など大規模な災害が発生すると，人々は災害に備えることの重要性を感じる．しかし，遠隔地では見聞きしても自分ごととして実感し，災害に備えて行動を起こすことは難しい．

　日本各地で災害が起こりうる可能性があっても，"対岸の火事"にしか思っていない人も多くいる．災害は今後も減ることはなく，複雑・複合化することが予測される．システム・人・ものだけではなく，心構えや個々のスキルアップも重要になる．

災害時に生命と生活を守るための備え

　災害は，経済力・社会的基盤・健康状態にかかわらず，その場に居合わせた人に等しく襲いかかる．災害の種類が同じであっても，発生時刻や人口密度・高齢化率・交通網の発達などの地域特性，季節・天候などの気象条件によって，その被害状況はまったく異なる．同じ現象は1つとしてなく，災害の備えに"これでよい"や"完璧"はありえない．

　たとえば，がん看護や脳卒中看護といった，日々の看護実践のなかで患者ケアに直面しながら経験し学修していく分野と異なり，災害看護は，日々被災・支援活動を行っているわけではなく，経験から学びを深めることは難しい．しかし，経験がなくとも，過去の災害から学び，その教訓を他人事から自分事，地域の出来事へと転換させて考えておくことが大切である．

　静穏・準備期の災害看護活動は，災害発生時に多くの人の生命と生活を守るために，平時からシステムを整え，備蓄し，人材の確保と，知識・技術の向上や倫理観の醸成といった人材の育成が重要である．

高齢化と災害時救助の担い手不足

　わが国の総人口はおよそ1億2,400万人で，高齢化率は29.3％である（2025年1月1日現在）[1]．避難行動要支援者はますます増えるが，地域防災の担い手が不足していくことは明らかである．地域防災の担い手である消防団員の不足，町内会加入率の低下などの問題を抱えている．

一方で,「令和4年版防災白書」[2]によると,住民の自発的な防災活動である自主防災組織の活動カバー率が2003年の61.3%から2021年には84.4%と増加している.自主防災組織数は増加しているが,活動メンバーの年齢構成は高く,実際の災害時に高齢者が要援護者支援を行わざるを得ない時代に入っている.厚生労働省では今後の高齢者人口の見通しについて,2070年には65歳以上人口の割合が38.7%になると見込まれている[3].

つまり,災害時に支援が必要になる人は今後増加すると考えられるが,救助・援助者数は不足する一方であり,対策が求められる.

医療・福祉施設での備え

1 建物の備え

地震の揺れに対しては,揺れを受け流す免震構造,地震の揺れを吸収する制震構造,地震の揺れに耐える耐震構造など,建築時もしくは改修時に整えられている.なお災害拠点病院では,耐震構造を有することが指定要件となっている.

近年では,水害が想定される地域では,施設内の浸水予想箇所に防火扉とは別に防水扉を設置する施設もある.大雨・風・温度(高温・低温)異常など,その地域に起こりやすい気象条件を考慮した建物の建築がなされるようになってきている.

自施設の建物構造を知り,有事の際に「どこに」「どのように」避難すべきかを確認しておく.そのためには,疾患や日常生活動作(activities of daily living:ADL)の状況など,自部署の患者・利用者の特徴を理解して避難行動に結びつける.

2 電気・ガス・水道・通信に関する備え

a 電気:医療機関の電源

公共施設では,施設の特殊性に応じて非常電源装置を設置している.医療機関では,電源を白・赤・緑色のコンセントを使い分けている(**表1**)[4].

有事の際に必要な機器の電力を確保するためには,日頃からコンセントの色を確認して利用することが重要である.

自家発電装置を保有している施設では,自家発電装置の燃料備蓄と調達によって継続利用時間が異なる.そのため,不用意に赤や緑のコンセントを利用することは避けたほうがよい.

建物の損傷が激しく,水没などによって施設の一部または全部の電源をブレーカーから遮断し避難した場合,ブレーカーを上げたときに漏電によって通電火災を起こすリスクがある.したがって,訓練時に職員に対して通電火災の危険性などについて教育しておくことも重要である.

b ガス

調理室などでガスを利用している場合は,都市ガスとプロパンガスでは対応が異なる.都市ガスの場合,配管エリアによって遮断され,地域一帯のガス供給が止まってしまい,復旧には時間がかかる.プロパンガスの場合は,点検と安全確認が終了し,ガスボンベの供給状況に応じてガスの利用が可能となる.

たとえば,2016年の熊本地震では,多くの福祉施設でプロパンガスを利用していた.とくにグループホームなど少人数の入所者を

表1 医療機関の電源コンセントの色

商用電源から供給されるコンセント	白色
一般・特別非常電源から供給されるコンセント	赤色
無停電非常電源から供給されるコンセント	緑色

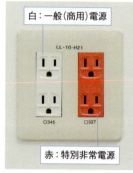
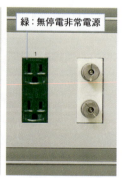

畑田みゆき編：呼吸器ビジュアルナーシング．p.184，Gakken，2016 より転載

ケアしている施設では，プロパンガスの早期点検と安全確認によってガスを利用できるようになり，温かい食事を提供できた．施設の職員は，平時からのガスの点検やガス会社との顔のみえる関係づくりが災害時に役立った，と語っている．

また災害時には，患者・利用者の食事時間が変更になる可能性がある．その際には，血糖異常の患者・利用者が低血糖に陥らないよう注意する．備蓄食料を利用する場合は，誤嚥しやすい対象者には形状を確認しながら食事を提供することが求められる．

備蓄食料の有無・量・形状・栄養内容・賞味期限などを確認しておくこと，患者用としてだけではなく職員用にも最低限は用意しておくことが必要になる．

c 水

医療・介護・福祉施設では，水を利用した治療やケアが行われている．とくに災害に備えて，透析治療がどの程度対応できるのかを事前に把握しておく必要がある．

水はポンプでくみ上げていることが多く，停電時には使えなくなる．そのため，貯水タンクでどのくらい賄えるのかを確認しておく．貯水タンクが上層階にある場合は，タンクからの自然落下で停電後にタンクに残っている分の水は使用できるが，その後のくみ上げが困難になる．

停電・断水時に治療・清潔，排泄，感染対策，食事などの水を必要とする行為で可能なこと，できなくなることを理解しておく．また，代用品の利用も検討しておく．自部署のことだけを考えるのではなく，災害時は「水は使えなくなるかもしれない」という認識で活動できるような意識化が重要である．

3 危険物の取り扱い

医療施設では，放射性同位元素，病原微生物，毒・劇物を保管していることから，日頃からその保管方法や取り扱いに十分留意しておく必要がある．

たとえば，平時より災害発生時に放射線撮影・治療中患者への対応を取り決めておく．とくに感染性の検体は，破損・紛失などによる2次感染を防がなければならない．したがって，検体の取り扱いや管理方法について，災害時に誰が，どのように保管するかなどを決めておく必要がある．

4 組織の備え

a マニュアル・事業継続計画（BCP）

災害発生時にどのように対応すべきかを記載したものを作成し，マニュアルを準備する．マニュアルには，災害時の指揮命令系統，連絡すべき機関，連絡体制，避難ルートや新設エリアを含む施設の配置，備蓄品，職員の役割分担，ライフラインの状況など必要な情報を記載する．

また，不測の状況に対しての準備・機能維持・資源の配分・人材育成の方法などの「備え」を行い，事業継続の準備から復旧までの一連の動きを示す重要性が明らかになってきている．

そこで，震災などの緊急時に低下する業務遂行能力を補う非常時優先業務を開始するための計画として，一般企業や行政における「事業継続計画（business continuity plan：BCP）」の策定が医療機関にも求められるようになった[5]．

西上[6]は，「自然災害に対する病院看護部の備え測定尺度（natural disaster preparedness scale for nursing department of hospital）」という災害時に有用な尺度を開発した．この尺度は，病院（20床以上）で使用できる6つの要素「計画」「組織化」「装備」「トレーニング」「予行演習」「評価と改善」について114項目で作成された備え測定尺度で，自施設の継続的な評価ならびにベンチマークとしての使用が可能であるとしている[7]．

b アクションカード

アクションカードとは，災害発生時に個々の職員が役割に応じてとるべき行動「アクション」を，マニュアルに準じて列挙したものである（p.180 図2参照）．

たとえば，「師長」「リーダー」「メンバー」「応援者」「搬送」「トリアージ」「情報」など，その役割ごとに用紙を作成し，担当役割のアクションカードを用いて行動指標としている．

c 防災訓練

訓練とは，教え，継続的な練習をとおし，特定の能力や技能を体得させるための組織的な教育活動をさす．災害訓練では"何を学び""どんな能力・技能を体得するか"個人の技能と，組織のしくみの獲得を目指す．訓練目的に応じて評価しながら，職員個々のスキルと組織のシステム，地域のつながりを強化し，災害に備えていくことが求められる．

病院には，消防法8条の定めによって，年に2回の防災訓練の実施が義務づけられている．避難，防火扉，避難用具，避難ルートの確認，消火器の取り扱いなどの訓練を実施する．

また，地域で起こりやすい災害を想定し，訓練しておくことも大切である．新設するエリアのレイアウト，傷病者の受け入れエリアの設定，人員配置，職員への緊急招集基準，ライフラインの確保，非常電源，簡易ベッド，防護装備などを確認し，訓練しておく．

施設の強み・弱み，特性は何か，キャパシティ，訓練，他施設との結びつき，診療科，平時の地域特性（医療過疎か否か），患者の特徴（起こりやすい疾患があるか否か）などを検討し，訓練を組み立てていく．

災害教育

1 災害看護教育の変遷

1995年には，阪神・淡路大震災，続いて地下鉄サリン事件など，大きな被害をもたらす災害が発生した．看護職はそのときどきでもてる力を最大限に発揮しながら，活動を行ってきた．経験を知識として蓄積し，知識体系として確立し，災害看護学を構築する必要性から，1998年に「日本災害看護学会」が設立された．

2004年には兵庫県立大学に地域ケア開発研究所が開所し，災害看護と国際地域看護を中心に世界規模での健康課題に関連する研究を推進し，災害看護学の構築，教育プログラム開発などが発展してきた．

2009年の看護基礎教育カリキュラム改正では，統合分野の「看護の統合と実践」に「災害直後から支援できる看護の基礎的知識について理解する」と明示され，多くの看護師養成機関で災害看護学が正式科目として位置づけられるようになった．

2014年，高知県立大学・兵庫県立大学・東京医科歯科大学（現・東京科学大学）・日本赤十字看護大学・千葉大学が連携し，国内初の国公私立共同大学院5年一貫制博士課程共同災害看護学専攻（災害看護グローバルリーダー養成プログラム，Disaster Nursing Global Leader Degree Program：DNGL）が設置された．

2016年には日本赤十字看護大学大学院，福井大学大学院，日本赤十字広島看護大学大学院に災害看護専門看護師課程が設置され，災害看護における専門的な知識をもって実践・教育・研究・相談・調整・倫理調整の役割を果たせる人材育成が開始された．大学院修了後，日本看護協会の審査に合格すると，災害看護専門看護師として認定される．

近年では，厚生労働省，都道府県，非営利活動団体，学会などが災害医療者研修やセミナーを開催している．これらの災害研修は講義のみではなく，演習・訓練をあわせて行うことが多い．そのため，1回の研修受講参加人数を限定しなければならない現状があるが，災害に関する訓練や教育は，各病院や施設でも少しずつ行われるようになってきている．

2 セミナー・研修

日本災害医学会，日本災害看護学会，日本救急看護学会などの災害医療・看護に関連する学会では，災害医療・看護を学ぶ場として研修や教育を行っている．トリアージや多数傷病者対応，CBRNE[*1]対応，遺族支援（DMORT[*2]），こころのケア，保健福祉の連携・協働などの研修会が開催されている．インターネットなどで研修情報などが公開されるので，知識・技術の獲得を自ら進んで行っておくことが望ましい．また，日本看護協会では災害看護研修を開催している．

それぞれ急性期に関連した研修，トリアージを学修するもの，災害時の保健福祉の視点に立ったもの，多数傷病者対応などがあり，受講目的に合わせて学修を積み重ねていくことが大切である．

[*1] 詳細はStep 2-3「CBRNE災害とマスギャザリング」p. ●を参照．
[*2] 詳細はコラム「災害時遺族・遺体対応派遣チーム」p. ●を参照．

3 災害に関連する教育ツール

近年では，そのほかにもさまざまな教育が行われるようになってきており，講義形式だけではなく，技術獲得を目的にした演習，シナリオに沿って行われる机上演習，実践的に学ぶ体験演習など，目的に応じた工夫がなされている．

災害教育ツールは開発途上にあり，一般向けに使用されているものを使って学修することもある．教育企画立案者は既存のものを利用する以外に，個々に工夫を凝らしている状況もある．英知を積み重ねて，新たな教育ツールを開発していくことも大切である．

a エマルゴトレインシステム®

エマルゴトレインシステム®は，スウェーデンの Centre for Teaching and Reserach in Disaster Medicine & Traumatology が開発した，事故や災害時の医療上の管理・連携を訓練するシミュレーション教育の方法論である．日本災害医療教育研修協会（Japan Disaster Medicine Education and Training Association：JDMET）が国内でのエマルゴトレインシステム®を使用した教育・研修活動の権利を保有し，スウェーデンと共同で運用している．

エマルゴトレインシステム®では，マニュアル検証，地域問題の明確化など，目的や目標に応じてシミュレーションをつくることができる．また，"〜ねばならない""〜しなさい""〜すべき"といった How to を教えるのではなく，"状況をどう考えるか""この必要性の判断""創意工夫"といった，学習者が考えることを基盤にし，インストラクターから教えられる（teaching）のではなく，参加者自身の学び（learning）を促すシステムである（図1）．

b HUG／Do はぐ（避難所運営ゲーム／北海道版避難所運営ゲーム）

避難所運営ゲームは2007年に静岡県で作成され，「Hinanzyo Unei Game」の頭文字をとって通称「HUG」と呼ばれている．マップ上で避難所を運営体験し，スペースをどのように使うのか，避難してきた人にどこに滞在してもらうのかを考えていくゲームである．

カードには避難者の年齢・性別・居住地区・被災状況・それぞれの事情が書かれており，避難所で起こるさまざまな出来事にどのように対応していくかを模擬体験する（図2）．

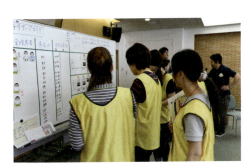

図1　エマルゴトレインシステム®による研修の様子

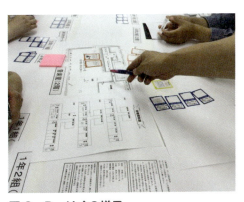

図2　Do はぐの様子

北海道版避難所運営ゲームは2015年に作成され，オリジナル版をベースに雪や寒さなどの観点を加え，寒冷地特有の問題に対応している．「Hokkaido」の「Do」と「HUGをやってみよう」の「Do」とをかけて，通称「Doはぐ」と呼ばれている．

c クロスロード

　災害時には，同時多発的に想定外の問題に直面する．クロスロードは，阪神・淡路大震災で実際に問題となった「災害対応のジレンマ」をカードゲーム化したものである．

　カードに記載されている問題について，「イエス」か「ノー」を決断する．また，グループでディスカッションすることで多様な考え方を学び，災害時の意思決定をシミュレーションできる．

看護師としての備え

　災害時は非日常の出来事が発生するが，看護の基本は変わりなく，日常のケアを応用していく．被災者・被災地域が置かれている状況を想像（imagine）し，アセスメントする．基本的な看護活動を対象に合わせて応用させながら，創造（create）する．限られた時間・状況・もの・人のなかで被災者に向き合うためには，看護師としての知識・技術・態度・倫理観を養っておくことが大切である．

　混乱した状況下で行う「指揮命令系統」「役割遂行」「情報収集・判断・評価」「伝達」「看護の継続（応用・創意工夫）」と，平時に行っている「リーダーシップ・メンバーシップ」「コミュニケーション」「情報収集・共有・伝達」「アセスメント」「看護技術」「危機管理」は，いずれも対象者の生命に直結する．日常から看護師としての"技"を磨き，有事に力を発揮する必要性がある（**図3**）．

　どんなにすぐれたシステムやものを備えていても，実際に使うのは"人"であり，有事にそのシステムを使えるようにするためには，個々の職員が使い方を理解しておく必要がある．緻密に計画された災害マニュアルを整えていても，使えなければ意味がない．

　平時から災害時の体制やシステムを理解し，災害時に特有のスキルを身につけ，有事の際にマニュアルに使われるのではなく使いこなせるようにしておく．

　看護職は，居住地域が被災すれば被災者にもなりうる．平時から，家族に自分が災害時に置かれる立場を話しておき，家族の理解を得ておく．家族の支えは，活動そのものの支えになることを忘れてはいけない．

生活者としての備え

　私たちは，看護職であると同時に生活者でもある．必ずしも職場で被災するとはかぎらず，また生活者として自分の生活を大切にすることを忘れてはならない．"自分の身は自分で守る"自助力を高めておくためには，生活者としての備えを怠らないことが大切である．

1 非常持ち出し品

a 1次持ち出し品

　救援物資が届くまでの最初の3日間を想定して，必要なものを非常持ち出し品として準備しておく．食料，水，懐中電灯，ろうそく，手袋，携帯ラジオ，万能ナイフ，ロープ，現

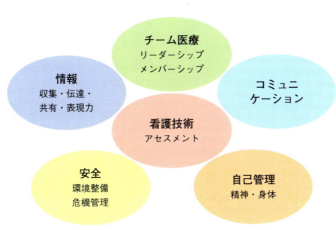

図3 日々の実践のなかで災害時にも有効な力

金，救急セット，雨具，予備電池，連絡メモ，タオル，ビニール袋，布ガムテープ，ヘルメット，常備薬などを，個人の事情に合わせて準備する．

急いで持ち出して逃げることになるため，1人で持てるよう重さにも注意する．成人男性で1人15kg，女性で1人10kg程度が目安といわれている．

b ２次持ち出し品

避難後に自宅の安全性が担保できれば，救援物資が届くまでの数日間を過ごすときに使用する．場合によってはライフラインが停止した自宅で過ごすための物品となる．1次持ち出し品に加えて，カセットコンロ，ボンベ，アルミホイル，ラップ，歯磨きセット，石けん，眼鏡，キッチンペーパー，スリッパ，マジックなど，自分が落ちついてから取りに行ってもよいもの，数日間過ごすために必要なものをさす．

c 常備品

勤務先，外出中に被災した場合に最低限使えるものをさす．つねに身につけておくグッズ，飲料水，携帯食，ホイッスル，小型懐中電灯，携帯ラジオ，現金，常備薬，ハンカチ，マスク，身分証明書，携帯電話（充電器），メモなどがある．

2 緊急時連絡先・家族のルール

災害時には，電話などの回線が一時的に遮断されることがある．各電話会社の伝言ダイヤルなどを家族や知人で使えるように周知しておく．また，連絡手段として伝言ダイヤルを使うことを前もって決めておく．携帯電話などのアドレス帳は充電切れで閲覧できない可能性もあるため，緊急時に必要な連絡先は紙に記載し，非常持ち出し袋に入れておく．

家族が別々の場所で被災した場合の集合場所などについても，あらかじめ決めておく．たとえば，豪雨災害の場合は○○小学校，地震の場合は○○公園，看護師である自分は外部で被災しても必ず職場にいるなど，どこで集まるのか相談し，その災害特性から避難するポイントを把握し，取り決めておく．

災害の種類によっては避難方法や避難場所を変えるなどの検討もしておく必要があ

る．とくに豪雨や水害などが予測される場合は，防災行動を時系列で整理しておく「マイ・タイムライン」を作成しておくことも重要である．

啓発活動

災害時に生命を救うためには，自助・共助・公助のすべてが重要である．医療機関では通常の診療体制とは異なり，外来診療を中止したり，受け入れ患者を重症者から優先したりするといった対応をとることがある．軽症者は待つか，地域の救護所や診療所などへ行ってもらう．

しかし，住民は災害で受傷したとき，緊急時にみてもらえる大きな病院として「災害拠点病院」や「救急病院」を標榜している病院に来院する場合が多い．多くの被災者にいち早く対応するためには，住民に災害時の医療体制について周知しておき，自ら"どこで診療を受けるか"を選択してもらうことも重要

---

column　備災・啓発活動

災害時に多くの生命と生活を守るためには，有事の活動だけではなく平時から備えておくことが重要になる．北海道災害看護支援コミュニケーション（EZO看）は，経験年数，急性期/慢性期などの領域，スタッフ/主任/師長/看護部長などの職位などにかかわらず，地域の看護職が災害に関連した活動を通してつくるネットワークである．メンバーは，地域の子どもが集まるイベントで，自作の寒冷地の備え用紙芝居やカードゲームを使って，子どもへの意識づけと同時に親と話し合えるような取り組みを行っている．

院内災害訓練などで模擬患者を自施設内の人が演じると，"照れ"と"馴れ"により演技が中途半端になり，対応する側も「このくらいでいいだろう」という思いが生じてしまう．模擬患者を院外の人に"本気"で演じてもらうことで，リアリティが増し，訓練そのものに必死になることがある．他院の災害訓練に参加することは，地域の強み，弱みを知り，自施設で活かすことができる．地域間で連携しあうことで，地域全体の災害への備えにアプローチできる．

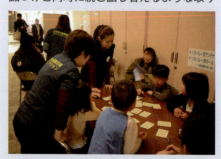

EZO看ブースでのカードゲーム

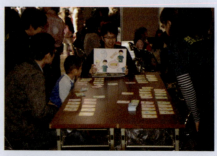

寒冷地の備え用紙芝居

になる.

啓発活動では,その地域で起こりやすい災害特性を考えて,どのような内容を取り入れるべきかを考えるとよい.たとえば,岩手県釜石市では津波に対する啓発活動を行ってきた.小・中学生は,啓発活動で津波の怖さと避難の大切さを知り,実際に災害が起こった際にも避難行動をとることができた.また豪雪地域では,雪害または冬季に災害が発生した場合などに起こりやすい被害を検討できる場があると,災害をより身近なものとしてとらえることができる.

災害については未発展の分野でもあり,他分野の人と協力して啓発活動を行うことで,顔のみえる関係性が築け,有事の際にどの分野にどのような人がいて,何を頼めるか,あるいは引き受けるべきかが明確になる.

引用文献
1) 総務省統計局:人口推計.2025年(令和7年)1月報.
2) 内閣府:令和4年版防災白書.附属資料43 自主防災組織の推移.
3) 国立社会保障・人口問題研究所:日本の将来推計人口(令和5年推計).2023.
4) 畑田みゆき編:呼吸器ビジュアルナーシング.p.184, Gakken, 2016.
5) 小井土雄一ほか:BCPの考え方に基づいた病院災害対応計画作成の手引き.平成24年度厚生労働科学研究「東日本大震災における疾病構造と死因に関する研究」〈平成25年3月〉.
6) 西上あゆみ:自然災害に対する病院看護部の備え測定尺度の開発:信頼性と妥当性の検討.日本看護科学会誌 35:257-266, 2016.
7) 西上あゆみ:災害看護と備えの部屋.自然災害に対する病院看護部の備え測定尺度の紹介.
http://www.sonae-nursing.jp/system01.html より2024年12月18日検索

参考文献
1) 内閣府:防災情報のページ.災害救助法.
https://www.bousai.go.jp/oyakudachi/info_saigaikyujo.html より2024年12月18日検索
2) 厚生労働省:厚生労働省防災業務計画〈令和6年4月修正〉.
3) 内閣府:「防災4.0」未来構想プロジェクト.
https://www.bousai.go.jp/kaigirep/kenkyu/miraikousou/index.html より2024年12月18日検索
4) 厚生労働省:災害医療等のあり方に関する検討委員会.災害医療等のあり方に関する検討会報告書.2011.
5) Sphere Association:スフィアハンドブック:人道憲章と人道支援における最低基準 日本語版.第4版, 2019.
https://jqan.info/wpJQ/wp-content/uploads/2019/10/spherehandbook2018_jpn_web.pdf より2025年1月22日検索.
6) インターリスク総研ほか編:Business Continuity Plan 病院の事業継続計画.ピラールプレス 2013.
7) 渡邊智恵:大規模災害における看護専門職による外部支援の上手な受け方・支援の仕方のガイドライン〜過去の災害からの教訓を生かして〜.2015.
8) 国土交通省:水管理・国土保全.マイ・タイムライン.
https://www.mlit.go.jp/river/bousai/main/saigai/tisiki/syozaiti/mytimeline/index.html より2024年12月18日検索

Step 3-3 学習の振り返り

- 組織としての備えについて説明してみよう.
- 災害教育について説明してみよう.
- 看護師としての備えについて説明してみよう.
- 生活者としての備えについて説明してみよう.
- 災害に関する啓発活動について説明してみよう.

付表：災害各期の被災者・被災地の状況／災害時の医療・看護活動の場および活動内容

看護活動の場＼災害サイクルの時期	超急性期（発災後数分〜72時間）	急性期（〜1週間）
発災現場	・被災者の救出・救命（48〜72時間まで） ・DMAT出動 ・医療機関への搬送	
被災医療機関（被災あり）	〈医療機関の役割〉 ・入院患者の安全な避難と搬送，治療継続 〈看護部長の役割〉 ・院内に災害対策本部の設置・院内の災害体制の整備 ・各病棟責任者から被災状況報告受諾・医療機関全体の被災状況の把握・災害対策本部にて医療機関の方針の決定 ・災害対策本部より県の災害対策本部へ，病院避難が必要である旨のSOS発信を行う 〈看護師長の役割〉 ・職員と患者の安全確認・指揮命令 ・入院患者の避難誘導・館内放送などで患者や職員に円滑に指示 〈看護師の役割〉 ・患者の安全確保・応急処置・避難誘導・継続看護の実施	・初期集中治療 ・既存患者の継続看護 ・治療機器装着患者の把握・看護 〈看護のポイント〉 ・設備・ライフラインの確認 ・患者の安全確認・看護
支援病院（被災なし）	・通常の診療 ・入院患者と受け入れた被災傷病者への適切な医療提供 ・医療チームの派遣 〈災害拠点病院〉 ・救命医療・患者の受け入れ・対応 〈看護部長の役割〉 ・災害対策本部として被災患者受け入れを宣言 ・被災患者受け入れ態勢の整備を看護師長へ指示 ・職員招集，職員の家族を含む安全確認 ・医療班派遣のための派遣看護師の人選 ・外部からの医療支援（DMATなどの病院支援）の受け入れ体制の確保 〈看護師長の役割〉 ・病棟管理 ・新設部門設置のための指示 ・職員の勤務調整，休憩・休息の確保 〈看護師の役割〉 ・被災患者に対するトリアージ ・モニタリングと観察 ・限られた資機材の把握 ・救命処置に伴う蘇生行為	・初期集中治療
医療救護所	・傷病者の手当て ・医療機関への搬送 〈看護師の役割〉 ・看護職は現場消防指揮官の管理下に入る ・救護班の一員としての派遣の決定（災害救援後の職場復帰に向けて日頃から良好な人間関係の構築・体調に留意） ・医療救護所への参集（持ち物は自己完結型を基本に） ・後続班からの医療資機材の補充の考慮 ・資機材の搬入・配置・滅菌 ・トリアージ・受付・診察介助・処置・薬剤・カルテデータ整理・搬送・時間管理など	・傷病者の手当て ・医療機関への搬送 〈看護師の役割〉 ・救急や集中治療・手術室領域の看護師などの人選（被災者層により保健師・助産師・感染管理・訪問看護・リハビリテーション領域の看護師の人選） ・基本的な役割の分担（診療介助・カルテ管理・医療資機材管理・必要物品の調達など） ・被災地域の現状の把握 ・すべての医療関係者との調整 ・活動終了と撤収（初動3日，長くても5日以内） ・被災者への医療情報の提供 ・災害時の疾病集計や感染症サーベイランスへの活用

三澤寿美：総論. Basic & Practice 災害看護. p.164〜167, Gakken, 2018をもとに作成

亜急性期 (〜2, 3週間)	慢性期 (数か月〜数年)	復興期 (数年)	静穏期 (災害が発生していない時期)
・衛生環境の調整 ・感染予防対策 ・マンパワーの確保 ・スタッフの休養と健康管理	・通常の医療体制にもどる ・回復期リハビリテーション ・慢性疾患の悪化防止 ・マンパワーの確保 ・職員の休養と健康管理 ・災害時活動記録の整理	・マンパワーの確保 ・スタッフの長期的なこころのケア	・防災計画など，災害時対策を整える ・受援体制・支援体制の整備 ・災害医療・看護の初動訓練 ・災害看護の継続教育 ・災害マニュアルの整備・災害訓練・資機材の準備など ・災害時に組織的に活動するために，リーダー・メンバーの役割を明確にし，全員が共通認識をもっておく必要がある
・マンパワーの確保 ・スタッフの休養と健康管理	・マンパワーの確保 ・スタッフの休養と健康管理 ・スタッフのこころのケア	・通常の医療体制にもどる ・職員の健康管理 ・災害時活動記録の整理 ・スタッフの長期的なこころのケア	・防災計画など，災害時対策を整える ・受援体制・支援体制の整備 ・災害医療・看護の初動訓練 ・災害看護の継続教育
・慢性疾患の急性増悪の予防と対応			

災害サイクルの時期 看護活動の場	超急性期 （発災後数分〜72時間）	急性期 （〜1週間）
避難所	・避難所立ち上げ ・避難所環境整備 〈看護職の活動〉 ・避難所のアセスメントの実施 ・医：医療・保健の整備 ・食：栄養と食事の整備 ・住：住環境の整備 〈感染症への対応〉 ・すべての避難所生活者にスクリーニングの実施 ・症状出現の際は管理担当者に報告を促す	・避難所環境整備 ・健康生活支援 ・感染症予防対策 ・生活不活発病予防対策 ・災害関連死につながる疾病の予防 ・こころの問題への対応 〈感染症への対応〉 ・感染症の疑いありの場合は症状のない集団から離れた区画へ移動 ・可能ならば医療提供施設への移送 ・類似症状集団を1か所に集約（寝床は1m間隔で離す） ・2種類以上の有病者は各症状別に分離区画を設置 ・同様症状の管理担当者の業務からの離脱 ・手指衛生の徹底
応急仮設住宅 応急仮設住宅には，応急建設仮設住宅と民間賃貸借り上げ住宅（みなし応急仮設住宅）が含まれる		
恒久（復興）住宅		
自宅（在宅避難）	・安全の確保 ・ライフラインの停止	・安全の確保 ・飲料水・食料の調達・確保 ・支援に関する情報収集 ・自宅の片づけ ・治療の中断 〈訪問看護師の活動〉 ・自己の身の安全の確保 ・在宅訪問中：在宅療養者安全の確保 ・訪問看護ステーション勤務中：在宅療養者の安否確認 ・医療依存の高い在宅療養者への訪問考慮

三澤寿美：総論. Basic & Practice 災害看護. p.164〜167, Gakken, 2018をもとに作成

亜急性期 (〜2, 3週間)	慢性期 (数か月〜数年)	復興期 (数年)	静穏期 (災害が発生していない時期)
・被災者の健康状態の把握と健康管理 ・人員・活動期間の調整 ・医療チーム・ボランティアの調整 〈感染症への対応〉 ・急性期に引き続き同様の対応が必要	・被災者の健康状態の把握と健康管理 ・人員・活動期間の調整 ・医療チーム・ボランティアの調整 ・仮設住宅への転居準備		・地域のネットワークづくり ・平時から災害時の避難生活のコーディネーターの専門家を育成 ・災害への備えと住民のなかから防災リーダーを育成
	・コミュニティづくり ・住民の健康状態の把握と健康管理 ・個別訪問 ・健康生活支援 ・慢性疾患の悪化予防 ・孤独死予防 ・自殺予防 ・寝たきり予防 ・閉じこもり予防 ・うつ状態予防 ・アルコール依存症予防 ・自立支援 ・中長期的なこころのケア(継続訪問・傾聴)		
		・コミュニティづくり ・住民の健康状態の把握と健康管理 ・個別訪問 ・健康生活支援 ・慢性疾患の悪化予防 ・孤独死予防 ・自殺予防 ・寝たきり予防 ・閉じこもり予防 ・うつ状態予防 ・アルコール依存症予防 ・自立支援 ・中長期的なこころのケア(継続訪問・傾聴)	・地区防災・減災活動,防災訓練の実施 ・避難行動要支援者名簿の作成 ・避難行動要支援者への対応の準備
・安全の確保 ・ライフラインの復旧 ・支援に関する情報収集 ・孤立 ・健康状態の悪化 〈訪問看護師の活動〉 ・訪問活動の開始 ・訪問の優先順位は柔軟に判断・行動	・自宅再建の手続き ・孤立 〈訪問看護師の活動〉 ・介護保険・医療保険の再開 ・新規要介護者・在宅療養者へのサービス開始 ・ボランティア看護職への依頼考慮 ・日常生活への支援・家族支援		・平時から災害時に備える ・訪問看護ステーション内(緊急連絡網・災害時対応マニュアルなどの作成・施設設備・医療資機材の点検・訪問看護スタッフの確保) ・地域とのネットワークづくり

看護師国家試験過去問題（解答・解説）

■問題
■災害時の医療を支える体制で正しいのはどれか． （112回・午後71）
1. 地域災害拠点病院は市町村が指定する．
2. 災害対策基本法に防災計画の作成が規定されている．
3. トリアージは救命困難な患者の治療を優先するために行う．
4. 災害派遣医療チーム〈DMAT〉は被災地域の精神科医療および精神保健活動を専門的に行う．

◆解説
1. ×　2. ○　3. ×　4. ×

地域災害拠点病院は，災害対策基本法に基づいて都道府県知事が指定する．災害対策基本法に基づいて，国は防災基本計画を，地方自治体は地域防災計画を作成することが規定されている．トリアージの目的は，負傷者を重症度・緊急度などによって分類し，治療や搬送の優先順位を決めることである．災害派遣医療チーム（DMAT）は，救急医療を行うための専門的な訓練を受けた医療チームで，災害の急性期（おおむね48時間以内）に，災害現場の活動，医療機関の支援，被災地域の傷病者の搬送の介助などを行う．被災地域の精神科医療および精神保健活動を専門的に行うのは，災害派遣精神医療チーム（DPAT）である．

正答 2

■問題
■災害に関する記述で正しいのはどれか． （108回・午前78）
1. 災害時の要配慮者には高齢者が含まれる．
2. 人為的災害の被災範囲は局地災害にとどまる．
3. 複合災害は同じ地域で複数回災害が発生することである．
4. 発災直後に被災者診療を行う場では，医療の供給が需要を上回る．

◆解説
1. ○　2. ×　3. ×　4. ×

災害時の要配慮者とは，防災施策においてとくに配慮を要する高齢者，障害者，乳幼児などである．人為的災害とは，人間が作り出した結果により生じる災害であり，局所災害にとどまらず，大気汚染や戦争など，広域災害から地球規模の災害につながる可能性もある．複合災害とは，複数の災害が同時または連続して発生する一連の災害で，風水害から土砂災害が発生する場合などである．発災直後に被災者診療を行う場では，医療の需要が供給を上回るため，限られた医療スタッフや医薬品などの医療機能を最大限に活用して，可能な限り多数の傷病者の治療にあたるためにトリアージが行われる．

正答 1

■問題
■災害時のトリアージで正しいのはどれか． （110回・午後71）
1. トリアージタッグは衣服に装着する．
2. 治療優先度の高さはトリアージ区分のⅠ，Ⅱ，Ⅲの順である．
3. トリアージの判定は患者の到着時および到着後30分の2回行う．
4. 最優先に治療を必要とする者には，黄色のトリアージタッグを装着する．

◆解説
1. ×　2. ○　3. ×　4. ×

トリアージタッグは，①右手首，②左手首，③右足首，④左足首，⑤頸部の順で目立つように装着する．脱落のおそれがあるため，衣類には装着しない．治療の優先度の高さは4段階のトリアージ区分のⅠ，Ⅱ，Ⅲの順である．区分Ⅰは最優先治療群（重症群：赤色のトリアージタッグ）で，Ⅱは待機治療群（中等群：黄色のタッグ），Ⅲは保留群（軽傷群：緑色のタッグ）である．区分0は死亡群（黒色のタッグ）で治療の対象にならない．トリアージの判定は正確度を上げるため，何回も繰り返される．

正答 2

◼ 問題
■ 災害対策基本法に定められている内容で正しいのはどれか．　　　　　(109回・午前74)
1. 物質の備蓄
2. 避難所の設置
3. 災害障害見舞金の支給
4. 救護班による医療の提供

◆ 解説
1. ○　2. ×　3. ×　4. ×

災害対策基本法に基づいて，国は防災基本計画を，指定公共機関は防災業務計画を，地方自治体は地域防災計画を作成する．災害対策基本法には，災害予防責任者および住民に対して物資の備蓄などの責務が定められている．避難所の設置や救護班による救護は災害救助法に定められている．地方自治体から災害により死亡した者の遺族に対して支給する災害弔慰金，災害により精神または身体に著しい障害を受けた者に対して支給する災害障害見舞金，災害により被害を受けた世帯の世帯主に対して貸し付ける災害援護資金については，災害弔慰金の支給等に関する法律に定められている．

正答　1

◼ 問題
■ Aさん（80歳，女性）は1人暮らしで，在宅酸素療法〈HOT〉を受けている．訪問看護師はAさんに停電時を想定した避難行動の指導を行うことにした．Aさんの停電時の避難行動で優先度が高いのはどれか．　　(112回・午前69)
1. 電気のブレーカーを落とす．
2. 玄関の扉を開けて出口を確保する．
3. 訪問看護ステーションに連絡をする．
4. 酸素濃縮器から酸素ボンベに切り替える．

◆ 解説
1. ×　2. ×　3. ×　4. ○

在宅酸素療法（HOT）は，病状は安定しているが，体の中に酸素を十分に取り込めない患者に対して，長期にわたり自宅で酸素吸入をする治療法である．在宅酸素療法を行っているAさんには，酸素の供給を継続させることが最も優先される．停電を想定した避難行動で優先度が高いのは，「酸素濃縮器から携帯用酸素ボンベに切り替える」ことである．停電が解消されたときに起こる通電火災や事故を防止するためには，ブレーカーを落とすのではなく，コンセントから電気製品の電源プラグを抜く．地震の場合は玄関の扉を開けて避難経路を確保する必要があるが，酸素供給の継続を優先する．停電の場合は固定電話がつながらない可能性がある．

正答　4

◼ 問題
■ 災害発生時に行うSTART法によるトリアージで最初に判定を行う項目はどれか．　(111回・午前75)
1. 意識
2. 呼吸
3. 循環
4. 歩行

◆ 解説
1. ×　2. ×　3. ×　4. ○

災害発生時に行うSTART法によるトリアージで最初に判定を行うのは歩行である．傷病者が歩行できた場合は，保留である区分Ⅲ（軽傷群：緑色のタッグ）とする．次に自発呼吸を判定する．気道確保をしても呼吸がなければ死亡群である区分Ⅳ（黒色のタッグ）とする．呼吸があれば，循環（脈拍数），意識状態の順に評価し，異常があると判断した時点で区分Ⅰの最優先治療群（重症群：赤色のトリアージタッグ）とする．歩行ができないがとくに問題がない場合はⅡの待機治療群（中等群：黄色のタッグ）とする．治療の優先度の高さは4段階のトリアージ区分のⅠ，Ⅱ，Ⅲの順である．Ⅳは治療の対象にならない．

正答　4

■ 問題
■ A君（4歳，男児）は地震による災害のため体育館に両親と避難し，2週後に仮設住宅に移動した．その後1か月経過したころから，A君はわざと机や椅子をガタガタ揺らしながら「地震だ，逃げろ」などと騒いで遊んでいた．母親は仮設住宅に巡回に来ていた看護師に「Aの遊びにどのように対応したらよいでしょうか」と相談した．看護師の母親への説明で適切なのはどれか． （113回・午前72）
1.「すぐに児童精神科の医師の診察を受けましょう」
2.「危険な遊びにエスカレートしないよう，やめさせましょう」
3.「避難できたから安心だね，と声をかけながら見守りましょう」
4.「A君に家の手伝いをしてもらい何か役割を担ってもらいましょう」

◆ 解説
1.× 2.× 3.◯ 4.×
　子どもが遊びのなかで，不安な感情や体験した出来事を表現することは正常な反応である．無理にやめさせず，危険が及ばないよう見守るとよい．問題文の情報のみでは，精神科の受診の必要性は判断できない．不安な気持ちをもつA君に大人が「安心だよ」と声かけすることで，子どもに安心感を与えられる．避難所での不安定な生活のなか，A君に役割を与えることは，発達段階相応の内容であっても，A君の身体的・心理的負担を増やすリスクがある．

正答 3

■ 問題
■ 発災直後，自家用車に泊まり生活を始めた避難者に発生しやすいのはどれか． （113回・午前73）
1. 生活不活発病
2. 静脈血栓塞栓症
3. 圧挫症候群〈クラッシュ症候群〉
4. 心的外傷後ストレス障害〈PTSD〉

◆ 解説
1.× 2.◯ 3.× 4.×
　静脈血栓塞栓症（エコノミークラス症候群）は，車中泊により長時間同じ体位をとったり，水分摂取を控えることで発生しやすい．生活不活発病（廃用症候群）は，災害により活動や外部とのコミュニケーションの機会が減少することで生じる心身機能の低下である．圧挫症候群（クラッシュ症候群）は，建物の倒壊などで，筋肉量の多い部位が長時間にわたり圧迫され骨格筋の損傷が生じた状態から，救出時に圧迫が解除され再灌流することで，循環血液量減少性ショックや多臓器不全に陥る病態である．心的外傷後ストレス障害（PTSD）は，災害直後のストレス反応が長期化し，1か月以上続く状態をいう．

正答 2

■ 問題
■ 災害派遣精神医療チーム（DPAT）で正しいのはどれか． （109回・午前64）
1. 厚生労働省が組織する．
2. 被災地域の精神科医療機関と連携する．
3. 発災1か月後に最初のチームを派遣する．
4. 派遣チームの食事は被災自治体が用意する．

◆ 解説
1.× 2.◯ 3.× 4.×
　災害派遣精神医療チーム（DPAT）は，都道府県および政令指定都市によって組織される．自然災害や犯罪事件，航空機・列車事故などの集団災害が発生した場合に，被災地域の精神保健医療ニーズを把握し，他の保健医療体制との連携をとり，各種関係機関などとのマネジメントも行いながら，専門性の高い精神科医療の提供と精神保健活動の支援を行う．発災後48時間以内に派遣され，必要な場合は数週間から数か月にわたって活動する．DPATでは自己完結型の活動を原則としており，移動，食事，通信，宿泊などは自ら確保し，自立した活動を行う．

正答 2

問題

■ 大規模災害発生後2か月が経過し，応急仮設住宅で生活を始めた被災地の住民に出現する可能性が高い健康問題はどれか． (110回・午前71)
1. 慢性疾患の悪化
2. 消化器感染症の発症
3. 深部静脈血栓症の発症
4. 急性ストレス障害の発症

解説

1. ○ 2. × 3. × 4. ×

災害後2か月が経過し，避難所から応急仮設住宅で生活を始め，生活環境が変化した被災者に出現する可能性の高い健康問題は，慢性疾患の悪化，心的外傷後ストレス障害（PTSD）などである．食中毒などの消化器感染症の発症は，発災から2～3週間の亜急性期に，避難所での集団生活中に出現する可能性が高い．深部静脈血栓症（DVT）は，車中泊避難や避難所で，窮屈な姿勢をとり続けることと脱水が発症要因となる．急性ストレス障害（ASD）は，外傷的な出来事のあと，悪夢やフラッシュバック，強い不安や覚醒亢進，解離症状などが，1か月近く続く場合をいう．1か月以上続くと心的外傷後ストレス障害（PTSD）という．

正答 1

問題

■ 災害拠点病院の説明で正しいのはどれか． (111回・午後75)
1. 国が指定する．
2. 災害発生時に指定される．
3. 広域搬送の体制を備えている．
4. 地域災害拠点病院は各都道府県に1か所設置される．

解説

1. × 2. × 3. ○ 4. ×

災害拠点病院は，災害時の傷病者の受け入れや医療救護班（DMAT）の派遣機能をもつ病院で，災害対策基本法に基づいて都道府県知事が指定する．災害時医療体制の整備に努めることが義務づけられているため，災害が発生する前に指定されていなければ対応できない．県内や近県で災害が発生した場合に，都道府県知事の要請により，地域を超えた広域災害医療に対応する病院であり，広域搬送の体制が整えられている．基幹災害拠点病院は原則として都道府県に1か所，地域災害拠点病院は原則として二次医療圏に1か所設置される．

正答 3

問題

■ サイコロジカルファーストエイド〈PFA〉について正しいのはどれか． (113回・午後72)
1. 活動の原則は，見る，聞く，つなぐである．
2. 災害発生から1週間経過してから活動する．
3. 被災都道府県からの派遣要請に基づき活動する．
4. 苦痛の原因となった出来事を詳細に話すことを促す．

解説

1. ○ 2. × 3. × 4. ×

サイコロジカル・ファーストエイド（PFA）とは，災害などによる深刻な危機的状況に苦しんでいる人や，助けが必要かもしれない人に行う人道的・支持的な対応をさす．活動の原則は，「見る」「聞く」「つなぐ」である．災害発生直後の急性期から活動を行い，派遣要請ではない．手引書には，つらい体験を無理に語らせることを促すような記述はない．

正答 1

問題

■ 大規模災害が発生し，被災した住民は自治体が設置した避難所に集まり避難生活を始めた．発災3日，自治体から派遣された看護師は避難所の片隅で涙ぐんでいるAさんへの関わりを始めた．Aさんは「悲しい気持ちが止まりません」と話している．このときのAさんへの看護師の発言で適切なのはどれか．

(112回・午後62)

1. 「災害以外のことを何か考えましょう」
2. 「あなたの悲しい気持ちは乗り越えられるものですよ」
3. 「悲しい気持ちが止まらないのは異常なことではないですよ」
4. 「みんなが大変なのですからAさんも元気を出してください」

解説

1. ×　2. ×　3. ○　4. ×

　災害や事故で死の危険を感じるほどの強烈な恐怖体験をした場合，一時的に心身の反応が生じるのは自然である．症状として，情緒面（わけもなく不安になるなど）・思考面（考えがまとまらないなど）・行動面（興奮しやすく，突然怒りが爆発するなど）・身体面（自律神経系の諸症状など）の不調があり，心的外傷後ストレス反応（PTSR）という．被災者であるAさんに，PTSRは正常な反応であると伝え，安心感を与える対応が適切である．災害以外のことを考えてもAさんの悲しい気持ちは変わらない．「あなたの悲しい気持ちは乗り越えられるものですよ」と一方的に告げることは，根拠がなく，不適切である．「みんなが大変なのですからAさんも元気を出してください」という言葉には共感性がまったくなく，Aさんを失望させるため不適切である．

正答　3

問題

■ 次の文を読み［問題］に答えよ．

(112回・午後118～120)

　午前10時，A県内で大規模災害が発生した．A県内の救命救急センターに，家屋等の倒壊現場から救助された傷病者の受け入れ要請があり病院に搬送された．直ちにトリアージが行われた．搬送されてきたBさん（45歳，男性）には頻呼吸が認められ，胸部と背部の痛みを訴え，吸気時に胸郭が陥没し，呼気時には膨隆している．

［問題1］Bさんに考えられる状態はどれか．

1. 過換気症候群
2. 虚血性心疾患
3. 腰椎圧迫骨折
4. フレイルチェスト〈胸壁動揺〉

解説

1. ×　2. ×　3. ×　4. ○

　Bさんには頻呼吸が認められるが，過換気症候群では呼吸時に胸郭が陥没するなどの奇異呼吸はみられない．虚血性心疾患では，前胸部に激しい痛みが生じるが，奇異呼吸はみられない．腰椎圧迫骨折は骨粗鬆症がある場合にしりもちをつくなどで起こり，背部痛や腰痛を訴えるが，奇異呼吸はみられない．吸気時に胸郭が陥没し，呼気時には膨隆しているのは，フレイルチェスト（胸壁動揺）が最も考えられる．フレイルチェストは複数の肋骨が各2か所以上で骨折した状態で生じる．交通事故や家屋等の倒壊などの災害時に受けた胸部外傷で生じる．フレイルチェストは緊急度の高い病態で，トリアージは赤と判定される．

正答　4

[問題2] 発災6時間，Cさん（60歳，男性）は，職場のがれきの下から救助され，搬送されてきた．Cさんの意識は清明，バイタルサインは，体温35.8℃，脈拍110/分，不整，血圧90/68mmHg，経皮的動脈血酸素飽和度〈SpO₂〉95％（room air）である．がれきに挟まれていた両下肢は，皮膚の創傷，腫脹および皮下出血が認められた．両下肢の感覚は鈍く，麻痺がみられる．足背動脈は触知できる．尿の色は赤褐色である．血液検査の結果，尿素窒素20mg/dL，クレアチンキナーゼ〈CK〉3万IU/L，血糖値110mg/dL，Na140 mEq/L，K8.2 mEq/Lであった．圧挫症候群〈クラッシュ症候群〉が疑われ，救出後から輸液療法が開始されている．
このときの看護師の対応で優先度が高いのはどれか．
1. 除細動器の準備
2. 既往歴の聴取
3. 全身の保温
4. 創傷の洗浄

◆解説
1. ◯　2. ×　3. ×　4. ×

発災後6時間までがれきに両下肢を挟まれていたCさんには圧挫症候群（クラッシュ症候群）が生じる危険性がある．2〜4時間以上の圧迫で発生するといわれるが，実際には1時間程度の圧迫で生じる場合もある．下肢の筋肉が圧迫されて筋肉細胞が傷害または壊死を起こすと，カリウムやミオグロビンが放出され，クレアチンキナーゼ（CK）が上昇する．高カリウム血症や高ミオグロビン血症が生じ，不整脈や急性腎不全が生じる恐れがあるため，注意が必要である．救出後すでに輸液療法が開始されているため，致死性不整脈の発生に備え，AEDなどの除細動器の準備の優先度が高い．次いで体温が35.8℃であることから，全身の保温に努めながら創傷の洗浄を行うことを，既往歴の聴取より優先する．

正答　1

[問題3] Cさんは直ちに入院となり，緊急で血液透析が開始されることになった．集中治療室のベッドサイドで血液透析が開始され，Cさんのバイタルサインは安定した．下肢の腫脹，感覚障害は持続している．Cさんは「家族は無事なのか」「また地震がきて病院が停電になったら，透析の器械は止まらないのか」と不安な表情で担当看護師に訴えた．Cさんの家族は避難所にいると連絡があったことを伝えると，Cさんは少し落ち着いた表情となった．担当看護師は，次々と搬送される傷病者の受け入れ準備をするよう，リーダー看護師に声をかけられた．
この時点でのCさんへの対応で担当看護師が優先して連携するのはどれか．
1. 管理栄養士
2. 社会福祉士
3. 理学療法士
4. 臨床工学技士

◆解説
1. ×　2. ×　3. ×　4. ◯

Cさんは血液透析が開始となり，「また地震がきて病院が停電になったら，透析の器械は止まらないのか」と不安な表情で担当看護師に訴えている．医療機関は透析などの医療機器に対し，災害に備えて自家発電機を準備している．選択肢のなかでは，透析機器を扱う臨床工学技士と優先して連携し，Cさんの不安を傾聴し，透析に関する説明をしてもらい，Cさんの不安を軽減するよう努める．管理栄養士は，食事療法を行う場合に連携する．社会福祉士は，生活の困窮がある場合や退院後の福祉サービスの利用が必要な場合に連携する．理学療法士は，運動器や循環器，呼吸器のリハビリテーションが必要な場合に連携する．

正答　4

看護師国家試験出題基準（令和5年版）対照表

老年看護学

Ⅲ．多様な生活の場で高齢者の健康を支える看護について基本的な理解を問う．

大項目	中項目	小項目	本書該当ページ
9. 多様な場で生活する高齢者を支える看護	G. 避難生活を送る高齢者の看護	避難所での生活と健康維持	p.58, 192, 198
		災害における高齢者の心理的支援	p.58, 149

小児看護学

Ⅲ．特別な状況にある子どもと家族への看護について基本的な理解を問う．

大項目	中項目	小項目	本書該当ページ
6. 特別な状況にある子どもと家族への看護	B. 災害を受けた子どもと家族への看護	災害による子どもへの影響とストレス	p.75, 149
		災害を受けた子どもと家族への援助	p.75
		災害時における緊急度の把握・トリアージ	p.128

精神看護学

Ⅰ．精神保健の基本と保持・増進に向けた看護について基本的な理解を問う．

大項目	中項目	小項目	本書該当ページ
1. 精神保健の基本	E. 災害時の精神保健	災害時の精神保健医療活動	p.63, 149
		災害時の精神保健に関する初期対応	
		災害派遣精神医療チーム＜DPAT＞	p.30
		災害時の精神障害者への治療継続	p.63, 149

Ⅴ．精神疾患・障害がある者の人権と安全を守り，回復を支援する看護について基本的な理解を問う．

大項目	中項目	小項目	本書該当ページ
5. 安全な治療環境の提供	A. 安全管理＜セーフティマネジメント＞	災害時の精神科病棟の安全の確保	p.63

在宅看護論／地域・在宅看護論

Ⅰ．地域・在宅看護における対象と基盤となる概念，安全と健康危機管理について基本的な理解を問う．

大項目	中項目	小項目	本書該当ページ
3. 地域・在宅看護における安全と健康危機管理	B. 災害による暮らしへの影響	在宅療養者・家族が行う災害時の備え	p.81, 217
		発災時の対応と環境の変化	

看護の統合と実践

Ⅱ．災害看護の基本的な知識を問う．

大項目	中項目	小項目	本書該当ページ
2. 災害と看護	A. 災害時の医療を支えるしくみ	災害に関する法と制度	p.16
		災害時の医療体制	p.26
	B. 災害各期の特徴と看護	災害各期の特徴	p.32
		災害時の被災者・支援者の身体反応と心理過程	p.32, 149
		災害時に生じやすい健康被害の特徴	p.32, 38, 40, 51, 192〜221
		災害各期における要支援者を含むすべての被災者への看護	p.32, 58〜99, 178〜221

Index

＊**太字**は看護師国家試験出題基準を示す．

数字，欧文

1次トリアージ 129
2次トリアージ 132
3つのS（安全に関する） 109
5類感染症への対応 209
ABCD 136
ABCDECrアプローチ 185
airway (A) 136
AMDA 236
ARROWS 236
ASD 149
Assessment (A) 34, 121
BCP 14, 120, 243
breathing (B) 137
CBRNE災害 163
　──の特徴 163
　──への対応 165
circulation (C) 137
Command and Control (C) 34, 102
Communication (C) 34, 112
CSCATTT 34, 102
D24H 127
DHEAT 31
DiMAPS 118
DMAT 21, 29
DMORT 156
Doはぐ 245
DPAT 30, 65
DVT 45
dysfunction of CNS (D) 137
EMIS 26, 119
EMT 237
　──認証 237
environmental control (E) 138
HUG 245
HuMA 236
ICRC 234
IFRC 235
J-アラート 118
JDR 237
JMAT 30
JPF 236
JRAT 31
Lアラート 118
MARCH 165
METHANE 35
MSF 235
N（R）BC災害の特徴 167
OCHA 233
PAT法 130〜133
PFA 153
PPE 166
PTSD 149
Safety (S) 34, 107
Safety tips 91
SNS 113
START法 129
Transport (T) 36, 144
Treatment (T) 35, 136
Triage (T) 35, 128
UNHCR 234
UNICEF 234
WFP 234
WHO 233
World Vision 236

あ行

亜急性期 33
アクションカード 180, 243
アセスメント
　医療機関における── 123
　急性期における── 122
　災害時の── 121
　避難所における── 124
　慢性期における── 123
圧挫症候群 38
　──の機序 39
圧迫止血 138
アムダ 236
安全 (S) 34, 107
　──の1-2-3 107
　患者の── 110
　現場の── 110
　自分自身の── 109
　生存者の── 110
　被災者の── 110
安全確保の優先順位 107
安全管理（災害時の） 107
意識障害 (D) 137
一般避難所 192
医療機関への搬送
　被災地外の── 147
　被災地内の── 146
医療救護所 187
　──の運営 187
　──の種類 187
医療計画 21
医療チーム 223
医療的ケア児 199
エコノミークラス症候群 45, 196
エマージェンシーシート 54
エマルゴトレインシステム 245
援助者のストレス反応 158
　──への対処 159
応急仮設住宅 213
応急処置 136
　──の原則 136
　急病の── 141
　部位別の── 139
汚染拡大防止対策 171

か行

海外の被災地への支援 233
外国人 88
　──の困難（災害時における）90
　──の状況 88
　──への支援 90
化学剤 163
　──による災害 (C) 163
　──の種類 164
　──の症状 164
学童期の子どもへの支援 78
ガスに関する備え 241
仮設住宅 213
看護師長の役割 181, 184
看護師の役割（医療救護所における） 189
看護職の役割（福祉避難所の） 200
看護部長の役割 179, 184
間接圧迫止血法 138
間接死 40
感染症 44
　──への対応（避難所での） 203
感染症リスクアセスメントシート 206
寒冷環境 51
　──下で発生しやすい健康障害 53
義援金 25
基幹災害拠点病院 28, 183
キキクル 119
危険物の取り扱い 242
気道 (A) 136
急性期 32
急性ストレス障害 149
急性放射線症候群 165
緊急地震速報 114
緊急搬送一人法 144
グリーフケア 155
クロスロード 246
啓発活動 248
現場救護所 188
広域医療搬送 147
広域災害・救急医療情報システム 26, 119
恒久住宅 214
高血圧 44
高齢者 58
　──の特徴 58
　──の避難行動 59
　──の避難生活 60
呼吸 (B) 137

国際緊急援助隊⋯⋯⋯⋯⋯⋯⋯ 237
国際赤十字・赤新月運動⋯⋯⋯ 234
国際赤十字・赤新月社連盟⋯⋯ 235
国連児童基金⋯⋯⋯⋯⋯⋯⋯⋯ 234
国連人道問題調整事務所⋯⋯⋯ 233
国連難民高等弁務官事務所⋯⋯ 234
こころのケア⋯⋯⋯⋯⋯⋯⋯⋯ 149
　　──活動の実際⋯⋯⋯⋯⋯ 153
　　遺族に対する──⋯⋯⋯⋯ 154
　　援助者に対する──⋯⋯⋯ 157
　　被災者に対する──⋯⋯⋯ 149
個人防護具⋯⋯⋯⋯⋯⋯⋯⋯⋯ 166
国境なき医師団⋯⋯⋯⋯⋯⋯⋯ 235
骨折⋯⋯⋯⋯⋯⋯⋯⋯⋯⋯⋯⋯ 139
孤独死⋯⋯⋯⋯⋯⋯⋯⋯⋯⋯⋯ 214
子ども⋯⋯⋯⋯⋯⋯⋯⋯⋯⋯ 75
子どもへの支援⋯⋯⋯⋯⋯⋯ 75
　　学童期の──⋯⋯⋯⋯⋯⋯ 78
　　治療の必要な──⋯⋯⋯⋯ 78
　　乳児期の──⋯⋯⋯⋯⋯⋯ 76
　　ハイリスクの──⋯⋯⋯⋯ 78
　　幼児期の──⋯⋯⋯⋯⋯⋯ 77
個別避難計画⋯⋯⋯⋯⋯⋯⋯⋯ 199
　　──の作成⋯⋯⋯⋯⋯⋯⋯ 57
コミュニティ構築⋯⋯⋯⋯⋯⋯ 46
孤立⋯⋯⋯⋯⋯⋯⋯⋯⋯⋯⋯⋯ 214

さ行

災害
　　──の種類⋯⋯⋯⋯⋯⋯⋯ 9
　　──の定義⋯⋯⋯⋯⋯⋯⋯ 8
　　──の発生場所による分類⋯⋯ 12
　　──への備え⋯⋯⋯⋯⋯⋯ 240
災害医療
　　──に関する制度⋯⋯⋯⋯ 21
　　──の原則⋯⋯⋯⋯⋯⋯⋯ 34
　　──の歴史⋯⋯⋯⋯⋯⋯⋯ 13
災害援護資金⋯⋯⋯⋯⋯⋯⋯⋯ 22
災害看護
　　──における定義⋯⋯⋯⋯ 2
　　──に必要な視点⋯⋯⋯⋯ 4
　　──に必要な能力⋯⋯⋯⋯ 5
　　──の必要性⋯⋯⋯⋯⋯⋯ 4
災害関連死⋯⋯⋯⋯⋯⋯⋯⋯ 40
　　──とコミュニティ⋯⋯⋯ 46
　　──の内訳⋯⋯⋯⋯⋯⋯⋯ 43
　　──の機序⋯⋯⋯⋯⋯⋯⋯ 44
　　──の定義⋯⋯⋯⋯⋯⋯⋯ 40
　　──の認定⋯⋯⋯⋯⋯⋯⋯ 41
　　──の要因⋯⋯⋯⋯⋯⋯⋯ 43
災害救助法⋯⋯⋯⋯⋯⋯⋯⋯ 19
災害教育⋯⋯⋯⋯⋯⋯⋯⋯⋯⋯ 244
災害拠点病院⋯⋯⋯⋯ 22, 28, 183
災害サイクル⋯⋯⋯⋯⋯ 32, 96

災害時遺族・遺体対応派遣チーム
　⋯⋯⋯⋯⋯⋯⋯⋯⋯⋯⋯⋯⋯ 156
災害支援活動の流れ⋯⋯⋯⋯⋯ 47
災害支援ナース⋯⋯⋯⋯ 31, 223
災害支援への登録⋯⋯⋯⋯⋯⋯ 225
災害時健康危機管理支援チーム⋯ 31
災害時に伝えるべき情報⋯⋯⋯ 35
災害時の備え⋯⋯⋯⋯⋯⋯⋯⋯ 220
災害時保健医療福祉活動支援
　システム⋯⋯⋯⋯⋯⋯⋯⋯⋯ 127
災害障害見舞金⋯⋯⋯⋯⋯⋯⋯ 22
災害情報⋯⋯⋯⋯⋯⋯⋯⋯⋯⋯ 112
　　──の精度⋯⋯⋯⋯⋯⋯⋯ 117
災害情報学⋯⋯⋯⋯⋯⋯⋯⋯⋯ 112
災害情報共有システム⋯⋯⋯⋯ 118
災害人道医療支援会⋯⋯⋯⋯⋯ 236
災害対策基本法⋯⋯⋯⋯⋯⋯ 16
災害弔慰金⋯⋯⋯⋯⋯⋯⋯ 22, 41
　　──認定⋯⋯⋯⋯⋯⋯⋯⋯ 41
災害弔慰金の支給等に関する法律
　⋯⋯⋯⋯⋯⋯⋯⋯⋯⋯⋯⋯⋯ 22
災害派遣医療チーム⋯⋯ 21, 29
災害派遣精神医療チーム⋯ 30, 65
サイコロジカル・ファーストエイド
　⋯⋯⋯⋯⋯⋯⋯⋯⋯⋯⋯⋯⋯ 153
在宅避難⋯⋯⋯⋯⋯⋯⋯⋯⋯⋯ 196
在宅避難者⋯⋯⋯⋯⋯⋯⋯⋯⋯ 217
在宅療養⋯⋯⋯⋯⋯⋯⋯⋯⋯ 81
　　──での災害の備え⋯⋯⋯ 84
　　──における防災対策⋯⋯ 81
在宅療養者⋯⋯⋯⋯⋯⋯⋯⋯ 81
　　──と家族への支援⋯⋯⋯ 82
在宅療養者への対応
　　医療依存度の高い──⋯⋯ 218
　　災害時に支援の必要な──⋯ 219
差別（援助者に対する）⋯⋯⋯ 162
支援⋯⋯⋯⋯⋯⋯⋯⋯⋯⋯⋯⋯ 222
　　──の受け入れ⋯⋯⋯⋯⋯ 222
　　医療チームによる──⋯⋯ 223
支援者⋯⋯⋯⋯⋯⋯⋯⋯⋯⋯⋯ 6
　　──の基本姿勢⋯⋯⋯⋯⋯ 6
　　──の持ちもの⋯⋯⋯⋯⋯ 228
指揮・統制⋯⋯⋯⋯⋯⋯⋯⋯⋯ 102
指揮命令（災害時の）⋯⋯⋯⋯ 102
指揮命令・統制（C）⋯⋯⋯⋯ 34
指揮命令系統⋯⋯⋯⋯⋯⋯⋯⋯ 102
　　──の原則⋯⋯⋯⋯⋯⋯⋯ 104
　　──の実際⋯⋯⋯⋯⋯⋯⋯ 104
事業継続計画⋯⋯⋯ 14, 120, 243
止血帯⋯⋯⋯⋯⋯⋯⋯⋯⋯⋯⋯ 138
止血帯止血法（ターニケットによる）
　⋯⋯⋯⋯⋯⋯⋯⋯⋯⋯⋯⋯⋯ 138
止血点⋯⋯⋯⋯⋯⋯⋯⋯⋯⋯⋯ 138
自死⋯⋯⋯⋯⋯⋯⋯⋯⋯⋯⋯⋯ 45
自主避難所⋯⋯⋯⋯⋯⋯⋯⋯⋯ 192

施設・避難所等ラピッドアセス
　メントシート⋯⋯⋯⋯⋯⋯⋯ 126
自然災害⋯⋯⋯⋯⋯⋯⋯⋯⋯ 9
自治体の制度⋯⋯⋯⋯⋯⋯⋯⋯ 25
指定避難所⋯⋯⋯⋯⋯⋯⋯⋯⋯ 192
指定福祉避難所⋯⋯⋯⋯⋯⋯⋯ 199
持病の悪化⋯⋯⋯⋯⋯⋯⋯⋯⋯ 44
社会的孤立⋯⋯⋯⋯⋯⋯⋯⋯⋯ 49
車中泊避難⋯⋯⋯⋯⋯⋯⋯⋯⋯ 196
ジャパン・プラットフォーム⋯ 236
受援⋯⋯⋯⋯⋯⋯⋯⋯⋯⋯⋯⋯ 230
受援力⋯⋯⋯⋯⋯⋯⋯⋯⋯⋯⋯ 230
授乳への支援⋯⋯⋯⋯⋯⋯⋯⋯ 72
循環（C）⋯⋯⋯⋯⋯⋯⋯⋯⋯ 137
障害者への支援⋯⋯⋯⋯⋯⋯ 63
小児⋯⋯⋯⋯⋯⋯⋯⋯⋯⋯⋯ 75
情報伝達（C）⋯⋯⋯⋯⋯ 34, 112
情報の信憑性⋯⋯⋯⋯⋯⋯⋯⋯ 113
助産師の手⋯⋯⋯⋯⋯⋯⋯⋯⋯ 143
除染⋯⋯⋯⋯⋯⋯⋯⋯⋯⋯⋯⋯ 170
除染後トリアージ⋯⋯⋯⋯⋯⋯ 170
暑熱環境⋯⋯⋯⋯⋯⋯⋯⋯⋯⋯ 52
　　──下で発生しやすい健康障害
　　⋯⋯⋯⋯⋯⋯⋯⋯⋯⋯⋯⋯ 54
人為災害⋯⋯⋯⋯⋯⋯⋯⋯⋯ 11
新生児⋯⋯⋯⋯⋯⋯⋯⋯⋯⋯ 68
　　──の特徴⋯⋯⋯⋯⋯⋯⋯ 68
　　──への看護（災害時における）
　　⋯⋯⋯⋯⋯⋯⋯⋯⋯⋯⋯⋯ 69
身体障害者⋯⋯⋯⋯⋯⋯⋯⋯ 63
　　──の障害特性⋯⋯⋯⋯⋯ 64
心的外傷後ストレス障害⋯⋯⋯ 149
深部静脈血栓症⋯⋯⋯⋯⋯⋯⋯ 45
心理的応急処置⋯⋯⋯⋯⋯⋯⋯ 153
心理的変化（被災者の）⋯⋯⋯ 150
水道に関する備え⋯⋯⋯⋯⋯⋯ 241
スマイリング・デス⋯⋯⋯⋯⋯ 38
静穏期⋯⋯⋯⋯⋯⋯⋯⋯⋯⋯ 34
生活不活発病⋯⋯⋯⋯⋯⋯ 45, 215
生活保護⋯⋯⋯⋯⋯⋯⋯⋯⋯⋯ 24
精神障害者⋯⋯⋯⋯⋯⋯⋯⋯ 63
　　──における避難行動⋯⋯ 64
　　──の障害特性⋯⋯⋯⋯⋯ 64
　　──の避難生活⋯⋯⋯⋯⋯ 65
整体⋯⋯⋯⋯⋯⋯⋯⋯⋯⋯⋯⋯ 155
生物剤による災害（B）⋯⋯⋯ 163
世界食糧計画⋯⋯⋯⋯⋯⋯⋯⋯ 234
世界保健機関⋯⋯⋯⋯⋯⋯⋯⋯ 233
赤十字運動⋯⋯⋯⋯⋯⋯⋯⋯⋯ 234
赤十字国際委員会⋯⋯⋯⋯⋯⋯ 234
赤十字社⋯⋯⋯⋯⋯⋯⋯⋯⋯⋯ 235
赤新月社⋯⋯⋯⋯⋯⋯⋯⋯⋯⋯ 235
積雪寒冷特別地域⋯⋯⋯⋯⋯⋯ 52
全国瞬時警報システム⋯⋯⋯⋯ 118
前後抱き上げ⋯⋯⋯⋯⋯⋯⋯⋯ 145

線の災害	11	
喪失	154	
双手組搬送	145	
ゾーニング	169	
空飛ぶ捜索医療団	236	

た行

ターニケット	139
体温管理（E）	138
大規模災害リハビリテーション支援関連団体協議会	31
抱き上げ	145
脱水	44
脱水症	54
建物の備え	241
担架	146
地域災害拠点病院	184
知的障害者	63
——の障害特性	63
超急性期	32
直接圧迫止血法	138
直接死	40
治療・応急処置（T）	35
治療の必要な子どもへの支援	78
通信に関する備え	241
低体温症	52
——の重症度	53
——の症状	53
データマイニング	114
テタニー様症状	142
電気に関する備え	241
点の災害	12
トイレの確保	209
統合災害情報システム	118
糖尿病	44
頭部の外傷	139
特殊災害	11
土砂災害ハザードマップ	116
トリアージ	35, 128
トリアージ・緊急優先順位の決定（T）	35
トリアージ区分	128
トリアージ・タッグ	134

な行

日本医師会災害医療チーム	30
乳児期の子どもへの支援	76
妊産褥婦	68
——の特徴	68
——への看護（災害時における）	69
認知症	62
——の在宅療養者	219
認知症高齢者	60
——の避難生活	61

熱傷深度の分類	141
熱傷の対応	141
熱中症	54
——の症状	55
——の治療	55
——の分類	55

は行

バーンアウト	158
肺塞栓症	45
廃用症候群	215
ハイリスクの子どもへの支援	78
爆傷の分類	166
爆発物による災害（E）	165
鼻出血	142
パニック防止対策	117
搬送（T）	36, 144
——の優先順位	147
——用の物品	147
航空機による——	147
災害時の——	144
船舶による——	147
ヘリコプターによる——	147
被害認定基準	24
ピクトグラム	94
被災者支援制度	22
被災者生活再建支援金	23
被災者生活再建支援法	23
被災者台帳	18
被災者への対応（医療救護所における）	188
被災地で活動する医療チーム	224
被災地での派遣先	225
非常持ち出し品	246
悲嘆	154
悲嘆反応のプロセス	155
避難行動要支援者	17, 57
——名簿	17, 56
避難所医療救護所	188
避難所運営ゲーム	245
避難所生活者への対応	203
感染性胃腸炎症状を認める——	209
感染性呼吸器疾患症状を認める——	207
感染性疾患を有する——	206
避難所におけるアセスメント	124, 193
避難の方法	183
病院におけるダメージコントロール	179
病院前医療救護所	188
評価	121
病棟看護師の役割	185
病棟・手術室看護師の役割	181

ファイヤーマンズキャリー	145
複合災害	11
福祉避難所	57, 198
——の健康課題	200
——利用の対象者	200
復旧・復興期	33
復興住宅	214
分析・評価（A）	34
分娩進行中の産婦への支援	70
ペット	195
偏見（援助者に対する）	162
防護対策	166
防災業務計画	21
防災訓練	243
防災マニュアル	120
放射線測定装置	168
放射線による災害（R・N）	164
放射線防護対策	171
防犯	195
ホーマンズ徴候	141

ま行

マスギャザリング	173
——の医療体制	174
——のリスク因子	173
マニュアル	243
慢性期	33
面の災害	11
燃え尽き症候群	158, 229

や行

やさしい日本語	93
指切断	140
幼児期の子どもへの支援	77
要配慮者	17, 56, 198
——のケア	195
——への看護（災害サイクル各期における）	96
在宅避難をする——	217
四つ手組搬送	145

ら・わ行

リスクコミュニケーション	115
老人性うつ	62
ワールド・ビジョン	236

Basic & Practice
看護学テキスト 統合と実践―災害看護 改訂第2版

2018年3月5日	初版	第1刷発行
2024年1月16日	初版	第5刷発行
2025年3月31日	改訂第2版	第1刷発行

編集	太田 晴美	立垣 祐子
発行人	川畑 勝	
編集人	小林 香織	
発行所	株式会社Gakken	
	〒141-8416 東京都品川区西五反田2-11-8	
印刷所	TOPPAN株式会社	
製本所	難波製本株式会社	

この本に関する各種お問い合わせ先
●本の内容については,下記サイトのお問い合わせフォームよりお願いします.
　https://www.corp-gakken.co.jp/contact/
●在庫については　Tel 03-6431-1234(営業部)
●不良品(落丁,乱丁)については　Tel 0570-000577
学研業務センター
〒354-0045 埼玉県入間郡三芳町上富279-1
●上記以外のお問い合わせは Tel 0570-056-710(学研グループ総合案内)

©H. Ota, Y. Tategaki 2025 Printed in Japan
●ショメイ：ベーシックアンドプラクティスカンゴガクテキストトウゴウトジッセン
　　　　　サイガイカンゴカイテイダイニハン
本書の無断転載,複製,複写(コピー),翻訳を禁じます.
本書に掲載する著作物の複製権・翻訳権・上映権・譲渡権・公衆送信権(送信可能化権を含む)
は株式会社Gakkenが管理します.
本書を代行業者等の第三者に依頼してスキャンやデジタル化することは,たとえ個人や家
庭内の利用であっても,著作権法上,認められておりません.

JCOPY〈出版者著作権管理機構　委託出版物〉
本書の無断複写は著作権法上での例外を除き禁じられています.複写される場合は,そのつど事前に,出版者著作権管理機構(電話 03-5244-5088, FAX 03-5244-5089, e-mail：info@jcopy.or.jp)の許諾を得てください.

本書に記載されている内容は,出版時の最新情報に基づくとともに,臨床例をもとに正確かつ普遍化すべく,著者,編者,監修者,編集委員ならびに出版社それぞれが最善の努力をしております.しかし,本書の記載内容によりトラブルや損害,不測の事故等が生じた場合,著者,編者,監修者,編集委員ならびに出版社は,その責を負いかねます.
　また,本書に記載されている医薬品や機器等の使用にあたっては,常に最新の各々の添付文書(電子添文)や取り扱い説明書を参照のうえ,適応や使用方法等をご確認ください.
株式会社Gakken

学研グループの書籍・雑誌についての新刊情報・詳細情報は,下記をご覧ください.
学研出版サイト https://hon.gakken.jp/